U0206505

西安交通大学人文社会科学基金项目

西安交通大学
人口与发展研究所 · 学术文库

艾滋病的跨区域扩散
与统筹治理

HIV Cross-regional Diffusion and
Integrated Intervention

刘慧君　肖群鹰／著

社会科学文献出版社
SOCIAL SCIENCES ACADEMIC PRESS (CHINA)

总　序

　　西安交通大学人口与发展研究所一直致力于社会性别歧视与弱势群体问题的研究，在儿童、妇女、老年人、失地农民、城乡流动人口（农民工）和城镇企业困难职工等弱势群体的保护和发展等领域进行了深入研究。研究所注重国内外的学术交流与合作，已承担并成功完成了多项国家级、省部级重大科研项目及国际合作项目，在弱势群体、人口与社会发展战略、公共政策研究等领域积累了丰富的理论与实践经验。

　　研究所拥有广泛的国际合作网络，与美国斯坦福大学人口与资源研究所、杜克大学、加州大学尔湾分校、南加州大学、加拿大维多利亚大学、圣塔菲研究所等国际知名大学和研究机构建立了长期的学术合作与交流关系，形成了研究人员互访和合作课题研究等机制；同时，研究所多次受到联合国人口基金会、联合国儿童基金会、联合国粮农组织、世界卫生组织、国际计划、美国 NIH 基金会、美国福特基金会、麦克阿瑟基金会等国际组织的资助，合作研究了多项有关中国弱势群体问题的项目。国际合作使研究所拥有了相关学术领域的国际对话能力，扩大了国际影响力。

　　研究所注重与国内各级政府部门的密切合作，已形成了与国家、地方各级政府的合作研究网络，为研究的开展及研究成果的推广提供了有利条件和保障。研究所多次参与有关中国弱势群体、国家与省区人口与发展战略等重大社会问题的研究，在有关政府部门、国际机构的共同合作与支持下，在计划生育和生殖健康、女童生活环境等领域系统地开展了有关弱势群体问题的研究，并将研究结果应用于实践，进行了社区干预与传播扩散。1989 年以来，研究所建立了社会实验基地 6 个，包括"全国 39 个县建设新型婚育文化社区实验网络"（1998～2000 年，国家人口和计划生育委员会）、"巢湖改善女孩生活环境实验区"（2000～2003 年，美国福特基金会、国家人口和计划生育委员会）、"社会性别引入生殖健康的实验和推广"（2003 年至今，美国福特基金会、联合国人口基金会与国家人口与计划生育委员会）等。其中，"巢湖改善女孩生活环境实验区"在国内外产生了重要的影响，引起了国家和社会各界对男孩偏好问题的重视，直接推动了全国"关爱女孩行动"的开展。

近年来，研究所开始致力于人口与社会可持续发展的理论、方法、政策和实践的系统研究，尤其关注以社会性别和社会弱势人群的保护与发展为核心的交叉领域。作为国家"985 工程"研究基地的重要组成部分，研究所目前的主要研究领域包括：人口与社会复杂系统的一般理论、分析方法与应用研究——探索人口与社会复杂系统的理论和方法，分析人口与社会复杂系统的一般特征及结构，建立人口与社会复杂系统模型，深入分析社会发展过程中出现的重大人口与社会问题；人口与社会政策创新的一般理论、分析方法与应用研究——分析人口与社会政策创新的理论内涵与模式，人口与社会政策创新的政策环境、条件、机制、过程与应用，建立人口与社会政策创新评估体系；转型期面向弱势群体保护与发展的社会政策创新研究、评价与实践——以多学科交叉的研究方法，研究农村流动人口在城镇社会的融合过程，分析农民工观念与行为的演变及其影响机制，研究其人口与社会后果，探索促进农民工社会融合的途径，探讨适合中国国情的城镇化道路；国家人口与社会可持续发展决策支持系统的研究与应用——在人口与社会复杂系统和人口与社会政策创新研究的基础上，结合弱势群体研究所得到的结果，面向国家战略需求，从应用角度建立人口与社会可持续发展决策支持系统，形成相应的数据库、模型库、知识库和方法库，解决人口与社会可持续发展过程中的重大战略问题。

中国社会正处于人口与社会的急剧转型期，性别歧视、城乡社会发展不平衡、弱势群体等问题日益凸显，社会潜在危机不断增大，影响并制约着人口与社会的可持续发展。西安交通大学人口与发展研究所的研究成果有利于解决中国社会面临的、以社会性别和弱势群体保护与发展为核心的人口与社会问题。本学术文库将陆续推出其学术研究成果，以飨读者。

前　言

HIV/AIDS 的快速传播造成了严重的公共健康危机。性风险行为与注射吸毒是艾滋病感染的基本途径，流动人口是艾滋病传播的桥梁人群和核心人群，流动人口从事性风险行为，以及共用针头注射吸毒，导致中国跨地域艾滋病扩散趋势不断恶化。其中人口长距离、跨区域、大规模流动，造成的艾滋病病毒大面积传播，已成为艾滋病扩散控制面临的最为严峻的问题。在艾滋病流行态势日趋严峻的情况下，探索人口流动背景下艾滋病病毒跨区域传播扩散的机理，研究遏制艾滋病跨区域传播政策，服务于国家艾滋病防治规划，为阻断跨区域艾滋病扩散风险提供理论辅助与政策支持，具有重要的社会意义与政策价值。

人口流动影响艾滋病传播的过程，是一个多因素交互作用的复杂动态过程，依据单一理论的经验研究或简单的流行病学方法较难把握其系统特征和内在规律。目前基于多理论多领域视野，探讨艾滋病跨地域传播模式、机理和防治办法的研究还比较少见。本研究以复杂性科学为方法论指导，以风险的社会放大理论为依据，融合脆弱性、传染病和复杂社会网络理论，采用多主体仿真和传染病动力学仿真方法，研究人口流动背景下艾滋病跨区域扩散的影响机制。主要研究工作包括：

一是理论研究与文献综述。分析人口迁移与艾滋病扩散、艾滋病传播网络、艾滋病传播仿真模型等的研究现状；阐明本研究所涉及的基本概念、核心理论、相关模型与研究结论；综合评价相关研究，指出其中存在的研究问题和空间，为后继研究奠定坚实的理论基础。

二是分析中国省际人口迁移与艾滋病扩散现状。包括三部分研究内容。①分析省际人口迁移态势。利用 2000 年第五次全国人口普查和 2005 年第三次全国 1% 抽样调查数据中的省际迁移数据，分析我国省际人口迁移的空间分布态势。②分析我国艾滋病传播与扩散态势。利用 1985～2012 年卫生部监测数据，分析中国与典型城市（深圳市）艾滋病传播与扩散状况，包括跨年度、分途径、分区域、分性别、分年龄别感染的现状与变化态势。③本研究还采用中国大陆的艾滋病性传播典型个案，观察和分析个体在艾滋病感染中的地位与作用；采用西方社会性关系网络个案，观察和分析性关系网络的结构性特征，以及流动人口通过迁移所发挥的联结性关系网络的作用。

三是省际人口迁移与艾滋病扩散的相关性分析。研究跨区域人口迁移与艾滋病扩散之间空间分布的关联性。首先，采用皮尔逊相关分析方法，研究各区域人口基数、迁入人口规模、迁出人口规模，同艾滋病疫情流行状况的相关关系；其次，基于层级聚类和多智能体（Multi-Agents，MAS）技术，开发了一种有向加权网络社团结构挖掘算法，使用新算法分析、探测我国省际人口迁移网络的集团结构，再进一步分析省际人口迁移集团所确定的地理区域内艾滋病感染水平的相似关系，从而确定人口迁移与艾滋病传播的组群效应的存在性。

四是艾滋病跨区域传播的多主体仿真研究。在 Wilensky 艾滋病传播模型的基础上，进一步开发了人口流动背景下的艾滋病跨区域传播仿真模型，新模型同时包含省际人口迁移与艾滋病病毒传播双重因素。基于新模型，调整人口流动和病毒传播变量因素，展示跨区域人口迁移过程中艾滋病的传播与扩散状况，探析人口流动背景下艾滋病跨区域扩散的传播机制和影响效应。仿真结果说明，在人口流动背景下艾滋病病毒基于蔓延机制、会聚机制、中介机制和加速机制进行跨区域扩散。

五是城市跨地域艾滋病传播机理研究。以 SIR 传播动力学模型为基础，充分考虑人口模式，开发了城市艾滋病传播动力学模型；并以流动人口比例极高、艾滋病感染严重的深圳市作为仿真背景，采取仿真方法，分析艾滋病传播的动力学行为及其后果。在此基础上导入政策控制变量，研究不同政策控制方法的艾滋病控制效果。该项研究展示了开放城市艾滋病传播与扩散的机理，说明城市与外部区域存在艾滋病双向感染的影响效应，直接控制艾滋病接触率的各项政策具有长期效果，控制新流入人口的感染水平，对城市艾滋病控制的作用比较稳定；而改变流动人口滞留率等方法的政策产出贡献呈递减效应。

　　六是艾滋病跨区域扩散治理研究。包括艾滋病防控对策内容及组织结构关系分析，以及从阻断艾滋病跨区域扩散渠道和途径出发，分析艾滋病跨区域统筹治理对策。研究分析了1981～2012年中国艾滋病防控政策文件，比较了各项政策文件的具体内容及其反映的组织关系网络，分析政策重心变化情况与协调联动情况。研究针对中国艾滋病控制的公共政策环境，以及治理艾滋病跨区域扩散的重点难点问题，从阻断艾滋病跨区域传播影响途径的视角，提出了艾滋病跨区域扩散统筹治理策略。

目　　录

第一章　绪言

本章主要阐述这样几个问题：一是分析人口流动背景下跨区域艾滋病扩散及其治理研究的背景与意义；二是对本研究涉及的基本概念和重要理论进行说明；三是提出本研究的框架和思路。目的在于说明研究艾滋病跨区域扩散的视角与意义、内容、方法和体系安排，通过对研究思路的梳理，为后继研究奠定基础。

第一节　研究背景

艾滋病病毒（Human Immunodeficiency Virus，HIV）的快速传播造成了严重的公共健康危机，人口流动则是传播加速的主因。[①] 中国人口流动规模由2000年"第五次人口普查"时的8800万人，跃升至2010年"第六次人口普查"时的2.61亿人，并呈现大规模、跨地域、长距离迁移的特征；[②] 而同期艾滋病传播进入高速增长期，检出报告数年均增长愈60%。[③] 当前，中国艾滋病病毒携带者大多居于早期病程，艾滋病扩散模式具有以农村人口为主、性途径传播比重持续增长、女性感染者比重不断扩大、开始由高危人

---

① Yang，H.，Li. X.，Stanton，B.，et al.，"Heterosexual Transmission of HIV in China: A Systematic Review of Behavioral Studies in the Past Two Decades," *Sexually Transmitted Diseases*，2005，32 (5)，pp. 270 – 260；张巧红：《人口流动与艾滋病传播》，《预防医学论坛》2006年第2期，第216～218页。

② 丁金宏、刘振宇、程丹明等：《中国人口迁移的区域差异与流场特征》，《地理学报》2005年第1期，第106～114页。

③ 潘绥铭、黄盈盈、李楯：《中国艾滋病"问题"解析》，《中国社会科学》2006年第1期，第85～95页。

群向普通人群传播等特征，它们均与人口流动存在重要关联，受到人口流动的影响和调整。① 随着人口流动规模的继续扩大，人口流动对艾滋病传播的影响效应将会更加突出。因此，有关人口流动对艾滋病跨区域扩散的影响机制和治理模式研究，具有重要现实意义。

当前的中国是一个人口流动大国，在历史上也是一个人口流动的国度。作为一个多地域、多人口、多民族、多文化，且经济发展不平衡的国家，我国国内一直存在着人口流动与迁移现象。"走西口""闯关东""下南洋""三峡移民""城市农民工"等，无不与我国特定历史时期的大规模社会人口迁移联系在一起。虽然在不同历史阶段，中国人口迁移的规模、强度和模式存在较大差异，但是人口迁移的步伐从未停止过，并且随着中国经济社会开放程度的提高，迁移规模呈现扩张之势。

但是伴随人口流动而发生的艾滋病传播与扩散现象，却是新中国成立以后第四个人口迁移阶段出现的问题。中国现代人口迁移可以分为四个阶段。②

第一阶段（1954～1966 年），由于国家工业布局调整和集体移民垦荒政策出台，人口迁移较为活跃，年迁移量在 2200 万～3300 万人；

第二阶段（1967～1976 年），由于国家制定流动限制政策、严格户籍制度管理，以及与苏联关系恶化和发生"文化大革命"，生产瘫痪严重、劳动力需求锐减，人口迁移进入低潮期。年迁移量为 500 万～1600 万人；

第三阶段（1977～1984 年），部分"知青"和下放干部返城或返回原地，以及东部沿海地区经济的初步发展，促成了迁移形势回暖。年迁移量为 1400 万～2300 万人；

第四阶段（1985 年至今），随着我国城市化、工业化步伐的加快，开放程度提高，市场经济条件不断完善，新的迁移活跃期到来。中国首例艾滋病病毒感染者于 1985 年被发现，显然，中国的艾滋病传播期恰恰与中国第四阶段的人口迁移期相吻合，更确切地讲，根本就是人口流动推动艾滋病病毒不断扩散。

人口迁移进入第四阶段，人口迁移率与绝对迁移量都出现明显上涨，特

---

① 徐臣、吴尊友、张云同等：《农村地区流动人口 HIV 感染情况调查》，中国艾滋病干预措施研讨会会议资料，1998，第 23～24 页；杨延忠：《艾滋病危险行为的扩散研究》，《中华流行病学杂志》2006 年第 3 期，第 264～269 页；刘兆炜、马骁、熊婉梅等：《农村流动人口与 HIV/AIDS 传播的关系》，《预防医学情报杂志》2002 年第 3 期，第 216～218 页。

② 黄平：《中国人口迁移的地理轨迹》，《地理教育》2006 年第 2 期，第 20～21 页。

别是 1992 年以后，随着以经济建设为中心的新一轮改革开放政策方针的制定，城乡之间、区域之间人口迁移的壁垒被逐步打破，掀起了一场迁移热潮。国家"九五"和"十五"规划期间我国人口迁移规模攀上了前所未有的高点。这一时期年迁移量为 3044 万~14735 万人。[1] 在大规模长距与短距流动人口的作用下，艾滋病病毒携带者会将病毒传播到天涯海角，十年间中国艾滋病患者遍布大陆 31 个省（自治区、直辖市）。

已有研究表明，流动人口是 HIV 扩散的"高危人群"和"桥梁"，已有的流行病学研究表明，人口流动的次数[2]、流动的时机[3]、流动人群的结构[4]对 HIV 扩散有显著影响。但这仅是基于个体艾滋病病毒携带者感染事实的微观研究所得的结论，关于迁移模式及其空间分布如何影响跨区域艾滋病传播，却未见诸文献，导致人们对人口流动对艾滋病跨区域传播的机理模糊不清。本研究将在省际人口迁移背景下，采取复杂网络理论和方法，进一步揭示人口流动背景下艾滋病跨区域传播的机理。

严峻的 HIV 传播扩散局势，迫切需要有效的控制政策供给。我国现行艾滋病传播控制政策措施包括知识与安全行为宣教、健全监测网络、医疗服务和药物提供、血液及血液制品安全保障、高危行为干预、母婴传播阻断等。但是以上政策的提出与应用，并未见有专门指向跨区域流动人口艾滋病控制的，现行艾滋病扩散治理对策对人口迁移特征关注得还不够。因此，本研究在厘清人口流动对艾滋病跨区域传播影响机理的同时，将对如何有效治理展开深入研究。

第二节　研究设计

下面介绍本书的研究设计，包括研究的目标、框架、内容与思路。

---

[1] 严善平：《中国九十年代地区间人口迁移的实态及其机制》，《社会学研究》1998 年第 2 期，第 67~74 页；中国国家统计局：《2005 年全国 1% 人口抽样调查主要数据公报》，http://www.gov.cn/gzdt/2006-03/16/content_228740.htm，2006 年 3 月 16 日。

[2] 徐臣、吴尊友、张云同等：《农村地区流动人口 HIV 感染情况调查》，中国艾滋病干预措施研究会会议资料，1998，第 23~24 页。

[3] 杨延忠：《艾滋病危险行为的扩散研究》，《中华流行病学杂志》2006 年第 3 期，第 264~269 页。

[4] 刘兆炜、马骁、熊婉梅等：《农村流动人口与 HIV/AIDS 传播的关系》，《预防医学情报杂志》2002 年第 3 期，第 216~218 页。

一　研究目标

以传染病理论和风险的社会放大理论为基础，融合脆弱性、传染病和复杂社会网络理论，建构人口流动放大艾滋病性传播风险理论框架，系统地研究中国艾滋病跨区域传播的现状、成因、影响因素和干预策略，深入探索流动人口影响艾滋病跨区域扩散的机理，从公共政策角度提出跨区域艾滋病传播控制策略。

具体的研究子目标如下。

第一，描述省际人口迁移与艾滋病跨区域扩散的现状。正确认识我国人口跨区域流动和艾滋病跨区域扩散的态势，从历时变化和地理分布情况两方面，对人口流动背景下的艾滋病跨区域传播进行宏观的理解和把握。

第二，分析省际人口迁移与艾滋病跨区域扩散的相关性。在已有研究通过微观调查方式确认流动人口与艾滋病传播相关性的基础上，通过统计分析方法，利用历史数据确认我国省际人口迁移与艾滋病跨区域传播之间存在的关联性。

第三，分析艾滋病跨区域传播的影响因素。透视流动人口感染艾滋病的群体脆弱性特征，分析影响流动人口传播与艾滋病扩散的风险网络（性关系网络）与迁移网络，研究跨区域人口迁移对艾滋病传播风险的放大机理与模式。

第四，提出跨区域艾滋病扩散控制对策。在以上跨区域艾滋病传播影响因素和机理研究的基础上，进行艾滋病防控政策体系评估，并从公共安全治理的视角，提出中国艾滋病跨区域传播与扩散防控对策建议。

本研究最主要的特色首先在于通过复杂网络理论和技术，在省际迁移网络变化中寻找艾滋病跨区域传播与扩散的动力源与社会轨迹，进一步厘清人们对人口流动放大艾滋病传播风险的认识。其次，引入风险的社会放大理论，在流动人口的个体层面和区域层面，透视艾滋病跨区域传播风险的逐级放大机理。最后，本研究将系统地研究人口流动背景下艾滋病跨区域扩散防控政策，这对于我国面对人口流动大潮，实施科学的艾滋病跨地域传播控制政策具有重要的价值。

二　研究框架与思路

本研究在理论研究的基础上，建构人口流动放大艾滋病跨区域传播风险的理论分析框架，同时开发一套对应的分析模型与算法，包括趋势影响分析模型、网络结构分析模型、艾滋病传播仿真模型，以之分析人口流动放大艾滋病跨地域传播风险的机制，并研究相应的治理策略。本项目的研究框架见图 1 - 1。

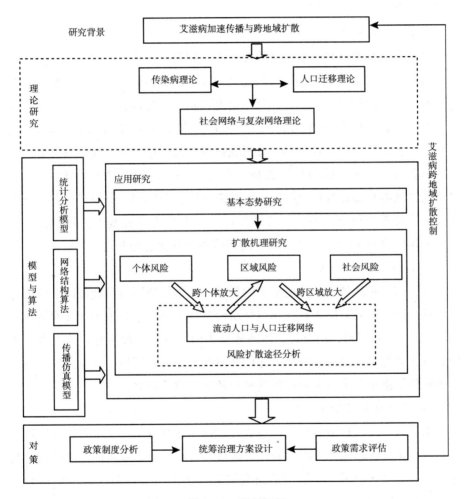

图 1 - 1　研究框架

如图 1 - 1 所示，研究的主要内容包括以下几方面。

（一）理论研究

从多学科多领域交叉的视野，对跨区域艾滋病传播及其治理的理论进行研究和梳理。人口流动影响艾滋病性传播是一个多因素交互作用的复杂动态过程，依据单一理论的经验研究或简单的科学还原方法不足以把握其系统特征和内在规律，但基于复杂理论视角的交叉综合研究却很少。本研究将以复杂性科学为方法论指导，以风险的社会放大理论为依据，融合脆弱性、传染病和复杂社会网络理论，形成研究人口流动放大艾滋病跨地域扩散风险的理论分析框架。

（二）态势研究

描述艾滋病跨地域扩散的规模变化与空间分布态势。利用国家统计局与卫生部的公布数据，统计描述人口流动与艾滋病检出数量的变化趋势，以及它们在空间上的历时分布态势。具体研究包括三部分内容：一是分析省际人口迁移态势。利用 2000 年第五次全国人口普查和 2005 年第三次全国 1% 抽样调查数据中的省际迁移数据，分析我国省际人口迁移的空间分布态势。二是分析我国艾滋病传播与扩散态势。利用 1985～2012 年卫生部监测数据，分析我国艾滋病传播与扩散状况，包括跨年度、分期间、分途径、分区域的艾滋病感染现状与变化态势。三是选择深圳市作为开放城市的范例，分析1992～2012 年深圳市人口流动与艾滋病传播的变化态势和基本特征。

（三）模型算法研究

在艾滋病跨地域扩散理论框架的指导下，以复杂网络与社会网络理论为方法论指导，开发省际人口迁移网络结构分析模型，主要用于社会网络子群（社团结构）的探测，以及对个体网和整体网结构的系统研究；采用多主体仿真方法和传染病动力学模型，建构艾滋病传播仿真模型，模拟人口流动与艾滋病传播系统，进行艾滋病传播机理及干预政策研究。

（四）传播机理研究

艾滋病跨区域扩散的传播机理研究包括三部分内容。一是省际人口迁移与艾滋病扩散的相关性分析。研究跨区域人口迁移与艾滋病扩散之间的关联性。二是艾滋病跨区域传播网络仿真研究。建构艾滋病跨区域传播仿真模型，新模型同时包含省际人口迁移与艾滋病病毒传播双重因素。基于新模型，调整省际迁移网络变量，分析在跨区域人口迁移特征变化情况下，艾滋病的传播与扩散情况。三是艾滋病性传播典型案例分析，选取网络约会个案、有偿性服务个案、杰弗逊高中浪漫关系网络、美国年轻黑人 MSM 性关系网络作为典型案例，分析导致跨地域扩散的高危人群的风险行为与脆弱性特征。

关联性研究包括历时关联分析与空间分布关联分析。

（1）历时关联分析。基于 1983～2006 年中国人口迁移与艾滋病传播数据，采用交叉表统计法，分析历年省际人口迁移与跨区域艾滋病传播的相关性。

（2）空间分布关联分析。首先，基于层级聚类和多智能体（Multi-Agents，MAS）技术，开发一种有向加权网络社团结构挖掘算法。其次，使用新算法，基于 2000 年第五次全国人口普查和 2005 年第三次全国 1% 抽样调查数据中的省际迁移数据，探测我国省际人口迁移网络的集团结构。最后，分析省际人口迁移集团所确定的地理区域内外，人口迁移与艾滋病传播的相关性。

通过对流动人口风险行为和迁移行为的仿真分析，揭示艾滋病跨地域扩散风险的传播机理。其中对于风险行为的研究，首先主要分析流动人口是如何通过社会结构和社会关系传播艾滋病病毒，将艾滋病感染风险进行个体放大的。其次主要分析流动人口在关系网络中的地位和风险放大的条件，检验流动人口是不是艾滋病性传播风险网络的"核心人群"和"桥梁人群"。就迁移网络问题，主要分析流动人口迁移网络嵌入的社会结构和社会关系，如何导致艾滋病性传播风险的跨区域扩散。利用新算法和仿真模型分别探测迁移网络变化，对各区域艾滋病分布的动态关系。

（五）对策研究

以应对人口流动背景下艾滋病跨地域扩散为治理目标，分析与选择相关治理策略。治理对策研究部分包括：①中国艾滋病治理的公共政策体系评估，分析中国艾滋病防控政策重心的变化，以及艾滋病防控政策部门的协调联动情况。②在当前中国人口大规模流动的背景下，艾滋病跨区域扩散治理的难题和症结问题研究。③艾滋病跨区域传播的阻断策略研究，从城市和农村两类区域统筹治理视角，从政府、社会团体和企事业单位用人视角，从干预流动人群流动在途中、聚居地、返家及回归的风险行为视角，研究和提出治理对策。

三 技术路线

本研究总的技术路线是"理论归纳→态势分析→机理探索→统筹治理"，具体为：

第一步：理论归纳。界定本研究的基本概念，分析评述现有理论和研究成果，在已有研究的基础上，以复杂社会网络为方法论指导，融合传染病理论和人口迁移理论，形成艾滋病跨地域扩散研究的理论分析框架。

第二步：态势分析。采用描述性统计法和典型城市案例分析法，分析省际人口迁移与艾滋病传播的基本态势及其变化趋势，重点研究二者态势的历时变化和空间分布变化。选择深圳市作为典型城市，分析城市人口流动与艾滋病感染传播的变化态势与特征。

第三步：机理探索。机理探索分成跨区域扩散、开放城市传播、性传播典型案例研究三部分。跨区域扩散研究，采取改进和开发艾滋病跨地域扩散分析模型的方法，以复杂性科学理论为方法论指导，开发了用于分析艾滋病跨地域传播的网络算法与统计模型，并采取多主体仿真方法，剖析人口迁移对艾滋病跨地域扩散的影响机理。开放城市传播研究，采取建构传染病动力学模型，以及离散系统仿真研究方法，分析人口流动对城市艾滋病传播的影响机制。艾滋病的性传播案例研究，筛选了国内外四组典型案例进行剖析，主要探讨了性关系网络对艾滋病跨地域扩散的影响和作用。

第四步：统筹治理。首先基于城市艾滋病传播动力学模型，采取政策仿真方法，分析不同艾滋病防控政策方案对城市艾滋病防控的效果；其次采用政策文本分析与社会网络分析方法，建构艾滋病防控政策网络与防控政策协调网络，评估中国的艾滋病防控政策体系；最后综合以上对艾滋病跨地域扩散机理的研究和以往相关研究的结论，选择和设计艾滋病跨地域扩散的治理策略。

第三节　数据与方法

一　研究数据

本研究所使用数据共包括三套：一为省际人口迁移数据；二为全国和区域艾滋病感染数据；三为政策文本数据。

（一）省际人口迁移数据

研究的时间跨度为 1981~2012 年，考虑的地理范围包括中国大陆的 31

个省（自治区、直辖市），因此需要这些区域之间人口迁移的数据，包括各区域迁入人口与迁出人口的数据。研究数据整理自第四次、第五次全国人口普查资料，以及历次全国1%抽样调查数据，总共包括四次全国性大规模人口调查的省际迁移数据。关于这四次调查的项目名称、统计的时间周期、样本特征、统计口径等基本信息见表1-1。

表1-1　历次全国性迁移人口调查的统计口径变化情况

代码	调查项目	调查期间	统计对象年龄	统计口径
a	1987年第一次全国1%抽样调查	1982.7.1 ~ 1987.6.30	全部迁移者	离开户口登记地（乡、镇、街道）半年以上
b	1990年第四次全国人口普查	1985.7.1 ~ 1990.6.30	5岁以上	已在本县、市常住一年以上，常住户口在外地；在本县、市居住不满一年，但已离开常住户口登记地一年以上
c	1995年第二次全国1%抽样调查	1990.10.1 ~ 1995.9.30	全部迁移者	常住本乡、镇、街道半年以上，户口在外乡、镇、街道；在本乡、镇、街道居住不满半年，离开常住户口所在地半年以上
d	2000年第五次全国人口普查	1995.11.1 ~ 2000.11.1	全部迁移者	居住在本乡（镇、街道）半年以上，户口在外乡（镇、街道）；在本乡（镇、街道）居住不满半年，离开户口登记地半年以上
e	2005年第三次全国1%抽样调查	2000.11.1 ~ 2005.11.1	全部迁移者	居住在本乡（镇、街道）离开户口登记地时间半年以下；居住在本乡（镇、街道）离开户口登记地时间半年以上

注：数据整理自历次全国人口普查与1%调查资料。

具体调查数据情况介绍如下。

历史上，中国大陆共组织过六次全国人口普查（实施年份：1953年、1964年、1982年、1990年、2000年、2010年[①]）；从第三次全国人口普查起，每两次人口普查之间，还有一次全国1%人口抽样调查（实施年份：1987年、1995年、2005年）。自1982年第三次全国人口普查起，调查登记表中加入了人口迁移调查项目，统计对象是从调查时点起倒推5年符合条件的人群；但是，将地区间人口迁移状况纳入调查表始于1990年第四次人口普查。而1%全国人口抽样调查，始于1987年，以后1995年、2005年各组

[①] 研究者虽然获得了2010年全国"第六次人口普查"公报数据，但因未获得区域间人口迁移数据，故而在研究中未能纳入"第六次人口普查"省际人口迁移网络。

织过一次，该项调查一开始就包括对跨区域迁移人口的数据收集。

1985 年中国报告了首例艾滋病患者，如表 1 - 1 所示。1987 年第一次全国 1% 人口抽样调查的调查区间为 1982 ~ 1987 年，而"四普"数据调查时间区间为 1985 ~ 1990 年，因此，我们直接舍弃 1987 年第一次全国 1% 人口抽样调查数据不用。早期中国的艾滋病扩散主要是境外输入式传播，受本国跨区域流动影响极小，故而舍去 1982 ~ 1987 年这一批数据，不存在什么影响。而将 1985 ~ 2005 年的全国人口普查和 1% 抽样调查的省际迁移数据贯穿起来，可以综合地、全面地展示这一期间我国区域人口迁移的变动状况，以及这种迁移与艾滋病跨区域扩散的同步性。

具体在本研究中将使用四套省际人口迁移数据，分别是：①1990 年的第四次普查数据（登记迁移期间 1985 ~ 1990 年）①；②1995 年全国 1% 人口抽样调查数据（登记迁移期间 1990 ~ 1995 年）②；③2000 年第五次人口普查数据（登记迁移区间 1995 ~ 2000 年）③；④2005 年全国 1% 抽样调查资料（登记迁移区间 2000 ~ 2005 年）④。

以上数次省际迁移人口调查的不同，主要体现为调查对象迁移时间和空间的统计差异。如表 1 - 1 所示，在调查对象的迁移时间定义上，a、c 和 d 调查指定为离开户口地半年以上，而 b 调查则是一年以上，e 调查包括半年以上和半年以下的；在迁移空间的定义上，a、c、d 和 e 都包括县内乡际迁移、省内县际迁移和省际迁移三层次，但是 b 调查没有另行分出县内乡际迁移这一项；在调查对象上，b 调查限定为 5 岁以上迁移人口，其他调查则没有；此外，在调查期间的月份安排上也有所差异，但这并不是实质性问题。

（二）艾滋病感染者数据

由于艾滋病感染者自我保护的需要，也因为各级政府有意无意地隐瞒和控制，2004 年以前有关艾滋病数据的公开性是比较差的，除了可根据卫生部统计年鉴获知历年人口感染状况外，分区域的数据，特别是各年度的分区

---

① 国务院人口普查办公室、国家统计局人口和社会科技统计司：《中国 1990 年人口普查资料》，中国统计出版社，1993。

② 全国人口抽样调查办公室：《1995 年全国 1% 人口抽样调查资料》，中国统计出版社，1997。

③ 国务院人口普查办公室、国家统计局人口和社会科技统计司：《中国 2000 年人口普查资料》，中国统计出版社，2002。

④ 国务院全国 1% 人口抽样调查领导小组办公室、国家统计局人口和就业统计司：《2005 年全国 1% 抽样调查资料》，中国统计出版社，2007。

域的数据，获取存在较大的障碍。已公开的小部分时点数据，分散于各类艾滋病流行与干预状况的研究报告之中。

本研究所用的艾滋病数据来自多方面：历年全国性感染的数据来自国家卫生部公布的艾滋病数据；分区域数据来自国务院防治艾滋病工作委员会办公室和联合国艾滋病中国专题组等公布的艾滋病分区域数据①；深圳市（典型城市）的数据来自深圳市疾病预防控制中心的报告；其他特殊数据（如河南省、云南省的艾滋病感染数据），收集自各类研究文献。

（三）艾滋病防控政策文件

从中国疾病预防控制中心网站、中国红丝带网，以及中国法律法规网等处，收集 1981～2012 年中国国家层面的艾滋病防控政策文本，包含法律、政策法规、政策规章等共 131 份文件资料。

二 研究的方法

本项目是社会网络和复杂网络学科、人口社会学学科、艾滋病传染病学科、公共管理学科的一项交叉综合研究，研究中引入了一些跨学科领域的研究方法与分析技术。

（1）在理论研究阶段，其一，采用文献研究方法追踪研究前沿，全面了解和收集人口迁移及艾滋病跨区域传播的影响因素；其二，通过理论研究方法，从不同的理论视角探讨人口流动影响艾滋病跨区域扩散的影响机制，充实艾滋病跨区域传播问题诠释的理论依据，为人口流动与艾滋病跨区域传播的相关性及其内在机理奠定理论基础。

（2）在现状研究与机制分析阶段，首先，采用指标选择法、描述性统计法，利用现有的统计数据，分析中国省际人口迁移的整体状况，以及艾滋病跨区域扩散的基本态势；其次，采用统计相关分析法，对省际人口迁移与艾滋病传播的地理分布情况进行研究；最后，采用复杂网络分析技术、仿真模型研究法，对人口流动背景下艾滋病跨区域传播进行模拟。

（3）在政策研究阶段，采用政策文本内容分析法与社会网络分析方法。分析政策文本内容，从一模和二模网络视角建构网络，分析我国跨区域艾滋

---

① 国务院防治艾滋病工作委员会办公室、联合国艾滋病中国专题组：《中国艾滋病防治联合评估报告（2007）》，http://www.moh.gov.cn/publicfiles//business/htmlfiles/wsb/index.htm，2009 年 4 月 26 日。

病防控重心的变化，以及政策部门间的协调联动情况。网络分析包括整体网分析和个体网分析方法，具体将采用到度、密度、中介性、接近性、可达性、平均距离等网络分析指标。

第四节　章节安排

本书展示了一项系统的研究，章节结构安排如下。

第一章：提出研究问题。阐明基于人口流动视角进行中国艾滋病跨区域扩散及其治理研究的必要性，明确本课题的研究目标是从多学科多理论的视野，在区域人口流动的大背景下，探析艾滋病跨区域扩散机理，并提出有针对性的治理对策。本章介绍了研究的框架思路、技术路线，数据方法，以及章节安排。

第二章：研究文献综述。主要是在界定基本概念的基础上，对艾滋病跨区域传播的影响因素，以及中国艾滋病传播与治理的研究成果进行评述。由于本研究在省际人口迁移的大系统中研究和分析艾滋病的跨区域扩散，因此评述了国内外与人口迁移和艾滋病传播相关的概念、理论、模型、机制、政策等方面的研究进展。

第三章：基本态势分析。主要分析省际人口迁移与艾滋病传播的时间变化及空间分布态势，分析了典型城市（深圳市）的人口流动与艾滋病感染特征，初步探讨了人口流动与艾滋病传播的对应关系。

第四章：典型案例分析。本章选取网络性约会个案、有偿性服务个案、杰弗逊高中浪漫关系网络、美国年轻黑人 MSM 性关系网络作为典型案例，分析导致跨地域扩散的高危人群的风险行为与脆弱性特征，探讨性的社会关系网络对艾滋病扩散的重要影响。

第五章：探析模型开发。为分析省际人口迁移与艾滋病跨地域传播在时间上、地理分布上的对应关系，本章开发了省际人口迁移网络社团结构探测算法，设计了人口跨地域流动与艾滋病扩散相关关系的统计分析模型。

第六章：扩散机理研究。利用第三章分析提供的地理分布数据，以及第五章开发的网络算法与统计模型，探析省际人口迁移与艾滋病扩散空间分布的相关性与组群效应。并基于 NetLog 仿真平台，利用 ABM 仿真技术模拟分析人口流动对艾滋病跨地域扩散的影响。

第七章：开放城市传播研究。选取深圳市作为开放城市的典型代表，开发艾滋病传播动力学模型，探析城市艾滋病传播与扩散的传播动力学特征。通过传播动力学仿真方法，研究人口流动环境下开放型城市艾滋病跨地域传播的动态机理，以及艾滋病传播防治策略。

第八章：政策评估研究。采用社会网络分析方法，建构艾滋病防控政策网络，分析中国艾滋病防控重点的变化；建构政策部门协调网络，分析防控部门的协调联动情况。

第九章：统筹治理研究。分析中国现有艾滋病防治政策制度，针对其他各章研究产出，选择和设计艾滋病跨地域扩散的治理策略。

第十章：总结与展望，主要是总结本研究的主要结论，指出存在的问题，对今后进一步的研究方向提出自己的一些看法。

第二章　国内外研究综述

本章评述国内外学术界对于人口流动背景下艾滋病跨区域扩散的研究成果及其最新进展，包括对艾滋病和人口流动等相关基本概念的界定，艾滋病传播的影响因素研究，以及对中国人口迁移与艾滋病传播的现状、分布特征和干预的研究等。重点对国内外有关艾滋病跨区域传播影响因素的研究进行评述。

第一节　基本概念

艾滋病、人口迁移、迁移网络、社会结构和风险治理是本研究的核心概念，以下将详细分析和介绍这几组概念及其内涵。

一　艾滋病

根据百度词条释义，艾滋病病毒，全称人类免疫缺陷病毒（Human Immunodeficiency Virus，HIV），它是一种感染人类免疫系统细胞的慢性病毒（Lentivirus），属反转录病毒的一种，系至今无有效疗法的致命性传染病毒。该病毒破坏人体的免疫能力，导致免疫系统失去抵抗力，而导致各种疾病及癌症得以在人体内生存，发展到最后，导致艾滋病（获得性免疫缺陷综合征）。艾滋病全称为获得性免疫缺陷综合征（又译：后天性免疫缺陷症候群），英语缩写 AIDS（Acquired Immune Deficiency Syndrome，AIDS）的音译。1981 年在美国首次注册和被确认。分为两种类型：HIV - 1 型和 HIV - 2 型，是人体注射感染了"人类免疫缺陷病毒"所导致的传染病。

HIV/AIDS 在世界范围内的传播非常迅猛，严重威胁着人类的健康和社会的发展。作为被称为危害人类健康的第四大疾病，艾滋病的危害性后果除了体现在个体、家庭与社会层面外①，还在公共组织与人类种群方面具有负面影响。其中：

1. 对个体的危害。艾滋病病毒感染者一旦发展成艾滋病人，健康状况就会迅速恶化，患者身体上要承受巨大的痛苦，最后被夺去生命。在心理上，艾滋病病毒感染者一旦知道自己感染了艾滋病病毒，会产生巨大的心理压力。

2. 对家庭的危害。由于社会的歧视，患者的家庭也要背负沉重的心理负担，易导致家庭不和，乃至破裂。多数艾滋病病人及感染者不能再工作，又需支付高额的医药费，家庭及个人经济状况将严重恶化。患者死亡后，原有的抚养或赡养责任不能履行，将给家庭带来极大的负面影响。

3. 对社会的危害。艾滋病的扩散会削弱社会生产力，减缓经济增长，使人均期望寿命降低、民族素质下降、国力减弱。社会的歧视和不公正待遇将许多艾滋病病人及感染者推向社会，成为社会的不安定因素，使犯罪率升高，社会秩序和社会稳定遭到破坏。

4. 对公共组织的危害。感染艾滋病群体扩大之后，公共组织的政策制度必须顺应这种变化，注重艾滋病感染者的教育、艾滋病雇员的聘用、艾滋病患者的性行为疏导、艾滋病感染者的治疗与关怀等。当公共组织在这方面的管理与服务无法达到人们的预期，其合法性与合理性便会受到种种质疑，引发问题。特别是在类似艾滋病这类恶性传染病事件处置失当时，公共组织便要经受被"污名化"的煎熬，承受各种负面的评价。

5. 对人类种群的危害。在世界各国人口深陷于艾滋病感染的风险之中，控制传播与扩散策略却乏善可陈的情况下，人类作为一个生物种群在很长的时期都受到这种病毒的侵害，这种侵害还将继续。从一定历史时期物种的发展历程看，这是非常大的伤害。物竞天择的自然进化理论支配着生物界，同样也在支配着人类，这一法则对于身患艾滋病的人群而言都是非常残酷的。

二 人口迁移

人口迁移（Migration）对地球上人口的再分布具有举足轻重的作用。在

---

① 百度百科，http：//baike.baidu.com/view/9070.htm，2011 年 10 年 21 日。

西方，迁移与出生、死亡一起被列为人口学的三大研究主题。[①] 长期以来，人口迁移研究在人口学、经济学和地理学等领域都占有一席之地。相应的，人们对于人口迁移的定义也多种多样，这些定义都强调住所的变更，但对迁移行为的时间或空间属性的强调略有差异，具体如下。

一是重点考虑迁移行为的空间属性。如 Wikipedia 词典，将人口迁移界定为迁移者离开自己的住所去一个新的地方，或者新的定居点。美国人口普查局的《人口手册》定义的人口迁移是：为了定居的目的越过一定地界的移动。苏联学者波克希舍夫斯基，将迁移定义为改变居住地点的行为，提出迁移行为在本质上是一种空间位移过程。[②] 几种定义不仅考虑了人在空间上的移动，还特别强调居住地点的改变。

二是重点考虑迁移行为的时间属性。Lee 认为，广义上的迁移就是居住场所的永久化或半永久性变化。[③] 根据这种界定，作短暂居留的人口流动行为（如旅行、路过、出差等）不能视为迁移。实际上我国历次人口普查对于迁移人口的界定，也重点考虑了迁移行为的时间属性。如 2000 年中国第五次人口普查将人口迁移对象限定为户口在外地但居住在本地半年以上，或者居住在本地但离开户口登记地半年以上的人。这里的"半年"即是居住变化的一个时间刻度。

三是同时考虑迁移行为的时空属性。彼得逊认为，迁移指人们在一定时间内移动一定距离以改变其永久住处的行为。[④] 这一定义同时将空间发生的位移（距离），以及移动延续的时长（一定时间）考虑在内。比较而言，同时包含迁移行为的空间属性、时间属性，以及迁移住所变更的界定更为清晰，信息量更丰富一些，因此本研究考虑从这三方面界定人口迁移。

但是，还有一个词"人口流动"也表示人在空间上的移动现象，国际学术研究中是不使用这个词的。但在中国这两个词不仅独立存在，还有不同的内涵。如我国中学的地理教科书，对这两个概念是这样界定的："人口迁移"指人口在地区之间迁出和迁入，而发生居住地的永久性或长期性改变，

---

① 李竞能：《现代西方人口理论》，复旦大学出版社，2004。
② 〔苏联〕瓦·维·波克希舍夫斯基：《人口地理学》，南致善等译，北京大学出版社，1987。
③ 俞路：《20 世纪 90 年代中国迁移人口分布格局及其空间极化效应》，华东师范大学博士学位论文，2006。
④ 俞路：《20 世纪 90 年代中国迁移人口分布格局及其空间极化效应》，华东师范大学博士学位论文，2006。

并且户籍发生变更的人口迁移现象；"人口流动"指因工作、学习、旅游、探亲等原因临时或短期离开居住地外出活动，而不变更户籍的人口移动现象；二者都是人口移动的基本形式。① 很明显，这里在概念界定上考虑了中国独有的户籍制度。刘刚和扬鸽在论文中也提出"人口迁移"包括居住地改变和户口改变两个条件，而"人口流动"指居住地改变但户口不变。②

在实践中，人口迁移的内涵和外延同以上界定并不一致，如 2000 年我国第五次人口普查，调查的迁移人口为"户口在异地且居住在当地半年以上，以及在当地居住不满半年且离开户口登记地半年以上"的被调查对象，显然两种情况下的迁移人口的户籍都没有发生变更，而是离开了户籍地（或称户口登记地）。综上，本研究将以国家人口迁移调查的界定为准，将人口迁移界定为：离开户口登记地，发生住所地变更，并且延续一定时间的空间位移现象。这里的"离开户口登记地"，并不是户籍地变更；"一定时间"指多长，根据具体研究或调查的需要确定。

人口迁移依据不同标准，可以有多种分类方法，最主要的分类有以下四种：

一是根据迁移距离在行政区划上的跨度，分为国际迁移（跨国迁移）和国内迁移、省际迁移和省内迁移、州际迁移和州内迁移、县际迁移和县内迁移，以及乡际迁移和乡内迁移等；

二是根据迁移（迁出）地性质分，分为乡乡迁移（农村→农村）、乡城迁移（农村→城市）、城城迁移（城市→城市），以及城乡迁移（城市→农村）等；

三是根据迁移的原因，分为移民性迁移、政策性迁移（政治移民）、季节性迁移、经济性迁移（就业迁移）、婚姻性迁移等。

四是根据迁移者的迁移意愿情况，分为强制迁移、自由迁移、随同迁移等。迁移的过程会造成一定的人口分布图景，即迁移者在各种大小地段、不同性质的地点的分布形式（迁移形式或空间形式）。

本研究目的在于通过对迁移人口的这种分布图景的研究，分析艾滋病跨区域扩散的结构、特征、关联和机理，因此本研究主要将关注点放在省际迁移上。

---

① 王建、邹健：《地理》（第一册），山东教育出版社，2004。
② 刘刚、扬鸽：《关于我国流动人口及其生育率：理论研究的综述》，转引自王振营《人口迁移的规律——不同条件下人口迁移模型》，中国人民大学博士学位论文，1993。

三 迁移网络

迁移网络指采用网络表示方法反映的人口迁移行为轨迹，按照物理网络的表达方法，人口迁移网络可以界定为：以同级地理区域为网络节点，以区域间的人口迁移流为边（迁移方向为边的方向，迁移规模为边的权重），并覆盖一定地理范围的网络。

不考虑网络节点和边存在异质的情况，网络的构造方法有很多种。Newman归纳出存在三类网络模式，参见图2-1（a）的（1）-（3）。但是真实世界的人口迁移网络不属于其中任何一类。因此，本研究将网络模式分成五类，并采用节点对关系表示，具体如图2-1（a）：

（1）布尔网络（Boolean Network，也称0-1网络、Binary Network）的节点对，这种类型网络的数值矩阵单元的值只有0或1，"1"表示网络节点间有关系，"0"表示无关系。

（2）在（1）的基础上进一步考虑节点间关系的强弱，反映的是加权网络（Weighted Network）的节点关系，网络矩阵各单元的值越大表示节点间关系越强。

（3）在（2）的基础上进一步考虑节点间关系作用的施予方向，反映的是有向加权网络（Directed and Weighted Network）的节点对关系。对于布尔网络和加权网络而言，不存在作用方向问题，故而网络数值矩阵一定是对称阵；而有向网络考虑了方向问题，网络数值矩阵一定是不对称的。

（4）是（3）的一类特例，指网络节点之间存在不同强度的互相作用，反映的是节点间存在双向连接弧的有向加权网络的节点对关系——此处之所以将模式（4）从模式（3）中剖离出来，是因为习惯上人们谈有向加权网络，指的都是节点对间存在单向连接弧的情况。

（5）在（4）的基础上进一步考虑节点存在信息自反馈的问题，是更为复杂的带自反馈的节点间存在逆向连接弧的有向加权网络。

基于复杂网络视野的人口迁移行为研究，要求以人口迁移网络为研究对象。但国内的人口迁移研究，较少构造迁移网络。张永庆等（2006）构造了东北地区城市间的人口迁移网络，判断该网络也具有复杂网络的无标度特性。其网络类型为布尔网络［与图2-1（a）的模式（1）较为接近］，但

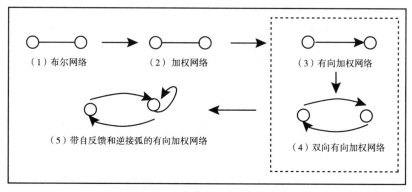

（a）

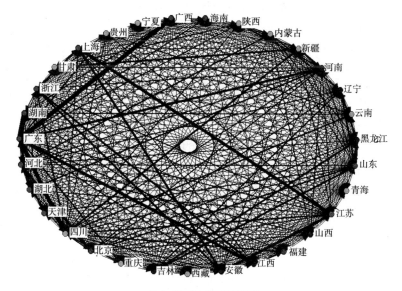

（b）"五普"省际迁移网络

图 2 - 1　复杂网络的节点对关系与物理网络实例

说明：（a）节点对关系模式；（b）网络模式（4）的一个实例。

是该网络的边有两种属性：一类边表示东北地区城市间存在的隶属关系，另一类边则反映城市间的迁移吸引力①，显然有别于经典文献对于边和节点的

---

① 即根据迁移重力模型 $I_{ij} = GQ_iQ_jr_{ij}^{-b}$，如果 $I_{ij} > 0$，则在 i 和 j 两地加一条连边。根据迁移重力模型的定义，式中 I_{ij} 表示 i 和 j 两地的引力，Q_i 和 Q_j 表示两地的人口数，r_{ij} 表示两地距离。在李惠（1994）的研究中取待估系数 $G = 1$，$b = 2$。

同质性要求。因此，其结论的准确性还有待深究，但是该研究依据迁移吸引力公式构造人口迁移网络的做法很有借鉴意义。采用布尔网络模式构造迁移网络的优点是可以利用先前的许多复杂网络研究结论，缺点是难于准确地反映不同区域间迁移的方向以及迁移强度的变化，难于反映各地理区域节点同时拥有的迁入地和迁出地双重身份。

针对以上问题，本研究将采用节点对带双向连接弧的有向加权网络模式构造人口迁移网络。从网络视角思考人口迁移轨迹。由于某一期间的人口群体性迁移包括许多具有相同迁出地和迁入地的个体迁移行为，必然在特定迁出地与迁入地之间形成一股迁移流；在一定的地理空间内，将所有的地理区域单位都视为迁出地和迁入地，它们之间存在的所有人口迁移流必然形成一个迁移网络。

不考虑地域内部的迁移行为，则地域间的迁移行为网络，可用节点带双向连接弧的有向加权网络模式［图1-2（a）的模式（4）］进行匹配。如果在进行省际迁移研究时，同时考虑省内迁移的情况，那么匹配的网络模式就变成了带自反馈的有向加权网络模型［图1-2（a）的模式（5）］。迄今这两种形式的迁移网络研究都非常少见。在本研究中，我们以省（自治区或直辖市）为网络节点，各区域之间迁移流所反映的人口迁移方向和人口迁移强度，映射为网络边的方向和边的权重。图1-2（b）便是采取"五普"省际迁移数据构造的一例符合模式（4）的人口迁移网络。

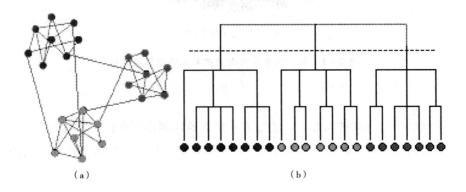

（a）   （b）

图2-2　复杂网络社团结构定义示意图

说明：（a）为三社团无标度网络；（b）为网络社团的聚类树。

四 社团结构

本研究将分析人口迁移网络及艾滋病扩散网络的社团结构，因此必须对复杂网络社团结构进行定义上的解释和梳理。

社团结构是网络拓扑结构的一种基本属性特征。根据 Girvan & Newman（2001）的界定，社团结构（Community Structure）是内部节点联系紧密，彼此间节点联系相对稀疏的网络节点集。如图 2 - 2，这是一个简单的具有三个社团的无标度网络，子图（a）是社团结构的网络形式，子图（b）是社团结构的聚类树图表达式。

Girvan 和 Newman（2001）采用比较定义界定社团结构已被研究者广泛接受，成为关于网络社团结构研究中的经典定义。但是很明显经典定义仅着眼于网络节点的度（即边的数量），没有考虑网络中节点连线的权重或方向信息。因此，这一概念仅适用于布尔网络，而不适用于加权网络、有向网络、完全连接网络，以及其他带有复合特征的网络。这是因为网络节点与边参与构造网络的模式发生了变化，仅依靠边的存在与否、稠密与否已经不足以科学界定网络的集团结构。

本书采用网络节点对关系来说明网络的基本构造方式，上一节已经归纳了几类基本网络的节点对关系，图 2 - 1 中模式（1）至（4）分别对应于布尔网络、加权网络、有向加权网络、双向有向加权网络。完全连接网络和复合特征网络则是以上几类节点对关系的组合。而本书将要研究的人口迁移网络，是一类节点间带逆向连接弧的有向加权网络，它是模式（2）（3）和（4）的组合。对于模式（2）～（5）所对应网络的社团结构，经典定义无法覆盖。

如图 2 - 2 的（b）和（c），它们给出了另外两类复杂网络（加权网络与有向加权网络）社团结构的例子，图中社团内部的联系，显著强于社团之间的交往。这种情况在真实网络中是经常存在的，如在一个工厂里，工人彼此间存在有一般性的联系，但是其中部分人会结成若干联系更紧密的非正式组织，基于复杂网络视野，这些非正式组织可以视为关系网络中的社团模块。这种网络如果采用图 2 - 2（a）所示的布尔网络方法构造，会损耗大量可得信息。

Girvan 和 Newman（2001）关于社团结构的定义只适用于布尔网络，需要重新界定。将研究的人口迁移网络在质的规定上，至少需要考虑迁出地或迁入地对外连接的数量（节点度）、带方向的迁移流（弧），以及迁移流的规模（边权），而这一切经典定义都没有包括。尽管如此，社团结构的经典定义已经为我们界定网络社团结构提供了最佳视角，下面通过拓展原始概念，进一步考虑边的方向和权重，将复杂网络社团结构定义如下。

网络的社团结构指一类网络节点集关系，节点集内部节点比节点集之间节点，关系更密集（Denser，针对布尔网络）、更亲密（Weightier，针对加权网络）或者更有偏向性（Prefentier，针对有向网络）。可用公式表示如下：

$$\sum_{k=1}^{M} \sum_{i=1}^{M} \vec{e}_{ii} w_{ii} A_{ii} > > \sum_{k=1}^{M} \sum_{i=1}^{M'} \sum_{j=1}^{N-M'} \vec{e}_{ij} w_{ij} A_{ij}$$

式中：

M——表示网络的集团规模；

M'——表示第 k 个集团内部的节点规模；

$\vec{e}_{ij}$——表示连线指向（边的方向）的存在性，$\vec{e}_{ij}=1$ 表示存在有向边，$\vec{e}_{ij}=0$ 则表示这种指向的边不存在，定义在无向网络中对于所有非空连接 $\vec{e}_{ij}=1$；

w——表示边（节点连线）的权重，w 非负，定义在非加权网络中对于所有非空连接 $w=1$；

A——表示两个节点连线（或边）的存在性，在网络邻接矩阵上用 $A=1$ 表示边存在，$A=0$ 表示边不存在；

N——表示网络的总节点规模。

新的定义的适用范围比经典定义更广，并且适用于各种类型的网络。图2-3是遵循新定义的几类网络社团结构示例。其中图2-3（a）对应于展现了布尔网络的社团结构（与经典定义一致），图2-3（b）展现了加权网络的社团结构，图2-3（c）展现了有向加权网络的社团结构。

在省际人口迁移网络中，网络的社团结构有一个不一样的称谓，叫作迁移圈或迁移偏好圈，如在李惠（1994）的研究中被称为人口迁移偏好圈，在张善余、吴传钧、王桂成和俞路等的研究中被命名为人口迁移圈。李惠（1994）提出如果地区之间互相具有迁移选择偏好，则彼此间形成迁移偏好圈。俞路（2006）提出人口迁移圈是由一些地区组成的迁移区域，区域内

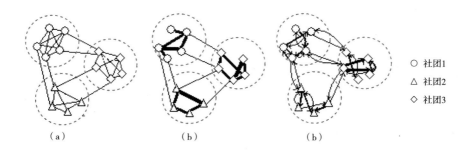

图 2 - 3 几类网络的社团结构示例

说明：（a）布尔网络；（b）加权网络；（c）有向加权网络。

部保持着较高的内部迁移率，与区域外的迁移联系较为薄弱。

显然，以上无论是人口迁移偏好圈还是人口迁移圈，实际上指的都是人口迁移网络的社团结构。无论是关于人口迁移偏好圈的定义，还是人口迁移圈的定义，实际上都与网络的社团结构定义相一致，只是问题的表达方式略有差异。因此本研究将把以上关于复杂网络社团结构的新定义，应用于省际人口迁移网络的社团结构研究中。

有关开发复杂网络社团结构探测算法的研究成果较多，但主要集中于对布尔网络分析，如 Jones 和 Handcock（2003）的研究。Havanon 等（1993）曾建立和分析过二模社会关系网络形式的泰国性关系网络，这是一类节点异质的稀疏的有向加权网络，用现有算法很难探测社团结构。肖群鹰等（2007）构建一类省际人口迁移网络，这是一类节点距离具有物理意义的完全连接的有向加权网络，对于这类网络较难找到有效的社团结构探测算法。在加权网络的社团结构分析方面，Newman（2004）、Yoon 等（2006）提出了非常经典的探测算法，即采用模块度指标优化和分级聚类思想，对加权网络进行网络社团结构探测，该算法对于后继众多的赋权网络社团结构分析的算法开发很有启发意义。

五 风险治理

"风险"是危机管理或安全管理中十分常用的一个概念，存在着主观与客观两个层面。主观层面的风险指人们对环境危险性的主观辨识或感知。对风险的主观感受，实际上是指人们对周边环境的一种不安全感，风险会挫伤人们的幸福感，对人们的心理福利产生负面影响。持风险主观维度倾向的研究者，主要来自社会学或心理学领域，更提倡使用量表测度风险。客观层面的风险指遭遇危险、损失和伤害的可能性。

艾滋病的传播与扩散对公民社会而言是一场重大公共健康危机，同样存在着客观上的风险测度和主观上的风险感知双重内涵。肖群鹰和朱正威（2013）认为客观层面风险的大小可从可能性（Likelihood）、危险性（Danger）、脆弱性（Vulnerability）与暴露度（Exposure）四方面测度，即衡量风险大小时，应当主要分析事件发生的概率，造成后果的严重程度，对象易受侵害的特征，以及事件发生时的影响范围或覆盖面积。在本书中，我们同样从 HIV 传染的可能性（L）、危险性（D）、脆弱性（V）、暴露度（E）四个维度，来分析探讨艾滋病跨区域扩散风险。

对艾滋病跨区域扩散的应对与处置，要求多元参与、注重沟通、优质服务、提倡关怀，因此必须走风险治理的道路，而不能实施行政管制。英语中的"治理"（Governance）一词来源于拉丁文和古希腊语，原意是控制、引导和操纵，"治理"的概念是继"统治"之后，社会管理与控制思路发生重大变化，而被应用于与国家公共事务相关的管理活动和政治活动中的。治理的含义多种多样，根据全球治理理论，它是一种由共同的目标支持的活动，以及在相关活动领域里的管理机制，其管理活动主体未必是政府，也无须依靠国家的强制力量来实现。

根据治理理论学者格里·斯托克的概括，迄今为止，关于"治理"共有五类主要观点[①]：一是治理意味着一系列来自政府但又不限于政府的社会公共机构和行为者；二是治理意味着在为社会和经济问题寻求解决方案的过程中存在着界限和责任方面的模糊性；三是治理肯定了在涉及集体行为的各个社会公共机构之间存在着权力依赖；四是治理意味着参与者最终将形成一个自主网络；五是治理意味着办好事情的能力并不限于政府的权力，不能简单依靠政府动用权威发号施令。

艾滋病传播与扩散的治理，涉及一系列政策制度、组织体系与协调机制功能作用的发挥。治理的目的是在各种不同的制度关系中运用权力去引导、控制和规范公民的各种活动，以最大限度地增进公共利益。所

---

① 刘芳：《格里·斯托克治理理论视角下的社区治理问题研究》，辽宁大学硕士学位论文，2012。

以治理是一种公共管理活动和公共管理过程，包括必要的公共权威、管理规则、治理机制和治理方式。有学者将庞杂的治理理论体系集中地阐述为政府管理、公民社会、合作网络三种途径，提出治理就是对合作网络的管理，又可称为网络管理或网络治理。为实现与增进公共利益，政府部门和非政府部门（私营部门、第三部门或公民个人）等众多公共行动主体必须彼此合作，在相互依存的环境中分享参与公共权力，共同管理公共事务。艾滋病跨区域扩散的治理应当深入思考多级合作网络的管理问题。

艾滋病传播与扩散风险的治理，首先应当要求个人风险行为与国家风险行为的改变。国际健康促进大会的《渥太华宪章》提出了健康促进（Health Promotion）的理念，倡导提高、维护和改善自身健康。世界卫生组织也提出维护和改善自身健康，协调人类和环境关系的健康促进战略，要求规定个人和社会对健康各自所负的责任（1986 年）；倡导个人与其家庭、社区和国家一起采取措施，鼓励健康的行为、增强人们改进和处理自身健康问题的能力（1995 年）。相关政策不约而同地提出了一个健康促进的概念，提倡个人风险行为的改变，以及政府风险行为（社会环境）的改变；重视发挥个人、家庭、社会的健康潜能；鼓励实施健康促进行为，促使人们建立新的行为和生活方式，减低疾病危险因素。

第二节　艾滋病传播与扩散的影响因素

以下从个体感染 HIV 的可能性、危险性因素、脆弱性特征和暴露程度等几方面，归纳已有研究揭示的艾滋病传播与扩散的影响因素。

一　艾滋病易感性特征

艾滋病感染影响因素众多，在现有研究中个体、家庭与社区环境的影响因素受到广泛而深入的挖掘。

（一）生物或社会属性因素

Tubman 等（1999）的研究发现男性有更多的性伴侣并更倾向于选择危险性行为。Miller 等（2000）和 Reitman 等（1996）的研究证实年轻的群体更倾向于自我保护，并采取一些预防措施；而年纪大的群体往往有更多的性伴侣，并且很少在性生活中持续使用安全套。[①] 但 Luster 等（1994）对女性的研究结果却显示，年龄大的女性更可能在性生活中采取预防措施，男性的性行为选择与年龄无关。可见，在性别与年龄对艾滋病感染的影响上，已有文献的研究结论存在较大差异，对此我们应该针对研究所依托的文化背景进行辨别和思考。

（二）个体的"知一信一行"因素

知识、态度和行为是个体认知模型的核心构成要素，在许多研究中也被证实对艾滋病感染具有重要的影响：

Grossman（1974）、Muurinen（1982）认为，专业健康的知识对于健康状况和保健需求存在重要的影响。Reitman 等（1996）的研究也表明，个体所掌握的性病与艾滋病传播知识的多少，与安全性行为存在正相关关系。但在个别研究中，这种相关关系在其他一些研究中又得出相反的结论，这说明知识是否能转化为实际的保护行为，从而对生殖健康带来正面影响具有不确定性[②]。

研究证明，HIV 在一般人群中的流行，特别是较高水平的流行，主要通过性途径传播。在亚洲主要是经商业性行为（卖淫嫖娼）导致 HIV 从高危人群传到一般人群，而影响 HIV 经性途径传播的一个主要因素为娱乐场所的性工作者安全套使用率较低。生殖系统疾病主要通过性途径传播，高危性行为和性风险预防行为对生殖健康的影响是显而易见的。因为个体的性风险行为，如多性伴、首次性活动过早、无保护性行为等，会导致更多接触病原体的机会。[③] 因此，性风险预防行为（或安全性行为）是生殖健康的强影响因素，具体的预防行为有使用安全套、性生活前清洗等。

Allen 等（1991）研究发现，丈夫的教育与降低妇女的 HIV 风险之间存在积极的关系。社会性别文化规范限定了男女两性的行为模式及其在性别分

---

① Reitman, D., Lawrence, J. S., Jefferson, K. W., et. al., "Predictors of African American Adolescents' Condom Use and HIV Risk Behavior," *AIDS Education and Prevention*, 1996（8），pp. 499 – 515.

② Braithwaite, K., Thomas, V. G., "HIV/AIDS Knowledge, Attitudes, and Risk-behaviors among African-American and Caribbean College Women," *International Journal for the Advancement of Counselling*, 2001（23），pp. 115 – 129.

③ 刘述森:《生殖道感染的流行状况、影响因素及防治对策》,《中国性病艾滋病防治》2002年第 2 期，第 120 ~ 124 页。

工中的角色，影响着两性对于性生活自主权的享有程度，以及两性对性伴侣的忠诚程度。在以往的研究中，性别文化规范对性行为的制约大都被界定为同伴规范或群体规范[①]。包括中国在内，来自许多国家的研究结果都证明群体规范与性风险行为之间存在相关性。[②] Lawrence 等（1994）的研究证明，较高的社会支持会显著降低风险性行为的发生概率。

（三）环境因素的影响

根据 Kasperson 等（1988）的"风险的社会放大理论"（Theory of Social Risk Amplication）[③]，风险事件与心理、社会、制度、文化交互作用的方式，会加强或消减人们对风险的感知并塑造风险行为，在个人、群体或社会中产生涟漪效应（Ripple Effects），造成新的远远超过事件本身伤害的社会后果。按照该理论，人口流动是艾滋病性传播风险的"放大器"，在个体与个体之间、社区内部与社区之间、地域内部与地域之间，渐次放大艾滋病性传播风险，导致艾滋病加速扩散。对该理论的引入，如何理顺它与现有艾滋病传播理论（如脆弱性理论、社会网络理论、传染病理论等）的关系，还需要新的理论研究与诠释；同时该理论的解释力与适用性也有待实证检验。

人口流动对艾滋病性传播风险的放大，具有多行为主体交互作用的复合系统特征。流动人口作为微观行为主体，在某些规则下的复杂自适应行为于中观和宏观层面上的反映，也是解释人口流动对艾滋病传播影响效应的关键。因此，基于风险的社会放大理论研究艾滋病扩散，还必须在以往社会网络和传染病模型研究的基础上，结合现代复杂科学的理论和方法，进行更深入的综合研究。社会网络本身就是复杂性科学的重要研究对象，在指导理论与方法论上都存在重要价值，但是目前的研究中主要将社会网络作为研究对象而不是研究方法，相关的分析框架与模型仍需改进；虽然复杂

---

① 群体规范，即在群体行为的保持中扮演的角色。

② 朱琳、吕本富：《解释结构模型的简便方法》，《系统工程与电子技术》2004 年第 12 期，第 1816~1891 页；李树苗、杨雪燕、刘慧君：《中国农村生育健康领域的社会性别意识量表设计与验证》，《中国生育健康杂志》2006 年第 6 期，第 331~338 页；Liao, S., Schensul, J., Wolffers, I., "Sex-related Health Risks and Implications for Interventions with Hospitality Women in Hainan, China," *AIDS Education and Prevention*, 2003, 15（2）, pp. 109–121.

③ Kasperson, R. E., Renn, O., Slovic, P., et al., "The Social Amplification of Risk: A Conceptual Framework," *Risk Aanlysis*, 1988, 8（2）, 177–187.

网络已成为目前发展最快的复杂系统研究领域，但相关成果还未见应用于人口流动与艾滋病传播研究。在国外艾滋病传播仿真研究中，基于主体的仿真建模已成为热点，但在国内仍处于起步阶段，缺乏系统的有效的仿真分析模型。

二 人口流动对艾滋病传播的影响

对流动人口的心理与行为研究说明，流动人口是 HIV 扩散的"高危人群"和"桥梁"，农村人口、贫穷人口、性活跃的年轻人口向城市的迁移行为在 HIV 传播中扮演了重要角色，人口流动的次数、流动的时机、流动人群的结构对 HIV 扩散有显著影响。

（一）一般研究分支

国内外对于人口流动与艾滋病性传播的研究，可以追溯到 20 世纪 80 年代跨国移民和城乡人口流动中有关性、毒品和传染病的研究。随着全球艾滋病扩散形势的恶化，人口流动对艾滋病传播的影响问题受到广泛关注，对该问题的研究散见于流行病学、人口社会学、生物数学和复杂科学等多个研究领域。内容涉及流动人口的脆弱特征与性风险行为、性关系网络、艾滋病传播模型、艾滋病传播干预等许多方面。其中复杂科学视角的研究刚刚起步，针对艾滋病跨区域传播与扩散的问题得到了较大的关注，但是基于风险放大传导理论的系统分析还很少见，对于人口普遍流动情况下艾滋病如何通过性关系网络进行跨区域扩散，微观层面的实证研究不少，但是缺乏宏观层面的跨区域扩散轨迹描述，以及跨区域扩散特征探讨。

已有关于流动人口影响艾滋病传播的研究，主要包括四个分支：

1. 从个体属性和社区文化环境角度，研究艾滋病易感性与脆弱特征，分析流动人口脆弱性的基本构成、影响因素与社会后果；

2. 从个体认知与社会心理角度，研究性风险行为心理认知机制，诠释流动人口的性风险行为选择和预防；

3. 从社会关系与社会结构角度，研究艾滋病传播的社会网络，分析流动人口在艾滋病性传播中扮演的角色以及传播病毒的路线；

4. 从艾滋病传播的数学建模与计算机仿真角度，研究艾滋病传播模型，模拟人口流动过程中的艾滋病动态传播过程。

以上分支路径的研究，从不同角度展现了世界与中国在人口普遍流动背景下，艾滋病数量与感染结构的变化情况。但是从流动人口促进和催化艾滋病跨区域扩散角度看，相关的研究还比较薄弱，有影响力的研究成果还比较少。在这种情况下，识别人口流动对艾滋病性传播风险的整体影响效应比较困难，对中国不同阶段艾滋病传播加速和扩散模式转变的理论解释也还未臻完善。

此外，多智能体对艾滋病传播复杂系统的仿真近年来已成为国外研究的热点[①]，这种研究有助于从计算机模拟与仿真角度，探析流动人口影响艾滋病跨区域扩散方面的一些重要特征，但在这方面国内的研究还处于起步阶段，在模型开发与应用方面还有较大的空白。

（二）有关中国农民工与艾滋病的研究

国内外关于中国农民工与艾滋病的研究不少，研究指出了脆弱性群体、高危群体的行为特征，探讨了影响因素，分析了感染途径，提出了防范与控制的一些对策建议。

绝大多数研究从理论与实证角度，证实了流动人口作为艾滋病高危人群的角色，以及流动人口在艾滋病扩散中担当的桥梁作用。但是也有研究者获得了截然不同的研究结论，如 Meili 等（2006）采用 1999～2000 年的中国人健康和家庭生活大规模调查数据，认为农民工的性行为并不比非流动人口更活跃，Chen 等（2009）利用 2004～2005 年中国 8 个省的调查数据，对农民工、城市和农村居民进行比较分析，提出农民工的商业性行为低于或相当于城市和农村居民。

这种结论是不是站得住脚呢？研究者与实践者对流动人口在艾滋病扩散的角色与作用的认识，并不能因为上述研究是实证研究而有所动摇[②]，因为更大量的实证研究得出的是相反的研究结论，而后者更为让人信服。表 2-1 列出了 2003～2010 年有关中国农民工风险行为与艾滋病感染的 16 次实证研究论文及其研究结论。

---

① Kalichman, S. C., Simbayi, L. C., Jooste, S., " Poverty-related Stressors and HIV/AIDS Transmission Risks in Two South African Communities," *Journal of Urban Health*: *Bulletin of the New York Academy of Medicine*, 2005, 82 (2), pp. 237 - 249.

② 吕华：《35% 的农民工有临时性伴侣，成艾滋病预防重点人群》，《西安晚报》2008 年 11 月 29 日。

表 2 - 1   2003～2010 年中国农民工艾滋病性风险行为研究及结论

文献	样本与地区	性风险行为
Anderson 等, 2003	506 名小贩、旅店工作人员、找工作者、旅行者/北京、上海	小贩、旅店工作人员、找工作者、旅行者的多性伴侣比例(14% vs. 6% vs. 47% vs. 8%)
Li 等, 2004	2153 名 10 种职业类型农民工/北京、南京	一生或上个月有多性伴侣的占三分之一和 8%;买卖性比例(8% vs. 6%);8%经常使用安全套
Liu 等, 2005	432 名感染性病和 892 名一般 10 个职业类型农民工/北京	感染者风险性高,购买商业性(23.6% vs. 6.8%);上个月多性伴侣(25% vs. 6.4%);经常使用安全套(9.6% vs. 7.7%)
Lin 等, 2005	2153 名 10 种职业类型农民工/北京、南京	酗酒的比一般农民工上个月更可能有多性伴侣(13.4% vs5.2%),有婚前性行为(76% vs60.2%),买性(12.6% vs 4.9%),卖性(10.1% vs3.7%)
He 等, 2006	986 名建筑工地、市场和工厂男农民工/上海	14%一生中有多性伴侣,31%有婚前性行为,3.3% 有口交,11.5% 有商业性行为,78% 从未使用安全套
Yang 等, 2006	5382 名农民工与常住居民/云南	流动者更可能有无保护临时性行为(13.2% vs. 3.66%),一生中有多性伴侣(21.04% vs5.47%)
Hu 等, 2006	605 名结婚登记的人/安徽	流动者婚前性和一生中多性伴侣都显著高于非流动者(62% vs52% ;12% vs6%)在城市呆越久风险越大,安全套使用无差异(9% vs8%)
Li 等, 2007	553 名返乡农民工;441 名农民居民 /河北、河南等 8 省	一生中多性伴侣(17.1% vs. 12.8%),上个月多性伴侣(6% % vs3.7%),买性(11.4% vs. 8.7%),安全套持续使用(1.7% vs4.7%),在返乡农民工中偏高,仅安全套使用差异显著
He 等, 2007	239 名男男性工作者与 100 名一般男农民工/ 上海	性工作者更可能有临时性行为(82% vs. 34%),口交(92% vs. 9%,),肛交(89.1% vs1%),三个以上多性伴侣(86.6 vs. 3%)
Wang 等, 2007	1304 名一般和 465 名性病感染的农民工/北京、上海、南京	感染性病的农民工更可能买性(10%和 32.7%)
Li, 2007	257 名男卡车司机/深圳	多性伴侣比例(55.6%),男男性(2%),买性(59.5%),安全套使用(61.44%)
Xiao, 2007	480 名制造业、服务业、建筑业农民工/深圳	多性伴侣比例(16%),购买商业性比例(6%)
Yang 等, 2008	5382 名农民工与居民/云南	男性农民工婚前性比例(68%),多性伴侣比例(13.7%)
Chen 等, 2009	3026 名农民工、城镇和农村居民/ 8 个省份	男性农民工买性比例并不比农村和城镇中的男性居民更高(11.3% vs. 12.4% vs. 14.1%)

续表

文献	样本与地区	性风险行为
Wang 等，2010	3821 名农民工、城镇和农村居民／全国性样本	农民工、城乡居民中婚前性比例（37.43% vs. 32% vs. 19.35%），一周一次以上性交比例（74.6% vs. 56.14% vs. 50%），临时性比例（31.71% vs. 16.90% vs. 4.79%），买性比例（7.68% vs. 9.67% vs. 4.96%），卖性比例（2.56% vs. 1.81% vs. 0.42%），商业性中使用安全套比例（27.92% vs. 64.53% vs. 6.83%）
Gao，2010	959 名建筑工地／云南	购买商业性比例：司机（26.7%），包工头（19.6%），监理（18.8%），项目经理（16.1%），技术工人（11.7%），非技术工人（3.8%）

资料来源：Huijun Liu, Shuzhuo Li, M. W. Feldman. "Forced Bachelors, Migration and HIV Transmission Risk under China's Gender Imbalance：A Meta-analysis," *AIDs Care*, 2012, 24 （12）, pp. 1487 - 1495。

由表 2 - 1 我们看到，农民工的风险性行为涉及婚前性行为、多性伴侣、性频率、商业性行为和安全套使用，绝大多数研究显示农民工拥有多性伴侣。西安市的一次社会调查（N = 2850）发现，35% 的农民工有临时性伴侣。[1] 不过在农民工中多数伴侣的情况也存在一定分化，相比于一般农民工，在性病感染者、性工作者、货车司机和正在寻找工作的特定流动群体中，拥有多性伴侣的比例增加。同样，在农民工内部购买商业性服务的人群，也存在着较大的分化，其中货车司机、包工头、监理、项目经理等高收入群体，购买商业性服务的比重较大，而低收入的非技术工人类农民工购买性服务的比例则相对较低。[2]

（三）有关流动人口性关系网络的研究

根据"性的社会网络理论"，所有人客观上都存在于"性的网状实体"中，当网络中有一人具有多个性伴侣，便会成为子群中艾滋病性传播风险发布中心，或者发挥桥梁作用连接两个或两个以上的网状实体，成为病毒传递的桥梁。[3] 因此网络理论和网络分析可以帮助我们更好地理

---

[1]　吕华：《35% 的农民工有临时性伴侣，成艾滋病预防重点人群》，《西安晚报》2008 年 11 月 29 日。

[2]　吕华：《35% 的农民工有临时性伴侣，成艾滋病预防重点人群》，《西安晚报》2008 年 11 月 29 日。

[3]　Laumann, E. O., Gagnon, J. H., Michael, R. T., et al., *The Social Organization of Sexuality：Sexual Practice in the United States*, Chiago：The University of Chicago Press, 1994.

解艾滋病流行状况①，从社会网络途径研究人口流动对艾滋病性传播的影响十分必要和可行。

但是，一方面从研究对象看，已有研究集中关注性关系网络或文化环境影响网络②，比较忽视其他网络对艾滋病传播的共同影响效应。国内研究主要针对商业性风险网络，忽略非商业性风险网络，实际上后者对艾滋病传播同样是危险的，甚至危险性更大。③ 同时，已有研究局限于个体范围，很少注意地理空间因素对艾滋病扩散的影响④，目前还未见过对于流动人口迁移网络的研究，而他们却是艾滋病跨社区，跨地域传播的关键渠道。

另一方面在网络结构分析上，目前的研究主要分析个体网络或两方关系，缺少对整体网络特别是网络子群（社团结构）的研究。这是有原因的，由于性问题的隐秘性，需要长时间不断跟踪，或者多次访谈观察以防止数据有偏⑤。但即便如此，也存在许多被访对象不愿吐露真实情况，因此所获得的网络规模往往较小。一项对性开放地区的 4544 人性关系网络调查中，仅有 23 个子网成员规模 19 人以上⑥；在这种情况下许多人不得不选择去作个体中心网（即个案）研究⑦；中国国内的相关研究，也往往只统计网络的规模而回避其结构⑧，严格讲并不算是性关系网络。此外，现有研究虽

---

① 杨红梅：《社会网络与 HIV 传播》，《中国艾滋病性病》2003 年第 1 期，第 47～50 页。

② Havanon, N. A., Bennet, T., "Sexual Networking in Provincial Thailand," *Studies in Family Planning*, 1993, 24, pp. 1 - 7; Friedman, S. A., Neaigus, A., Jose, B., et al., "Networks and HIV Risk: An Introduction to Social Network Analysis for Harm Reductionists," *International Journal of Drug Policy*, 1998 (9), pp. 461 - 469.

③ 杨延忠：《艾滋病危险行为的扩散研究》，《中华流行病学杂志》2006 年第 3 期，第 264～269 页。

④ Desmond, N., Allen, C. F., Clift, S., et al., "A Typology of Groups at Risk of HIV/STI in a Gold Mining Town in North-western Tanzania," *Social Science & Medicine*, 2005 (60), pp. 1739 - 1749.

⑤ Havanon, N., Bennett, A., Knodel, J., "Sexual Networking in Provincial Thailand," *Studies in Family Planning*, 1993, 24 (1), pp. 1 - 17.

⑥ Liljeros, F., Edling, C. R., Amaral, L. A. N., "Sexual Networks: Implications for the Transmission of Sexually Transmitted Infections," *Microbes and Infection*, 2003, 5, pp. 189 - 196.

⑦ Service, S. K., Blower, S. M., "HIV Transmission in Sexual Networks: an Empirical Analysis," *Proceedings: Biological Sciences*, 1995, 260 (1359), pp. 237 - 244.

⑧ 杨延忠：《艾滋病危险行为的扩散研究》，《中华流行病学杂志》2006 年第 3 期，第 264～269 页；徐臣、吴尊友、张云同等：《农村地区流动人口 HIV 感染情况调查》，中国艾滋病干预措施研究会议，北京，1998 年，第 23～24 页。

然发现了复杂网络特性在性关系网络中同样存在①，但还欠缺对这种复杂结构的应用性研究。总体看，基于社会网络的研究还存在较大的发展空间。

第三节 艾滋病传播与扩散的机理与模型

一方面，回溯与追踪 HIV/AIDS 感染者的风险行为与传染后果存在较大难度；另一方面，有时个体研究满足不了中观与宏观分析的需要。因此，研究者经常会构建各类艾滋病传播与扩散模型，进行数学定性分析与计算机仿真研究。

一 网络视角下的艾滋病传播研究

由于人口流动再构建的社会关系与社会结构，同艾滋病性传播的过程紧密相关，传统的基于属性变量的统计分析难于完全描述和深入分析，因此该领域出现了许多社会网络应用研究。相关的社会网络理论，如 Granovetter（1973）和 Lin（1982）的社会资本理论、Van del Poel（1993）的社会支持理论，Laumann（1994）的性的社会网络理论，Rogers 的创新扩散理论（1995）等，在该领域都得到广泛的应用。

已有研究主要集中于对流动人口性行为风险网络（Risk Network）与影响网络（Influential Network）的分析上——前者指由艾滋病性风险行为人群参与组成的性关系网络（Sexual Network），它是分析艾滋病感染的重要路线图；② 后者指由影响彼此行为人群所组成的社会关系网络，它是社区通过沟通、劝告、压力等影响艾滋病性风险行为选择的路线图。③

---

① Parker, M., Ward, H., Day, S., "Sexual Networks and the Transmission of HIV in London," *J. Biosoc. Sci.*, 1998, 30：63 - 83；Jones, H. J., Handcock, M. S., "An Assessment of Preferential Attachment as a Mechanism for Human Sexual Network Formation," *Proceedings*：*Biological Sciences*, 2003, 270 (1520), pp. 1123 - 1128；Liljeros, F., Edling, C. R., Amaral, L. A. N., et al., "The Web of Human Sexual Contacts," *Nature*, 2001, 411, pp. 907 - 908.

② Friedman, S. A., Neaigus, A., Jose, B., et. al., "Networks and HIV Risk：An Introduction to Social Network Analysis for Harm Reductionists," *International Journal of Drug Policy*, 1998 (9), pp. 461 - 469.

③ Friedman, S. A., Neaigus, A., Jose, B., et. al., "Networks and HIV Risk：An Introduction to Social Network Analysis for Harm Reductionists," *International Journal of Drug Policy* 1998 (9), pp. 461 - 469.

有关性关系网络的研究，目前国内的研究主要针对商业性风险网络，忽略了非商业性风险网络，实际上后者对艾滋病传播同样是危险的，甚至危险性更大。[①] 而国外研究虽然也关注非商业性风险网络，但却主要局限于个体范围[②]，不能很好地将艾滋病传播的研究视野拓展到社区和社会，突出表现为对迁移网络（Migration Network）研究的忽视上。在人口流动影响艾滋病传播的链条中，正是由于流动人口的迁移行为将不同地理空间的性关系网络进一步连接在一起，促成了艾滋病向不同地域的扩散，对迁移网络的研究和关注，正好可以弥补单一从性关系网络或影响网络，分析和理解人口流动对艾滋病跨区域传播的整体影响机制的局限性。

针对风险网络的研究，揭示了流动人口在艾滋病性传播中扮演的角色和桥梁作用；针对影响网络的研究，有助于理解社区文化环境和社会支持状况对流动人口性风险行为（无保护性行为、婚前性行为、商业性行业或多性伴侣）选择的影响，都非常重要。但人口流动影响艾滋病性传播是一类复合效应，受到多类社会网络共同作用，仅关注以上两类网络显然不够。本研究认为艾滋病跨区域扩散，是风险网络（性关系网络）、影响网络与人口迁移网络综合作用的结果。

这几者都是从关系网络视角对艾滋病传播与扩散的探讨。当前，关系网络视角下的艾滋病传播与扩散研究中，主要形成了三类量化分析模型。

1. 包含关系变量的统计分析模型。这类模型是在纯属性变量多元回归分析模型的基础上，引入了网络规模等关系变量进行构造的。[③] 主要应用于分析流动人口导致艾滋病传播的脆弱特征，以及影响性行为选择的文化环境因素等。这类分析模型的解释力比较弱，原因在于只有少数关系变量可以被纳入基于属性变量的多元回归分析模型。

2. 社会网络分析模型。相关研究主要从两方关系（Dyad）、个体网

---

① Havanon, N. A., Bennet, T., "Sexual Networking in Provincial Thailand," *Study Fam Pann*, 1993, 24, pp. 1 - 7; 杨延忠：《艾滋病危险行为的扩散研究》，《中华流行病学杂志》2006年第3期，第264~269页。

② Desmond, N., Allen, C. F., Clift, S., et al., "A Typology of Groups at Risk of HIV/STI in a Gold Mining Town in North-western Tanzania," *Social Science & Medicine*, 2005, (60), pp. 1739 - 1749.

③ 杨延忠：《艾滋病危险行为的扩散研究》，《中华流行病学杂志》2006年第3期，第264~269页。

（Personal Network）和整网（Full Network）三个层次，分析影响艾滋病经性途径传播的各种社会关系，其中大都更关注个体中心性分析，如度、亲密度、中介性指标常被用于判断网络中的"核心人群"和"桥梁人群"[1]，而对网络子群（本书视为艾滋病传播的社区或社团）的分析非常少。而对于网络子群的研究，恰恰有助于揭示社区之间、地域之间艾滋病的扩散。实证研究已发现性关系网络同样具有小世界效应（Small World Effect）[2]和无标度（Non Scale）[3]复杂网络特性，但在流动人口影响艾滋病传播研究中，将复杂特性分析纳入网络结构分析模型的研究却还未见。此外，目前的性关系网络构建绝大多数采用布尔网络（0-1网络）形式，这种模式会丢弃许多有用信息，而采用其他网络形式则需对分析模型进行改进。

3. 复杂网络结构算法模型。根据 Girvan 和 Newman（2001）的界定，社团结构（Community Structure）是内部节点联系紧密，彼此间节点联系相对稀疏的网络节点集。[4] 对于人口流动与艾滋病传播研究，网络子群或社团结构反映了虚拟社区的概念，具有重要的分析价值。目前国内研究已证明农民工社会网络具有社团结构[5]，跨地域人口迁移会在地理空间上形成"人口迁移圈"，但它们对艾滋病传播的作用仍然未被揭示，并且已有人口迁移圈的研究基于传统统计分析方法，无法避免主观性、分析结果差异较大的缺陷——因此本书将以复杂网络社团结构理论为指导，做进一步研究。

---

[1] Neaigus, A., Friedman, S. R., Kottiri, B. J., et al., "HIV Risk Networks and HIV Transmission amon Injecting Drug Users," *Evaluation and Program Planning*, 2004, （24）, pp. 221 – 226; Friedman, S. A., Neaigus, A., Jose, B., et al., "Networks and HIV Risk: An Introduction to Social Network Analysis for Harm Reductionists," *International Journal of Drug Policy*, 1998 （9）, pp. 461 – 469.

[2] Parker, M., Ward, H., Day, S., "Sexual Networks and the Transmission of HIV in London," *J. Biosoc. Sci.*, 1998, 30, pp. 63 – 83.

[3] Jones, H. J., Handcock, M. S., "An Assessment of Preferential Attachment as a Mechanism for Human Sexual Network Formation," *Proceedings: Biological Sciences*, 2003, 270 （1520）, pp. 1123 – 1128; Liljeros, F., Edling, C. R., Amaral, L. A. N., et al., "The Web of Human Sexual Contacts," *Nature*, 2001, 411, pp. 907 – 908.

[4] Girvan, M., Newman, M. E. J., "Community Structure in Social and Biological Networks," *Proc. Natl. Acad. Sci.*, 2001, 99, pp. 7821 – 7826.

[5] Du, H., Feldman, M. W., Li, S., Jin, X., "An Algorithm for Detecting Community Structure of Social Networks Based on Prior Knowledge and Modularity," *Complexity*, 2007, 12 （3）, pp. 53 – 60.

二 人口流动与艾滋病传播建模仿真

人口流动中的艾滋病传播是在艾滋病传播规则和社会关系模式支配下，多种行为主体不断进行非线性交互作用的动态过程。它具有复杂自适应系统所应具备的聚集、非线性、流和多样性等基本特性①，在许多情况下无法采用传统统计方法进行解释和描述，因此对于该领域的研究经常采用建模仿真的方法。艾滋病传播模型的研究与应用已经历了数学模型、空间分析模型，以及近年来出现的多智能体仿真模型三个发展阶段。②

随机传染病模型是最典型的艾滋病传播数学模型，先将目标种群分为易感者（Sensitive）、感染者（Infection）和恢复者（Recover）等若干子群，然后根据对子群结构的不同设计，产生出 SI、SIR、SIS、SEIR、SIRS、PSIDR 等多种变形。实际上，该类模型同性关系网络的结合应用常见诸艾滋病传播研究，如 Liljeros, F. 等（2003）的研究，原因在于其模型机理同艾滋病传播网络的交互机制十分一致。但使用数学方程描述复杂的人口流动与艾滋病传播行为，往往不得不进行过度的简化和抽象，这对系统仿真的逼近程度会造成损害。

多智能体仿真模型，也叫基于主体的建模方法（Agent-Based Models，ABM），是通过模拟社会系统微观层面个体在交互过程中的复杂自适应行为，对整体系统的宏观结构进行研究的建模方法。③ 它比较适用于随时间演化的复杂系统仿真建模研究④，可以较好地克服这一问题。ABM 技术在艾滋病传播中的应用是近年来国外研究的热点，国内也正处于起步阶段。⑤ 目前它已被应用于 HIV 细胞传染机制，以及 HIV/AIDS 的社会文化传播机制研究

---

① 约翰. H. 霍兰：《隐秩序——适应性造就复杂性》，周晓牧、韩晖译，上海科技教育出版社，2000。

② 杨昆、李江荣、崔庆雄等：《艾滋病传播的智能体与 GIS 的集成模型研究》，《云南师范大学学报（哲学社会科学版）》2008 年第 4 期，第 14～20 页。

③ Epstein, J. M., Axtell, R., *Growing Artificial Societies：Social Science from Bottom up*. Brookings Institution Press, Washington D. C.; The MIT Press Cambridge, Massachusetts & London, England：1996, pp. 2 - 6, 42.

④ Wilensky, U., *Netlogo 4. 03 User Manual*, Center for Connected Learning and Computer-Based Modeling, Northwestern University, Evanston, IL. 2008, pp. 3.

⑤ 杨昆、李江荣、崔庆雄等：《艾滋病传播的智能体与 GIS 的集成模型研究》，《云南师范大学学报（哲学社会科学版）》2008 年第 4 期，第 14～20 页。

中。① 其中，基于 NetLogo 仿真平台的 ABM 仿真，可以直接将空间瓦片（Patch）和关系链条（Link）都视为可操作的行为主体②，这种思想对于空间不断变换中的艾滋病经性接触传播研究十分有利。

在各类艾滋病传播模型仿真中，最大的困难在于模型仿真参数辨识或主体行动规则设计方面。目前的研究在这方面争议很大，主要表现在对交叉感染率③、隔离免疫特征④、病毒潜伏期长度⑤、迁移模式⑥等的不同选择和认定上。争议的存在，一方面说明人口流动与艾滋病传播问题的复杂性，另一方面说明了在艾滋病传播研究方面的多种研究立场和取向。但是，要开发一个有效且逼真度高的艾滋病传播仿真模型，必然正确面对和处置以上问题。

第四节　艾滋病传播与扩散的防控策略研究

目前对 HIV/AIDS 的防控策略研究，主要集中在政策制度、防治措施，以及应对效果评价三个方面，下文将从这三方面汇总和归纳中国艾滋病扩散防控策略的相关研究成果。

---

① E. Teweldemedhin, T. Marwala, C. Mueller, "Agent-based Modelling – A Case Study in HIV Epidemic," *Proceedings of the 4th International Conference on Hybrid Intelligent Systems* (HIS'04), 2004, pp. 154 – 159.

② Wilensky, U., *NetLogo 4.03 User Manual*, Center for Connected Learning and Computer-Based Modeling, Northwestern University, Evanston, IL. 2008.

③ 刘茂省、阮玉华、韩丽涛等：《HIV 传播动力学模型的研究》，《中国艾滋病性病》2003 年第 6 期，第 335～337 页。

④ Isham, V., "Stochastic Models for Epidemics with Special Reference to AIDS," *The Annals of Applied Probability*, 1993, (1), pp. 1 – 27; May, R. M., Anderson, R. M., "Transmission Dynamics of HIV Infection," *Nature*, 1987, 326, pp. 137 – 142; James M. Hyman, Jia Li, E. Ann Stanley. "Modeling the Impact of Random Screening and Contact Tracing in Reducing the Spread of HIV," *Mathematical Biosciences*, 2003 (181), pp. 17 – 54.

⑤ Van Druten, J. A. M., de Boo, T. H. Reintjes, A. G., et al., "Reconstruction and Prediction of Spread of HIV Infection Populations of Homosexual Men," *Proc. EC Workshop on Statistical Analysis and Mathematical Modelling of AIDS*. Bilthoven, 1987, Oxford University Press; Hyman, J. M., J. Li, Stanley, E. A., "The Differential Infectivity and Staged Progression Model for the Transmission of HIV," *Mathematical biosciences*, 1999, (155), pp. 77 – 109.

⑥ Brauer F., Van Den Driessche, "Models for Transmission of Disease with Immigration of Infectives," *Math Biosci*, 2001, 171 (2), pp. 143 – 154; Hulin Wu, Wai-Yuan Tan, "Modelling the HIV Epidemic: A State-space Approach," *Mathematical and Computer Modeling*, 2000 (32), pp. 197 – 215.

一　政策制度研究

关于艾滋病防控政策制度的发展历程，颜江瑛等（2005）将中国的艾滋病公共政策分为 1985 年以前的前期、1985~1988 年的初期、1989~1994年的中期和 1995~2005 年的调整加强期四个阶段①。1981 年世界上出现首例艾滋病感染者，虽然直至 1985 年中国才发现首例艾滋病传入病例，但是艾滋病防控政策应当从 1981 年就开始分析。

当前国内研究者探讨艾滋病政策文件的视角主要有：从政策的执行力、利益相关者关系、人力资源、地方主动性和经费筹资渠道（颜江瑛等，2005）进行的研究；分析流行病学特征、服务提供系统、主要的几类干预措施等（张春瑜等，2006）；从非营利性组织的努力与发展环境角度开展的研究（王名和刘求实，2006）；对某单一问题进行分析，如王勤忠等（2007）对我国艾滋病防控政策中针对高危行为的法律法规和政策进行的分析。

在研究中，有学者提出了应当设计艾滋病防控体系，甚至讨论了有关艾滋病立法的相关问题。如：陈明侠（1998）提出了中国政府应当尽快制定一套有关控制艾滋病的法律、法规，完善艾滋病控制立法以有效控制艾滋病病毒的传播和蔓延；陈自强和方盛举（2006）提出艾滋病是公共政策问题，应依照设置政策目标和政策标准，来分析我国艾滋病防控政策要解决的问题；吴义龙（2008）探讨了艾滋病防治中公共物品的供给模式，提出中国的艾滋病防控政策应当在立法层面对公共物品的正当性进行说明，并在这方面做出合理的制度安排。张有春等（2005）认为中国大陆的艾滋病政策制定过程，存在自上而下、公开性和透明度不够、缺乏社会公众，特别是缺乏利益相关者参与等问题。王名和刘求实（2006）从现行法律和政策环境等层面分析了我国艾滋病防控政策对 NGO 的政策支持情况，提出构建艾滋病防治领域公共服务体系的政策建议。

随着社会的发展，人们发现单方面的努力无法妥善解决问题，需要动用政府和社会组织多元化力量组成"政策网络"，实施公共治理。考虑到人口

---

① 颜江瑛、陈秋兰、马彦民等：《中国艾滋病综合防治政策发展及影响因素分析》，《中华流行病学杂志》2005 年第 11 期，第 855~860 页。

流动对艾滋病传播的影响十分复杂，对其治理需要引入统筹治理（Integrated Governance）的理念，合理搭配多种力量，利用多方面资源应对。蒋松云和迟文铁（2006）强调应当多元主体共同参与，认为防控艾滋病应当让艾滋病防治领导小组切实发挥作用、要加强对性病诊疗机构的监管、应当与社会其他力量合作解决问题。

　　初步分析学界在艾滋病防治政策研究领域的进展，可以发现政策输出方向主要为以下两大类：一是在理论或实证研究的基础上，基于研究发现提出对策建议；二是从干预角度进行的政策设计研究，一般以现有理论与方法为指导，进行政策方案设计与干预效果评估。前一类研究比较普遍，其主要缺陷在于所提出的政策建议与现有政策衔接较差，且比较缺乏系统性和可操作性；后一类研究多见于项目经验总结或干预工具开发，其主要不足在于方案的可行性论证不足，往往基于单一理论设计干预方案，只能关注艾滋病防治的某一方面，缺乏对人口流动影响艾滋病传播的整体性风险干预研究。

二　防治措施研究

　　中国学者对于艾滋病传染防范的研究主要集中在知识与行为教育，以及特定人群干预方面。多数研究证实宣传教育和行为干预是目前防治艾滋病较为有效的措施。

　　从已有研究看，研究者建议加强艾滋病预防与控制中的宣传教育，主要集中在安全性行为倡导（含自主教育）、同伴教育、社区教育等多种健康教育模式上，提出各类教育应设置具体的健康教育目标[①]。梁升禄等（2007）通过比较研究发现，同伴教育是一种有确切效果的健康教育方式。徐刚、王玥等（2006）的研究证明社区干预性教育对于农村地区开展艾滋病知识宣传和反歧视教育比较有效。徐选国等（2009）分析了自主教育模式在大学生艾滋病宣传教育中的必要性和可行性。李文杰（2005）通过对吸毒人群进行的一项社区干预研究表明，开展健康教育能有效地改变吸毒人群中 HIV 感染者的危险行为。

---

　　① 李倩、梁先敏：《艾滋病预防控制中的健康教育模式》，《中国健康教育》2006 年第 11 期，第 868～869 页。

当前艾滋病传播的预防与干预研究，主要从社会网络干预[1]、文化环境改造[2]、心理健康促进[3]、服务提供与利用[4]等理论视角进行。吴尊友（2001）通过对行为与疾病传播的关系分析，指出行为干预是控制艾滋病流行的有效措施，艾滋病防控应注重干预高危人群的行为，注重对危险行为的改变。何志胜等（2006）针对吸毒人群传播艾滋病可通过血液和性接触两种途径传播的特征，提出开展流行病学个案调查、"ABC"性教育活动、强制戒毒所内部管理、有效安全套使用、性病规范防治等措施。从各类干预研究看，专门针对流动人口艾滋病传播问题的对策研究还比较少，缺乏针对艾滋病传播跨区域扩散的专项治理研究。这种情况不利于解决现代人口大规模流动环境下的艾滋病扩散问题。

三 应对效果评价

目前，我国有关艾滋病防治措施的效果评价研究主要集中在具体某项防治措施的效果评价上，而对防治政策执行效果评价的研究还很少见。其中，对具体防治措施如宣传教育、行为干预等效果的评价研究表现在两个方面：一是在对目标人群实施某项干预后，将实验前后的认知、行为等方面的改变结果进行比较，作为该措施防治效果的评价；二是运用经济学的分析方法对特定的防治措施进行成本效果、成本效益等相关经济学评价。

---

[1] Soskolne, V., Shtarkshall, R. A., "Migration and HIV Prevention Programmes: Linking Structural Factors, Culture, and Individual Behaviour – An Israeli Experience," *Social Science & Medicine*, 2002 (55): pp. 1297, 1307; Latin, C. A., Donnell, D., Metzger, D., "The Efficacy of a Network Intervention to Reduce HIV Risk Behaviors among Drug Users and Risk Partners in Chiang Mai, Thailand and Philadelphia, USA," *Social Science & Medicine*, 2009 (1), pp. 1 – 9.

[2] Wingood, G. W., Diclemente, R. J., "Application of the Theory of Gender and Power to Examine HIV – Related Exposures, Risk Factors, and Effective Interventions for Women," *Health Education and Behavior*, 2000 (27): 539 – 565. 翁乃群：《艾滋病传播的社会文化动力》，《社会学研究》2003 年第 5 期，第 84 ~ 94 页。

[3] Fisher, J. D., Fisher, W. A., Misovich, S. J., et al., "Changing AlDS Risk Behavior: Effects of an Intervention on Emphasizing AlDS Risk Reduction Information, Motivation, and Behavioral Skills in a College Student Population," *Health Psychology*, 1996 (15), pp. 114 – 123; Armitage, C. J., Conner, M., "Efficacy of the Theory of Planned Behavior: A Meta-analytic Review," *British Journal of Social Psychology*, 2001 (40), pp. 471 – 499.

[4] 顾全忠、王建跃、严剑波等：《出国劳务渔民艾滋病监测及干预效果分析》，《中国公共卫生》2008 年第 1 期，第 6 ~ 7 页；林丹华、方晓仪、李晓铭等：《中国流动人口艾滋病问题及预防干预》，《中国艾滋病性病》2005 年第 2 期，第 158 ~ 160 页。

（一） 具体防治措施分析

张红波等（2002）通过对比吸毒者、卖淫者在宣传教育前后的 KABP 情况，发现宣传教育对吸毒、卖淫人群的艾滋病相关知识水平的改变能收到明显的效果，并且不同方式的宣传教育对不同人群的干预效果也不同。杨泽民等（2004）同样采用匿名的 KABP 问卷调查的方法，对我国大学新生在宣传教育前后艾滋病相关知识掌握水平的改变进行了分析，结果表明宣传教育对大学生艾滋病相关知识水平的提高也有良好的效果。类似研究还有陈军等（2006）对供血浆者进行的艾滋病健康教育的效果评价，冯琪等（2006）对企业员工艾滋病预防知识教育的效果分析等。

洪路等（2007）对艾滋病高危人群进行行为干预后，通过对目标人群在干预前后对安全套的使用情况进行调查得到的结果进行比较分析，表明通过对商业性服务者的行为干预能够明显提高安全套的使用率。王翠华等（2007）对男男性接触者艾滋病高危行为干预的效果进行评价，结果表明行为干预能使 MSM 艾滋病知识的知晓率和安全套的使用率都明显提高，对高危行为进行行为干预的防治措施值得在 MSM 人群中进行推广。

（二） 防治政策效果评价

王萍（2005）对我国艾滋病防治政策的目标实现情况进行了系统评估，认为现有的防治政策是比较有效的政策措施，其评价包括三个方面：一是项目是否达到了既定的目的，二是现有的保护政策是否与其他群体相关，三是政策目标是否对社会整体有方法上或贡献上的价值。白玥等（2006）利用各地人均 GDP、HIV 感染者人数及 AIDS 的病人数等三个指标建立艾滋病防治中各地的资源"需求指标"，然后结合对各省人均艾滋病防治资源投入和谐系数的计算结果，分析我国艾滋病防治经费分配的公平性。该研究结果表明我国中央艾滋病防治经费总体上分配是公平的但是微观层面上存在一定的不公平。

上述政策研究不足之处，学界有必要严加防范。比较可行的做法是综合应用两类政策研究方法，同时进行政策理论研究、实证分析研究与规划设计研究，系统地研究艾滋病跨区域扩散治理对策。据此，在本书的政策研究中，我们将从政策要点探索、政策内容评析、政策效果评估，以及政策设计等多角度，综合研究艾滋病跨区域扩散统筹治理策略。

第五节　中国省际人口迁移的空间分布

苏联学者瓦·维·波克希舍夫斯基提出，由于支配人口地理发生变化的是社会经济规律，因此，长期的地理人口迁移布局模式会反映现实社会的经济规律与格局。[①] 不仅如此，人口大规模跨区域的流动同样对社会的政治、文化、健康和安全等方面有着重要的双向影响，因此对省际人口迁移轨迹的研究结论及认识，对于认识艾滋病跨区域传播的态势与机理，具有重要的参考价值与分析意义。

一　人口空间迁移的选择

个体迁移行为选择的信息是复杂无序的，但上亿规模的迁移行为选择所形成的大规模迁移轨迹，却反映出迁移的一般规律。而对人口迁移规律的不同总结和把握，又催生了一系列人口迁移理论。西方人口学家对人口迁移理论的研究较早，19 世纪 80 年代前后就出现了一些人口迁移理论的归纳和总结，其中不乏著名的研究理论，至今仍被广泛沿用。

（一）迁移定律

在 19 世纪 80 年代之前，人们认为迁移是没有明确规律的。[②] 直到雷文斯坦（E. G. Ravenstein）提出著名的"迁移七大定律"以后，西方学术界才开始努力总结和论述人口迁移的规律。显然，不同历史时期、不同社会经济体制下的人口迁移规律或理论存在一定差异，如自给自足的封建社会与商品经济极大发达的资本主义社会的人口迁移规律明显不同，计划经济背景下有组织的计划性迁移与市场经济背景下人口自发性迁移的规律差异显著，因此分析和评述人口迁移规律或理论时必须严格界定历史条件。根据本研究的需要，我们将集中分析市场经济条件下自发性人口迁移的迁移规律与理论。

在已有迁移规律总结中，雷文斯坦和李（E. S. Li）的归纳和论述影响最为深远。前者在 1885 年和 1889 年两篇《论迁移的规律》论文中提出的

---

① 〔苏联〕瓦·维·波克希舍夫斯基：《人口地理学》，北京大学出版社，南致善等译，1987。
② 李竞能：《现代西方人口理论》，复旦大学出版社，2004。

"迁移七大定律"已被公认为人口迁移规律研究的开山之作。将这七大定律的主要内容简述如下：[①]

（1）大部分迁移者作短距离移动，由之引出普遍的移动，形成以大的工业和商业中心为方向的"迁移流"；

（2）在一个特定的迁移吸引中心能够统计到的迁移者数量，会随距离的增长而减少；

（3）人口迁移的扩散过程正好与吸引和展示相同特征的过程相反；

（4）每一个大迁移流都会相应产生一个补偿性的逆迁移流；

（5）做长距离迁移的人通常是由于偏好大的商业和工业中心而到这些中心地区的；

（6）出生于城镇的人比出生在乡村的人更不容易迁移；

（7）女性比男性更具有迁移性。

雷文斯坦的迁移定律阐述和论证了人口迁移的迁移模式、迁移距离、迁移流和迁移者特征等基本问题，他开始用"流"的形态描述人口迁移特征，具体用流的"规模"、流的"方向"、流的"长度"分析一系列影响人口迁移的核心要素，并分析了迁移者特征对迁移选择的影响。"迁移七大定律"确定了人口迁移规律研究的理论分析框架，对此后一个多世纪的人口迁移研究产生了深刻的影响。

此后，李（1966）在《迁移理论》一文中对雷文斯坦的迁移规律做出修订，他认为人口迁移同迁入地和迁出地的正负面因素、导致迁移困难的因素、个人或家庭的因素等有关。他进一步提出，在一个给定的区域内，迁移量因区域差异、克服迁移障碍的难度、经济波动不同而不同，迁移流的效率受到经济条件的影响在繁荣时期更高。[②]

无论是雷文斯坦还是李的迁移理论都归纳出了迁移量、迁移流和迁移者特征等方面的共性特征，因而成为分析迁移行为与动因的经典理论框架，被广泛用于人口迁移的时间、空间和原因分析。

在此基础上，斯温德尔（K. Swindell）与福特（R. G. Ford）将迁移规律讨论的范畴推进到地区和组织层面，他们认为地区可以被描绘成一个具有

---

① 李竞能：《现代西方人口理论》，复旦大学出版社，2004。
② 李竞能：《现代西方人口理论》，复旦大学出版社，2004。

不同人口和功能的空间网络，是一个具有不同经济和社会机制的人口迁移系统；而组织是控制迁移流的外在因素，政府、种族、自然灾害、政治纷争和战争等都被视为影响迁移的组织因素，其中政府是制定迁移政策的正式组织，对于人口迁移模式的形成和演化具有举足轻重的作用。① 斯温德尔与福特的研究突破了对迁移量、迁移流和迁移者特征孤立分析的情况，强调了迁移过程要素之间相互联系的重要性；不仅如此，他们提出的将地区视为具有特定社会功能空间网络的思想，对于从关系网络视角研究省际人口迁移具有非常重要的启发意义。实际上本文的省际迁移网络构建也将以地区作为网络节点，以迁移者的迁移行为作为网络边，以迁移规模作为边的权重——这种人口迁移系统建构思路与斯温德尔与福特的研究思想十分契合。

以上人口迁移规律研究的视角有所差异，雷文斯坦与李将研究视角放在迁移量和迁移流的变化规律，以及社会变化对迁移的影响上；而斯温德尔与福特的研究视角放在迁移量和迁移流的空间分布变化规律，及其对人口迁移系统的影响上。前者是人口规律分析的主流思想，后继出现的大量研究者参照了这一视角；而后者是对前者的有益补充，它弥补了前者忽略的部分内容，更形象和直接地揭示了跨地域人口迁移的规律。

（二）推拉理论

在人口迁移规律研究中，推力—拉力理论的应用最为广泛，它精确简洁地反映了人口迁移过程中的两股方向相反的作用力。赫伯尔（R. Herberle）最早提出人口迁移的推拉理论，他在《乡村—城市迁移的原因》一文中提出，"迁移是由一系列力量引起的，这些力量包括促使一个人离开一个地方的'推力'和吸引他到另一个地方的'拉力'"。② 任何一个迁移行为都可能有几个推力和拉力在起作用并且互相影响，因此不能完全归因于单一因素。③

在推拉理论模型中，迁移的过程被高度概括为迁出地与迁入地两极，并归因于迁出地推力与迁入地拉力的共同作用——李竞能认为这种思想对

---

① 〔美〕K. 斯温德尔等：《地方，移民和组织》，《地理学年刊》1975 年第 B 期，第 69～76 页。

② 〔美〕赫伯尔：《乡村—城市迁移的原因》，《美国社会科学杂志》1938 年第 43 期，第 932～950 页。

③ 李竞能：《现代西方人口理论》，复旦大学出版社，2004。

于微观层面的个体迁移决策分析应用意义不大，原因在于每个个体的迁移行为都可能有许多推力、拉力因素在起作用；但是这种思想对于在中观层次上，分析地区间哪些共同因素以推力或拉力形式激发迁移时极有意义。那么哪些因素会构成人口迁移的推力与拉力，根据博格（D. J. Bogue）的概括，人口迁移的推力包括了资源不足、就业挤兑、政治压制、产业转移、灾害灾难、邻里不和等12个；拉力包括需求增长、就业机会、产业扩张、自我发展等6个，他比较完全地提出迁移推力和拉力的构成要素。[1]

（三）社会经济理论

在研究中人们还发现，社会经济规律对人口地理空间分布变化占有支配地位。为了解释经济规律对人口迁移的影响模式，来自经济学领域的不同学者逐渐形成了许多派系，其中较有影响力的是经济增长理论、二元经济结构理论、预期经济收益理论、人力资本理论、资本与劳动力流动理论等。人口迁移选择同时受到劳动力市场供求状况和迁移成本的影响，人口迁移的主要动机是追求经济利益，因此对不同区域、不同产业部门、农村与城市之间的预期收入、就业机会、迁移成本等进行综合衡量，最终决定"是否迁移"、"迁往何方"以及"如何迁移"。

刘易斯（Lewis）、费景汉（John C. H. Fei）、拉尼斯（Gustav Ranis）等认为人口迁移是现代化和经济增长的重要原因（有时也被看成后果），就业机会的多少对迁移有着显著影响。刘易斯模型认为由于劳动生产率的差异，传统部门向现代部门的劳动力转移具有无限的劳动供给弹性[2]；拉尼斯 - 费模型认为产业结构、不同产业部门的劳动生产率也被视为影响劳动力迁移的重要因素[3]。而来自不同发展周期的迁移波动考察证明，在二元经济结构下，城市工业部门能够提供更多就业机会，能够容纳更多劳动力，所以提出产业结构是影响劳动力迁移的基本因素。[4]

但上述理论受到了托达罗（M. P. Todaro）的批评，因为在城市失业严重时，仍有大量农村剩余劳动力涌入城市，这种情况刘易斯理论无法解释。

---

① 李竞能：《现代西方人口理论》，复旦大学出版社，2004。

② Lewis, W. A., "Economic Development with Unlimited Supplies of Labour," *Manchester School of Economic and Social Studies*, 1954, p. 139.

③ 〔美〕费景汉、古斯塔夫·拉尼斯：《劳力剩余经济的发展》，华夏出版社，1989。

④ 〔美〕乔根森：《二元经济的发展》，《经济学杂志》1961年第6期，第309~334页。

托达罗认为可以用农村人力资源进入城市"期望收益"的大小，来解释这一现象，他认为迁移的动力来自预期的扣除迁移成本之后折现的迁移净收益[①]。具体而言，劳动力迁移的动力来自预期收入，导致劳动力流动的主要动机是寻求个人利益最大化，取决于预期的收入、找到工作的可能性、输出成本和等待成本，即迁移的动力来自预期的扣除迁移成本之后折现的迁移净收益[②]。

中国流动人口由 2000 年"五普"时期的 1.21 亿，增加到 2005 年全国人口抽查时期的 1.47 亿，2010 年"六普"时期递增到 2.61 亿。很明显中国 30 年推进改革开放，区域经济增长、产业结构调整、预期经济收益变动和就业机会变化，影响了人们的迁移模式选择。中国大规模的人口流动，深刻反映了这种变化。

（四）国内迁移动因研究

中国的人口迁移影响因素研究，主要集中于对国际迁移动因理论的证实或证伪。研究证明刘易斯模型、拉尼斯 - 费模型在中国有很好的解释力，二元经济结构、产业结构、不同产业部门的劳动生产率是影响劳动力迁移的重要因素。研究认为中国农业的生产率和生产总值低于第二、三产业，产业结构和产业分化导致人口迁移[③]。由于中国农村联产承包责任制改革的推进，农业劳动力剩余增多，出现了大约 2.7 亿农业剩余劳动力[④]，其中绝大部分已经或正向其他部门转移。中国的经济政策在工业和农业工资收入方面长期实行"剪刀差"，导致现代部门比重大的区域相对劳动力价格更高，在吸引劳动力迁移上具有优势，二元结构理论对中国省际劳动力的自主迁移有较好解释力。

人口迁移的预期收益理论、推拉理论，在中国经济文化背景下也得到了广泛证实。研究发现经济水平、收入水平、迁移距离等对中国人口迁移具有显著的影响。一是从经济收益维度，证明预期收益（或收入差异）与实际

---

① 〔美〕托达罗：《经济发展》（第六版），中国经济出版社，1999。

② 〔美〕托达罗：《经济发展》（第六版），中国经济出版社，1999。

③ 李玲：《人口迁移对 90 年代珠江三角洲人口发展的影响》，《经济地理》2002 年第 5 期，第 544～549 页；段成荣：《省际人口迁移迁入地选择的影响因素分析》，《人口研究》2001 年第 1 期，第 56～61 页。

④ 陆子修：《对经济社会事业和文明的重要贡献——中国"民工潮"现象透视》，《中华工商时报》2003 年 4 月 29 日。

人口迁移量（或迁移率）之间存在因果关系①。二是从迁移成本维度，证明距离是影响省际人口迁移的基本地理因素，空间距离越大，两省间人口迁移发生的概率越小②。

二　空间分布态势研究

现有省际人口迁移的空间分布态势研究，一般以迁移量和迁移方向为研究对象，分析内容集中于：迁移人口在东中西部三大经济带之间的分布；迁移人口在不同区域的分布；迁移人口在城乡之间的分布；一个经济区域或一个省份的省际迁移人口分布等。形成了以下主要结论。

1. 东部是人口迁移的吸引力中心。地区间收入差异的扩大，激发了大规模的人口迁移。③ 这些人群主要是从各地区向经济发达的中心城市迁移，从经济欠发达的中西部向东部迁移。改革开放以来，我国东中西部人口迁移的不平衡性不断加剧，在省际人口迁移中形成了以由西向东的迁移为"主流"，由东向西的迁移为"逆流"的格局。④ 研究发现在全国迁移人口涌向东部的过程中，东部的一些中心省份成为迁移的吸引力中心，其中华南经济圈的广东和福建，长江三角洲经济圈的上海、浙江和江苏，环渤海经济圈的北京，成为全国最大的几个迁移吸引力中心。⑤ 以上省际迁移的表现形式被称为"单向梯度东移模式"。

---

① 朱农：《论收入差距对中国乡城迁移决策的影响》，《人口与经济》2002 年第 5 期，第 10 ~ 17 页；王桂新：《中国人口迁移与区域经济发展关系之分析》，《人口与经济》1996 年第 11 期，第 9 ~ 16 页；王格玮：《地区间收入差距对农村劳动力迁移的影响——基于第五次全国人口普查数据的研究》，《经济学》2004 年第 3 期，第 77 ~ 98 页；肖群鹰、刘慧君：《基于 QAP 算法的省际劳动力迁移动因理论再检验》，《中国人口科学》2007 年第 4 期，第 26 ~ 33 页；李立宏：《中国人口迁移的影响因素浅析》，《西北人口》2000 年第 2 期，第 37 ~ 40 页。

② 李树茁：《中国 80 年代的区域经济发展和人口迁移的研究》，《人口与经济》1994 年第 2 期，第 3 ~ 8 页；朱农：《论收入差距对中国乡城迁移决策的影响》，《人口与经济》2002 年第 5 期，第 10 ~ 17 页。

③ 蔡建明、王国霞、杨振山：《我国人口迁移趋势及空间演变》，《人口研究》2007 年第 5 期，第 9 ~ 19 页。

④ 王桂新：《中国省际人口迁移地域结构探析》，《中国人口科学》1996 年第 1 期，第 22 ~ 29 页。

⑤ 丁金宏、刘振宇、程丹明等：《中国人口迁移的区域差异与流场特征》，《地理学报》2005 年第 1 期，第 106 ~ 114 页；肖群鹰、刘慧君：《基于 QAP 算法的省际劳动力迁移动因理论再检验》，《中国人口科学》2007 年第 4 期，第 26 ~ 33 页。

2. 乡城迁移是人口迁移的主体模式。大量农村剩余劳动力的存在加剧了农村人口流动，我国工业化、城市化和现代化的过程就是一个农村剩余劳动力向城市转移的过程。① 乡城流动（农村到城市）模式是我国人口迁移的主体模式。② 并且迁移人口主体为年轻劳动力、文化程度较高，主要年龄集中于 20~30 岁组和初中以上文化③，主要迁移性质属于经济迁移。在以乡城迁移为主体的迁移过程中，农业部门劳动力向其他部门的迁移十分旺盛，根据核算，我国乡镇企业和城市二、三产业已吸纳了约 1.2 亿农村劳动力。④

3. 经济发达区域人口迁入旺盛、迁出稀少。研究表明，各省（自治区、直辖市）的经济发展水平，与该地的迁移人口占总人口比重成正比，但与迁出人口成反比。⑤ 根据"五普"数据，长江三角洲、珠江三角洲和京津冀三大都市圈吸引了更大规模的迁移人口，"四普"期间三大都市圈的省际迁入人口规模不过 449 万人，而到"五普"期间该数字增加到 2156 万人，占全国省际迁移人口的比重提高了 24 个百分点；反之，三大都市圈的迁出人口占全国省际迁移人口比重，下降了 9.6 个百分点。说明随着经济的进一步发展，三大都市圈对全国迁移人口形成了极强的拉力；而又由于经济的持续快速发展及人文环境的不断改善，圈内居民产生"恋乡厌迁"情结，迁移意愿较全国其他地区居民要低。⑥ 珠江三角洲和长江三角洲是全国最大的迁移吸引力中心，⑦ 前者主要表现为经济吸引力，后者则以经济吸引力为主，同样具有很强的社会吸引力⑧。

---

① 蔡建明、王国霞、杨振山：《我国人口迁移趋势及空间演变》，《人口研究》2007 年第 5 期，第 9~19 页。

② 李竞能：《现代西方人口理论》，复旦大学出版社，2004。

③ 王桂新、刘建波：《长三角与珠三角地区省际人口迁移比较研究》，《中国人口科学》2007 年第 2 期，第 87~94 页。

④ 陆子修：《对经济社会事业和文明的重要贡献——中国"民工潮"现象透视》，《中华工商时报》2003 年 4 月 29 日。

⑤ 严善平：《中国九十年代地区间人口迁移的实态及其机制》，《社会学研究》1998 年第 2 期，第 67~74 页。

⑥ 王桂新、毛新雅、张伊娜：《中国东部地区三大都市圈人口迁移与经济增长极化研究》，《华东师范大学学报》（哲学社会科学版）2006 年第 5 期，第 1~9 页。

⑦ 丁金宏、刘振宇、程丹明等：《中国人口迁移的区域差异与流场特征》，《地理学报》2005 年第 1 期，第 106~114 页。

⑧ 王桂新、刘建波：《长三角与珠三角地区省际人口迁移比较研究》，《中国人口科学》2007 年第 2 期，第 87~94 页。

4. 人口迁移的地理空间布局一直在变化之中。东部地区相对于中西部，三大经济圈相对于圈外地区的经济发展水平差距持续扩大，可是由中西部迁入东部，以及从其他区域迁入三大经济圈的省际迁移人口比重正在持续增加，研究表明二者呈正相关关系。[①] 此外，具体区域间的人口迁移规模和方向上也在发生着变化，"四普"期间东北与山东存在较大人口互迁关系，而至"五普"期间东北与山东的对流渐趋消失，西北取代东北成为非沿海区域新的人口吸引力中心。改革开放以后，珠三角由于飞速的经济发展，吸引来大量外省廉价劳动力，相比之下长三角的发展要比珠三角略逊一筹；但是20世纪90年代后期上海浦东新区的开发，浙江民营经济的发展，以及苏南地区吸引外资能力的提高，长三角在吸引人口迁移上的作用迅速提高，反之珠三角则一度出现了"民工荒"。[②]

从研究对象看，已有迁移的空间分布格局研究主要针对迁入量（率）、迁出量（率）和净迁移量（率）的空间分布。这些研究的结论在一定程度上描述了中国省际人口迁移的分布格局，但是仍然缺乏基于迁入量、迁出量和净迁移量的综合研究，对省际人口迁移分布态势的分析仍然不够全面，人口流动的特征、人口迁移分布的态势，究竟对艾滋病跨区域扩散有何影响，依然关注不够。从大规模人口迁移角度的统计、仿真与政策研究还很少见。

此外，现有省际人口迁移分布态势研究大都利用横截面数据，缺乏历时研究，而中国从1987年起就有省际人口迁移数据，且每隔一定时间就有一批新的调查数据出炉，但是由于已有研究无法处理不同批次数据存在的统计口径不一致问题，所以至今仍然少有省际人口迁移空间分布态势的动态历时研究。也因为如此，人口跨区域迁移动态变化如何影响艾滋病跨区域扩散的相关研究也未有过。

三 省际迁移集团研究

迁移集团结构是省际人口迁移的重要轨迹和空间分布特征，早在20世

---

① 张善余：《中国人口地理》，科学出版社，2003；王桂新、毛新雅、张伊娜：《中国东部地区三大都市圈人口迁移与经济增长极化研究》，《华东师范大学学报》（哲学社会科学版）2006年第5期，第1～9页。

② 王桂新、刘建波：《长三角与珠三角地区省际人口迁移比较研究》，《中国人口科学》2007年第2期，第87～94页。

纪 90 年代初，研究者已经发现我国省际人口迁移在空间分布上存在集团化现象[①]。省际人口迁移的集团化现象，描述了我国跨区域迁移人口的地理分布，反映了我国区域经济的空间格局，是长期大规模人口迁移的结果，对这一现象所含信息的研究和利用，有助于分析和解决由于省际人口迁移造成的许多问题。

在人口迁移空间分布研究中，少数研究者利用第四次或第五次人口普查数据，对省际迁移的集团化现象进行过描述和分析。这些研究者分别是李惠（1994）、王桂新（1996）、吴传钧（1998）和张善余（1998）。其中吴传钧（1998）和张善余（1998）的研究结论没有差别，他们都通过专著描述这项研究工作的结论，但对于资料来源和分析过程都交代得不太深入。在已有研究中，张善余、吴传钧和王桂新等把迁移集团叫作人口迁移圈；李惠则称之为迁移偏好圈。但是，对照第二章关于网络集团结构的定义，"迁移偏好圈"和"人口迁移圈"实际上是一回事，以下将它们统称为"迁移集团"。

---

① 张善余：《中国人口地理学概论》（第二版），华东师范大学出版社，2004；王桂新：《中国省际人口迁移地域结构探析》，《中国人口科学》1996 年第 1 期，第 22 ~ 29 页；李惠：《利用选择指数研究我国省际人口迁移偏好》，《人口研究》1994 年第 5 期，第 27 ~ 33 页；吴传钧：《中国经济地理》，科学出版社，1998。

第三章 中国省际人口迁移与艾滋病传播现状

本章从省际人口迁移和艾滋病扩散两方面，描述和评价我国人口大规模、远距离、跨区域流动背景下艾滋病扩散的现状。在省际人口迁移方面，利用全国人口普查与抽样调查数据，描述 1985～2005 年我国区域人口迁入、迁出与互迁的态势。在艾滋病传播方面，利用卫生部监测数据，描述 1985～2012 年我国艾滋病感染的基本特征与变化态势。

第一节 中国省际人口迁移态势

本节研究中国省际人口迁移的分布态势，为人口流动与艾滋病跨区域传播的相关性分析提供依据。一是点明中国省际人口迁移态势及相关社会背景与制度根源，二是分析中国省际人口迁移的基本分布态势，研究中国省际人口迁移的迁入量、迁出量、净迁移量和对向迁移量的地理空间分布，包括静态分布和动态分布状况。

一 分析思路

本节将借鉴丁金宏等（1994，2005）的研究思路采用"场分析方法"，按照历时分析和空间分析的视角，从静态分布和动态分布两条线，分析中国省际人口迁移的空间分布格局。

丁金宏等（1994，2005）曾采用"四普"和"五普"横截面数据，对中国省际人口迁移中的迁移流分布进行过比较详尽的分析。研究引入了流场的理论，采用"辐合流场"的概念来反映人口迁移的吸引力中心，采用"辐散流场"的概念来反映人口外迁的中心，实际上该研究中流场统计分析的对象是人口迁移流，分析了迁移流的流量和流向。该研究出于引入了物理学中"场的描述方法"来描述迁移流分布，因此比较形象和集中地展示了省际人口迁移的吸引力与排斥力中心的分布。但是丁金宏等的研究只分析了部分流场形态，并未涉及迁移流场的对流状况和净流状况，在本节的分析中将增加相关分析。

历时和空间数据的分析，可以更全面地反映迁移流场的整体状况，有望发现迁移流场的一些动态特征。本节有关区域人口迁移的静态分布和动态分布研究，涉及省际迁移人口在地理空间上的人口迁入量、迁出量、净迁移量（迁入量与迁出量之差的绝对值）和对向迁移量（互为迁入地与迁出地的迁移量）的描述统计和排序分析。

其中，对于静态分布利用 2005 年全国 1% 人口抽样调查数据进行研究，由一个时点剖析中国省际人口迁移的空间分布状况；对于动态分布利用历时省际迁移数据——1985～2005 年中国的四次省际人口迁移调查数据进行研究，具体使用 1995 年和 2005 年第二、第三次全国人口 1% 抽样调查数据，以及 1990 年和 2000 年第四次和第五次全国人口普查数据。

为了计算上的便利，同时与其他章节的研究相呼应，本章将采用网络图的方式描述迁移流场，即依据第一章介绍的整体迁移网络构建方法，利用历次全国性调查获得的省际迁移数据，画出由 31 个节点 930 条弧构成的完全连接图，表示省际人口迁移网络（这里部分网络节点将出现空连接，原因在于重庆 1997 年才被设为直辖市并从四川省独立出来，海南 1998 年才被设为省级行政区划并从广东省独立出来，因此对应时点之前的迁移调查无相关数据）。在各迁移网络中，节点表示各省（自治区、直辖市），弧的宽度代表不同的迁移流量，弧的箭头表示人口迁移方向。

根据流场理论，从社会网络的节点、弧与权重的计量角度，对迁移网络的流量指标按强度进行排列，列出历次调查中迁移流量排名前 30 位的省份，结果见表 3-1。

以下将主要通过对表 3-1 的统计分析，研究省际人口迁移的静态分布和动态分布状况。在静态分布研究中，将分析 2000～2005 年中国人口迁移网络的迁入流（辐合流场）、迁出流（辐散流场）、净迁移流（净流场）和

表 3 −1 1985 ~ 2005 年中国省际人口迁移流场（Top 30）

单位：人

1985 ~ 1990 年			1990 ~ 1995 年			1995 ~ 2000 年			2000 ~ 2005 年		
流出地	流入地	流量	流出地	流入地	流量	流出地	流入地	流量	流出地	流入地	流量
广 西	广 东	401318	湖 南	广 东	4432	湖 南	广 东	314632	湖 南	广 东	44981
新 疆	上 海	264104	广 西	广 东	4396	四 川	广 东	234797	广 西	广 东	33509
湖 南	广 东	228436	四 川	广 东	3515	广 西	广 东	225205	四 川	广 东	27970
江 苏	上 海	214436	安 徽	江 苏	2668	山 东	黑龙江	152553	湖 北	广 东	23695
河 北	北 京	214047	江 西	广 东	1946	江 西	广 东	149353	安 徽	江 苏	22804
四 川	广 东	153917	四 川	新 疆	1665	江 苏	上 海	145045	河 南	广 东	19513
安 徽	江 苏	150325	河 北	北 京	1646	湖 北	广 东	136823	安 徽	上 海	18514
黑龙江	辽 宁	150073	江 苏	上 海	1613	河 北	北 京	135622	江 西	广 东	18478
黑龙江	山 东	130712	河 南	新 疆	1610	安 徽	江 苏	120183	安 徽	浙 江	16365
四 川	云 南	127454	安 徽	上 海	1604	河 南	广 东	94592	江 苏	上 海	12135
四 川	新 疆	118233	黑龙江	山 东	1312	安 徽	上 海	92987	江 西	浙 江	11604
安 徽	上 海	115372	黑龙江	辽 宁	1190	四 川	新 疆	89791	四 川	浙 江	11168
浙 江	上 海	102203	四 川	云 南	1016	河 南	新 疆	83213	重 庆	广 东	10511
四 川	贵 州	100138	河 南	广 东	995	辽 宁	黑龙江	79254	贵 州	浙 江	9583
四 川	江 苏	95847	浙 江	上 海	973	山 东	辽 宁	74062	江 西	福 建	9566
河 北	天 津	95469	四 川	福 建	964	浙 江	上 海	72135	贵 州	广 东	9510
四 川	湖 北	94729	黑龙江	内蒙古	962	甘 肃	新 疆	71896	河 北	北 京	8506
吉 林	辽 宁	88851	四 川	江 苏	946	江 西	浙 江	71507	四 川	福 建	7229
山 东	黑龙江	86552	吉 林	辽 宁	853	河 北	天 津	66482	河 南	浙 江	6943
吉 林	黑龙江	80257	江 西	浙 江	847	山 东	吉 林	66324	河 南	江 苏	6442
河 南	湖 北	79423	四 川	湖 北	845	吉 林	黑龙江	66079	四 川	江 苏	6294
四 川	河 北	77120	河 南	北 京	816	安 徽	浙 江	66037	湖 北	浙 江	5852
海 南	广 东	76121	湖 北	广 东	812	四 川	重 庆	62594	河 南	北 京	5728
云 南	四 川	68820	甘 肃	新 疆	810	黑龙江	辽 宁	60214	黑龙江	辽 宁	5190
黑龙江	吉 林	65512	黑龙江	河 北	779	贵 州	广 东	54210	安 徽	广 东	5030
江 苏	安 徽	61766	四 川	贵 州	758	江 西	福 建	52795	四 川	上 海	4578
广 东	海 南	61636	江 西	福 建	726	四 川	云 南	49393	湖 南	浙 江	4547
内蒙古	辽 宁	61145	海 南	广 东	701	重 庆	四 川	48969	重 庆	浙 江	4544
吉 林	山 东	60559	浙 江	江 苏	670	河 北	内蒙古	47194	陕 西	广 东	4385
河 南	新 疆	58130	云 南	四 川	665	吉 林	辽 宁	46534	福 建	广 东	4310

对向迁移流（对流场）分布；在动态分布研究中，将分析 1985~2005 年以上四类迁移流场的总量分布情况，及各区域以上四类迁移流场的历时分布变化情况。

为分析迁移流场与迁移集团同经济圈的关系，有必要在这里对经济圈的划分进行明确。根据李仲生（2004）对中国三大经济圈的划分①：①环渤海经济圈，指辽东半岛、山东半岛、京津冀为主的环渤海滨海经济带，包括北京、天津、河北、山东、辽宁等渤海沿岸地区，北京和天津是该经济圈的中心省份；②华南经济圈，指由广东、福建、海南、广西四省区，以及港澳台地区组成的区域经济联合体，广东是该经济圈的中心省份；③长江三角洲经济圈（广义），指由上海、江苏、浙江、安徽、湖北、江西、湖南、四川和重庆等长江两侧省市组成的区域经济联合体，上海、浙江和江苏是该经济圈的中心省市。

其他研究还分出更小的区域经济圈②，其中环渤海经济圈进一步分为首都经济圈和东北老工业基地（或称东北经济圈），分别包括北京、河北、天津，以及辽宁、吉林和黑龙江等；华南经济圈包括珠江三角洲及其他；长江三角洲经济圈可以进一步分为长三角经济圈（狭义）、西南经济圈和部分中部区域。此外，也有学者将西北地区的省份归入西北经济圈。具体狭义的长三角经济圈指长三角的下游区域，包括上海、江苏和浙江（以下如不做特殊说明，研究所用的长三角经济圈概念均指狭义的）；西南经济圈包括重庆、四川、贵州、云南、西藏等；西北经济圈包括陕西、甘肃、青海、宁夏、新疆等。③

二 静态分布

以下使用 2005 年全国省际人口调查横截面数据，分析各地理空间不同区域人口迁移的静态分布，包括各经济圈的迁移流分布状况，以及各省区市的迁入量、迁出量和对向迁移量分布状况。

---

① 李仲生：《中国人口与经济发展》，北京大学出版社，2004，第 130~138 页。
② 林秀丽：《我国省域合作的六大经济圈构想——基于美日模式比较》，《华东经济管理》2008 年第 8 期，第 33~36 页。
③ 林秀丽：《我国省域合作的六大经济圈构想——基于美日模式比较》，《华东经济管理》2008 年第 8 期，第 33~36 页。

（一）迁入量分布

2000～2005 年中国省际迁移人口的迁入量分布情况如图 3 - 1（图例项中小括号表示的是处于标识范围的省份数量）。很明显，迁入量在 10653～215994 人之间的省份有 12 个，依次是广东、浙江、上海、江苏、北京、福建、山东、天津、辽宁、新疆、河北和云南，其中仅有新疆和云南属于西部区域，中部区域没有入围的省份，其他省份均位于东部经济带；前 6 位省份的人口迁入量占全国总迁入量的 75.19%。而迁入量在 3863 人以下的省份有 6 个，分别为西藏、宁夏、青海、甘肃、江西和河南，都位于中西部区域。这说明以往研究将东部的一些省份作为人口迁移的吸引力中心是合理的。

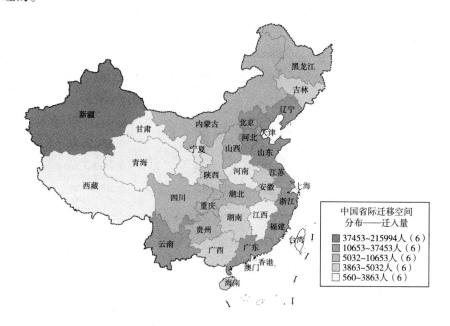

图 3 - 1　2000～2005 年我国省际迁移迁入量分布

资料来源：2005 年全国 1% 人口抽样调查资料。

（二）迁出量分布

如图 3 - 2，省际迁移人口迁出量在 47000～77400 人的 6 个省份，根据迁出量规模排序依次是：四川、安徽、湖南、河南、江西和湖北，均为中西部省份，据此可以判断中西部是最主要的人口迁出源。人口迁出量在 18500～47000 人的 6 个省份依次是广西、重庆、贵州、江苏、黑龙江和山东，同时包括东部和西部区域省份，这说明简单地认为中西部区域是人口迁出中心是片面的，东部同样存在强迁出现象。而迁出量在2100人以下的7个省份依次是新疆、北京、上海、青海、天津、宁夏、西藏，同时包括西部边远省份和东部经济发达省份，之所以表现出这种态势，对于西部省份而言，是由于人口规模和人口密集程度非常低，因此人口的绝对迁出量极小；对于东部省份而言，北京、上海和天津是中国的政治和经济中心，虽然人口绝对量大且十分密集，但是外迁意愿非常低。

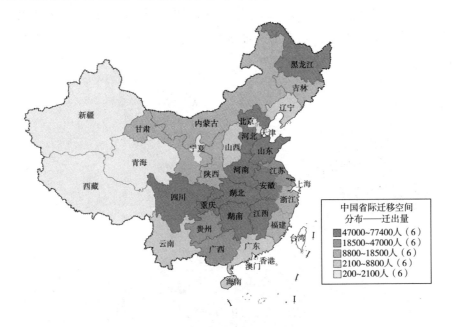

图 3 - 2　2000～2005年我国省际迁移迁出量分布

资料来源：2005年全国1%人口抽样调查资料。

（三）对向迁移量分布

根据各区域的对向迁入流和迁出流排序结果，将强度居于前列的对向迁移流绘在地图上。可以分辨出2000～2005年调查周期内的省际人口迁移对流场：河北与北京、江苏与上海、广西与广东都以最大的对向迁移流指向对方；河北与天津、上海与浙江、广东与海南、浙江与江苏的对向迁移流强度次之；广东与北京、北京与天津、广西与海南、山西与河北的迁移流强度位居第三。

我们可以很清楚地看到，中国的省际人口迁移存在三大强对流场，分别位于珠江三角洲（包括广东、广西和海南）、长江三角洲（包括上海、江苏、浙江和安徽）和首都经济圈（包括北京、河北、天津、山西和内蒙古）。此外，广东与北京、辽宁与吉林的对流关系也比较强。进一步操作2000~2005年全国1%人口抽样调查省际迁移网络，删除权重小于3000的弧，结果整体网络的930条弧减少到45条弧，析出如图3-3所示的子网络。

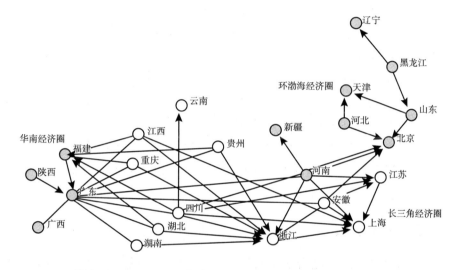

图 3-3 2000~2005 年省际人口迁移子网络（权重 > 3000）

资料来源：2005 年全国 1% 人口抽样调查资料。

分析图 3-3，可知中国三大经济圈的人口迁入和迁出情况具有如下特征。

1. 三大经济圈的核心省份也是迁移的吸引力中心。图中子网络的平均入度①仅为 1.43，但是长三角经济圈的核心省市上海、浙江和江苏的入度为 6、7 和 3，华南经济圈的核心省份广东和福建的入度为 11 和 5，环渤海经济圈的北京和天津的入度为 5 和 2，均显著高于平均网络入度。除三大经济圈之外其他经济圈的迁移吸引力很小，在该子网络中，东北经济圈、西南经济圈和西北经济圈的平均节点入度分别为 0.33、0.2 和 0.2，

① 入度：社会网络或复杂网络中一类节点度的指标，用于计量连接某节点；并指向该节点网络边的数量；出度的概念与之相对，指由该节点连出的边的数量。

均远小于网络的平均入度，这种情况说明这些经济圈在省际迁移中有被边缘化的趋向。

2. 三大经济圈的内部省份缺乏向圈外做长距离迁移的动力。这些省份均不存在与经济圈外部省份的强迁移对流（按 1% 抽样比、迁移人口规模达到 3000 以上的迁移流）。图 3－3 子网络的平均出度为 1.73，四川、河南和安徽作为最主要的人口迁出中心，出度分别达到了 6、5、5。在三大经济圈中广义长三角经济圈的迁出力度最强，总出度 23、平均出度 2.56，四川、安徽和江西是其主迁出区；而环渤海经济圈总出度为 6、平均出度仅为 0.75；华南经济圈总出度为 2、平均出度仅为 0.5。

3. 三大经济圈迁出力度弱、迁入力度强。首都经济圈、东北经济圈、狭义长三角经济圈的迁出力度都非常弱，首都经济圈、东北经济圈和狭义长三角经济圈的总出度都是 2、平均出度都是 0.67；而西南经济圈一支独大，其总出度为 11、平均出度为 2.2，其主迁出地为四川、重庆和贵州，主要迁往华南经济圈与长三角经济圈。此外，三大经济圈的迁入人群还来自河南、湖南、湖北等省。

三　动态分布

以下使用历时迁移数据，分析不同区域人口迁移的动态分布。首先整体分析各省区市的人口迁入量、迁出量、净迁移量和对向迁移量，然后进一步分年度考察这四个指标值的变化情况。由于四次调查的统计口径存在差异，简单汇总可能出现误差，因此以下的分析以横向比较为主。由于在第四次人口普查时重庆没有登记人口迁移数据，在"四普"与第二次全国 1% 人口抽样调查时西藏也没有登记人口迁移数据，因此在以下的比较中不考虑这两个区域。

（一）迁入量分布

历次调查省际人口迁移的迁移流量排名前 30 位的省份（见表 3－1）中，各区域作为迁入地出现的频次分布如图 3－4 所示。显然，在 1985～2005 年，广东是中国省际人口迁移的第一吸引力中心，珠江三角洲是最主要的人口迁移辐合流场，在 1985～2005 年历次调查周期出现的省际迁移流中，以广东为迁入中心的强迁移流有 29 支（占总数的 24.17%）。

上海、浙江和江苏是仅次于广东的迁移吸引力中心，三个省份的强迁移流共 33 支（占总数的 27.50%），据此，可以认为长江三角洲是仅次于珠江

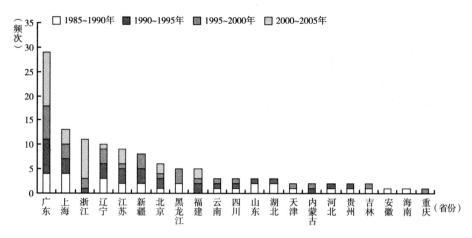

图 3 − 4　历次调查各区域迁入流在 Top 30 中出现的频次

资料来源：整理自第四次和第五次全国人口普查数据，以及第二次和第三次全国 1% 人口抽样调查数据。

三角洲的人口迁移辐合流场。

辽宁、北京、黑龙江也是非常重要的人口迁移吸引力中心，但是位于环渤海经济圈的人口迁移辐合流场要相对弱于前两者。

此外，新疆虽然位于中国西部，但也是十分重要的人口迁移吸引力中心。分析中国三大经济带，东部区域是全国性的人口迁移辐合流场，新疆是西部区域局域性的人口迁移辐合流场。

由图 3 − 4 可见，广东连续多年成为人口迁移辐合流场中心，珠江三角洲对于外来人口的吸引力有进一步扩大的趋势。而长江三角洲整体上作为辐合流场的作用十分突出，近年来浙江对外来人口迁移的吸引力越来越强，同属于长江三角洲的上海对于外来人口的吸引力强而稳定，江苏对于人口迁移的吸引力也有所放大。反之，环渤海经济圈作为辐合流场的作用在削弱，2000 ~ 2005 年，除了北京对于人口迁移的吸引力保持强势外，位于东北老工业基地的辽宁、黑龙江和吉林的吸引力迅速减弱。此外，"五普"之前新疆一直是非常重要的人口迁移辐合流场中心，但是随后呈现弱势；而福建在"四普"以后，外来迁入人口有明显增长。

（二）迁出量分布

历次调查省际人口迁移流量排名前 30 位的省份（见表 3 − 1）中，各区域作为迁出地出现的频次分布如图 3 − 5 所示。首先，在 1985 ~ 2005 年，四川是中国省际人口迁移最主要的辐散流场，1985～2005年历次调查获得的省际迁移流 Top 30 中有 23 支强迁出流；其次，河南、安徽和江西也是重要的人口迁出中心，在近三轮调查期间，这三个省份的人口强迁出现象十分明显，在历次调查的省际迁移流 Top 30 中共有 31 支强迁出流；最后，黑龙江、河北、吉林、江苏和湖南等也是迁出流比较大的省份。

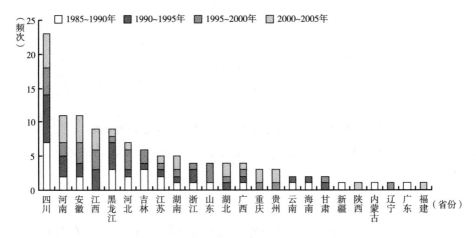

图 3－5　历次调查各区域迁出流在 Top 30 中出现的频次

资料来源：整理自第四次和第五次全国人口普查数据，以及第二次和第三次全国 1% 人口抽样调查数据。

从历次调查变化看，四川、河南、安徽和江西持续保持强迁出，并且以安徽、河南和江西的迁出量增长最快；湖南、重庆和贵州的迁出量规模也有较大增长。但是东北三省辽宁、黑龙江和吉林的迁出规模下降很多。几个重要的人口迁入区域，如广东、新疆、辽宁和福建，历年人口外迁强度都非常小；但是江苏和浙江虽然人口迁入量很大（总量排列居第 3、第 5 位），但是迁出量也不弱（排列居第 8、第 10 位），这两个省份可能存在较强的内外对流现象，需要引起我们的重视。

（三）对向迁移量分布

绘出对向迁移量强度居于前列的迁移流，分析历次调查中由对向迁移流构成的对流场，具体结果如图 3－6 所示。这里按照强度大小将各迁移流绘到地图上，但是究竟应该绘出何种强度的迁移流，具有一定的主观性，在本研究中，根据各区域的对向迁入流和迁出流排序结果，选择对向迁移匹配强度居于前列的对向流。

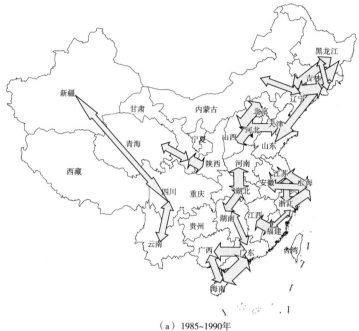

（a）1985~1990年

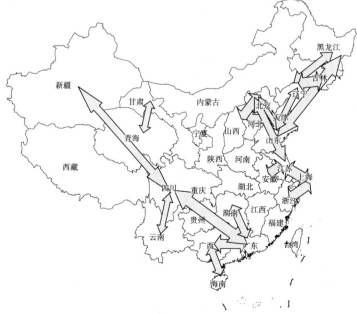

（b）1990~1995年

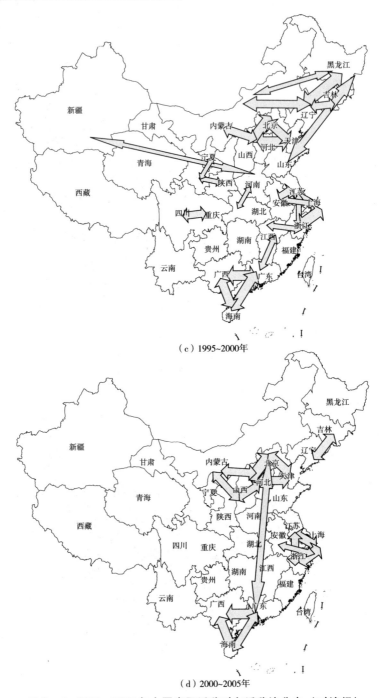

（c）1995~2000年

（d）2000~2005年

图3-6 1985~2005年中国省际迁移对向迁移流分布（对流场）

资料来源：整理自第四次和第五次全国人口普查数据，以及第二次和第三次全国1%人口抽样调查数据。

如图 3 - 6（a）所示，1985 ~ 1990 年调查期间，中国省际人口迁移对流场有：①以北京和辽宁为中心的环渤海经济圈迁移对流场，包括东北老工业基地和首都经济圈子对流场，组成地区分别包括辽宁、吉林、黑龙江、山东、北京、河北、天津和山西等；②以上海和江苏为中心的长江三角洲迁移对流场，组成地区主要有上海、江苏、浙江和安徽，福建和江西也可归入这一对流场；③以广东为中心的珠江三角洲迁移对流场，组成地区主要有广东、海南、广西和湖南，河南和湖北也可归入这一对流场；④以四川为中心的西南经济圈迁移对流场，组成地区包括四川、新疆和云南等；⑤以甘肃为中心的西北经济圈迁移对流场，组成地区包括陕西、甘肃和青海等。

如图 3 - 6（b）所示，1990 ~ 1995 年调查期间，中国省际人口迁移对流场有：①以北京、山东和辽宁为中心的环渤海经济圈迁移对流场，包括首都经济圈和东北老工业基地两个子对流场，组成地区包括北京、河北、天津、山东、辽宁、吉林、黑龙江、江苏等；②以上海和江苏为中心的长江三角洲迁移对流场，组成地区包括江苏、上海、浙江、安徽、北京，该对流场与上一迁移对流场之间存在强对向迁移流；③以广东为中心的珠江三角洲迁移对流场，组成地区包括广东、广西、海南、湖南、四川；④以四川为中心的西南经济圈迁移对流场，组成地区包括四川、云南、新疆和广东，该对流场也与上一对流场之间存在强对向迁移流；⑤最后是西北经济圈对流场，由甘肃和青海等组成。

如图 3 - 6（c）所示，1995 ~ 2000 年调查期间，中国省际人口迁移对流场有：①以北京和河北为中心的首都经济圈迁移对流场，组成地区包括北京、河北、天津、内蒙古；②以辽宁和黑龙江为中心的东北老工业基地迁移对流场，组成地区包括辽宁、黑龙江、吉林、内蒙古、山东；③以上海、江苏和浙江为中心的长江三角洲迁移对流场，组成地区包括上海、江苏、浙江、安徽、江西；④以广东为中心的珠江三角洲对流场，组成地区包括广东、广西、海南、江西，该对流场与上一迁移对流场之间存在强对向迁移流；⑤以甘肃为中心的西北经济圈迁移对流场，组成地区包括甘肃、陕西和宁夏；⑥以河南为中心的中部区域迁移对流场，组成地区包括河南、新疆和湖北，该对流场相对要弱于其他；⑦还有西南经济圈迁移对流场，包括四川和重庆。

关于图 3 - 6（d）对流场的说明参见上一节关于对向迁移流分布的研究结论。

综上，可以看到中国省际人口迁移的对流场存在以下演化趋势：一是三个对流场非常稳定和强势，分别是以北京为中心的首都经济圈迁移对流场、以上海为中心的长江三角洲迁移对流场、以广东为中心的珠江三角洲迁移对流场，这三个对流场的对流中心和核心构成成员在历时过程中几乎没有变化；二是东北老工业基地迁移对流场仍然存在，但是有弱化的迹象，在"四普"调查期间该对流场非常强势，但是到了第三次全国1%人口抽样调查期间对向迁移流弱化得非常厉害；三是西南和西北经济圈的迁移对流场没有稳定的中心，组成成员也不稳定，并且正在不断弱化乃至消失，到了第三次全国1%人口抽样调查期间已经找不到它们所对应的迁移对流场。丁金宏（1994）曾利用"四普"省际迁移数据，发现中国东北存在省际迁移对流场；但丁金宏等根据"五普"数据，做出东北的省际迁移对流场已消失的判断。① 根据以上分析，我们可以看到：一方面，中国省际迁移对流场不止东北对流场一处；另一方面，"五普"期间东北迁移对流场的确有弱化的趋势，但仍未消失，直到第三次全国1%人口抽样调查期间，该对流场才较大幅度地弱化下来。

第二节　中国艾滋病传播与扩散的基本态势

以下从中国艾滋病传播的规模速度、途径渠道、年龄性别、地理分布等方面，分析中国艾滋病传播与扩散的基本态势。

一　规模与速度

艾滋病病毒传播是世界性的公共健康危机问题，研究中国的艾滋病传播趋势，有必要知道中国作为后发艾滋病感染国家在世界范围内究竟处于什么梯级。

截至2012年12月31日，中国累计报告HIV/AIDS共500604例，现存活385817例。② 但是由于种种原因，存在较大规模的未发现人群，国家卫生部、联合国艾滋病规划署与世界卫生组织，采用Workbook模型做过一个估算，结果认为截至2011年底，中国存活的艾滋病病毒感染者和艾滋病病

---

① 丁金宏、刘振宇、程丹明等：《中国人口迁移的区域差异与流场特征》，《地理学报》2005年第1期，第106～114页。

② 中国疾病预防控制中心、性病艾滋病预防控制中心：《2012年12月全国艾滋病性病疫情及主要防治工作进展》，《中国艾滋病性病》2013年第2期，第85页。

人（PLHIV）为78万人（62万～94万人）。① 2010年第六次人口普查显示
我国总人口为133972.48万人。以之作为中国人口基数，取PLHIV数据进
行计算，可知中国人口的艾滋病感染率约为每十万人58.22例（46.28～
70.16例）。而截至2011年底，全球艾滋病感染者约为3400万人②，据联合
国人口基金会的统计估算，当时全球总人口约为70亿，由此计算可得全球
艾滋病流行率约为每十万人485.71例。相较之下，可以看到中国仍属于艾
滋病低流行国家。

　　图3－7为1985～2012年全国历年的HIV/AIDS检出人数。其中2004年
由于国家组织了大规模艾滋病调查，发现了大量的新增病例③，因此当年发
现的艾滋病病毒（HIV）携带者数量异常多。如果去掉该点，以插值方法对
2004年数量进行拟合，可以得到一条近似于平滑上升的变动曲线。

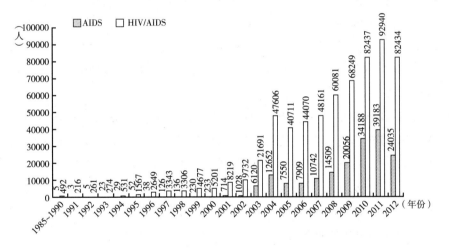

图3－7　1985～2012年历年中国HIV/AIDS检出人数

　　资料来源：1985～1990年、1991～2010年数据来自汪宁《艾滋病流行病学：生物—
社会—政策》，中国疾病预防控制中心，2011年10月20日，百度文库，http://
wenku.baidu.com；2011年、2012年数据来自中国疾病预防控制中心、性病艾滋病预防控
制中心：《2012年12月全国艾滋病性病疫情及主要防治工作进展》，《中国艾滋病性病》
2012年第2期和2013年第2期。

---

① 中国卫生部、联合国艾滋病规划署、世界卫生组织：《2011年中国艾滋病疫情估计》，北
京，2011。

② UNAIDS，*Report on the Global AIDS Epidemic*，2012，转引自《2012年全球艾滋病流行状况及
防治进展》，《艾滋病科研动态》2012年第12期。

③ 2004年共检出HIV携带者4.5万例，AIDS感染者1.5万例。

从长期变动趋势看，中国艾滋病病毒不断扩散的形势仍未得到缓解，并且还在进一步恶化之中。杨帆等（2004）估计如果没有采取有效措施，感染者将持续增加，2010 年中国艾滋病感染者将达到 1000 万人，给中国带来经济损失将达到或超过 77000 亿元（约 9000 亿美元）。而 2010 年实际累计检出 47.57 万人，如果杨帆等（2004）的估计是合理的话，那么还有大量的感染者没有被发现。不过按 2011 年国家卫生部连同联合国艾滋病规划署、世界卫生组织的估算，2011 年中国的 PLHIV 只有 78 万人，这两者的出入非常之大。究竟中国的艾滋病感染者数量是多少，至今仍存有争议。

有一点是确定的，中国仍处于艾滋病低流行率水平，但艾滋病感染者数量的增长速度极快。自 1985 年发现首例艾滋病病人以来，艾滋病在中国迅速扩散。截至 2005 年，中国大陆估计 PLHIV 为 65 万例（54 万~76 万例），占全球艾滋病感染者的 1.61%[1]；而 2011 年底，估算 PLHIV 增为 78 万例（62 万~94 万例），占到了全球艾滋病感染者的 2.29%。如图 3-8 所示，中国自 1990 年以来 HIV 检出报告数平均年增长率高达 33.98%，成为世界上艾滋病感染增长最快的国家之一。

截至 2005 年底，全球累计 HIV 感染者 4030 万例（3670 万~4530 万例），2005 年全球新感染 HIV 人数约 490 万人（430 万~660 万人），因 HIV/AIDS 死亡人数约 310 万人（280 万~360 万人）[2]；同时我国大陆新感染 HIV 人数约 7 万人（6 万~8 万人），因 HIV/AIDS 死亡人数约 2.5 万人（2 万~3 万人）。由以上数据可知，2005 年世界上每增加 100 例 HIV 感染者，1.43 例来自中国；世界上每死亡 100 个 HIV 感染者，有 0.8 个来自中国。[3]

我们将视线转回国内，进一步分析中国艾滋病传播的变化态势。根据国家卫生部专题报告数据，1985~2006 年我国艾滋病病毒（HIV）携带者和艾滋病患者（AIDS）报告数呈加速增长的趋势。1990 年前我国大陆累计报告 HIV 感染不足千例，而截至 2005 年底累计报告数已有 14.1241 万例，估

---

[1] 卫生部、联合国艾滋病规划署、世界卫生组织：《2005 年中国艾滋病疫情与防治工作进展》，http://www.moh.gov.cn/newshtml/11327.htm，2006 年 1 月 24 日。

[2] 卫生部、联合国艾滋病规划署、世界卫生组织：《2005 年中国艾滋病疫情与防治工作进展》，http://www.moh.gov.cn/newshtml/11327.htm，2006 年 1 月 24 日。

[3] 卫生部、联合国艾滋病规划署、世界卫生组织：《2005 年中国艾滋病疫情与防治工作进展》，http://www.moh.gov.cn/newshtml/11327.htm，2006 年 1 月 24 日。

计发生感染数约 65 万例（54 万~76 万例）。^① 经计算，1990~2006 年间我国 HIV 检出报告数平均年增长率为 47.68%，这说明中国艾滋病病毒正在持续扩散。图 3-8 说明，1992~2012 年中国总人口累计 HIV/AIDS 检出感染率呈迅速上升态势，特别是进入 2003 年之后扩散加速。

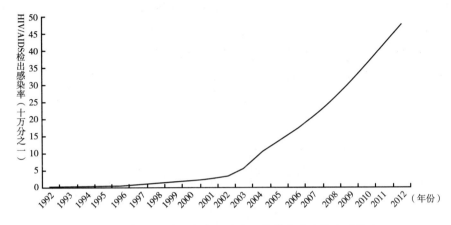

图 3-8 1992~2012 年中国总人口累计艾滋病检出感染率

二 途径与渠道

艾滋病的传播存在性接触、吸毒、血液和母婴垂直传播四大途径，但从全球特别是非洲艾滋病传播途径的变化情况看，不管艾滋病病毒感染早期是通过何种形式传播，最终都会演变成以性接触为主要传播途径^②。实际上，我国 HIV 之所以有这样的扩散速度，与经性途径传播比例显著上升有关。

（一）比例结构

下面我们考察三个重要的时点，分析中国艾滋病传播的渠道特征。

1996 年底，卫生部报告 HIV 携带者 5990 人、AIDS 病人 155 例。从病毒传播渠道看，通过注射毒品感染的约占报告总数的 60%，通过性接触传播的仅有 8%，有 3 例是通过母婴传播的。云南和新疆是 HIV 病毒感染率最高的地区，系边疆地区吸毒、滥用毒品所致；在中原地区部分省份的职业供

---

① 卫生部、联合国艾滋病规划署、世界卫生组织：《2005 年中国艾滋病疫情与防治工作进展》，http://www.moh.gov.cn/newshtml/11327.htm，2006 年 1 月 24 日。

② 杨颖平、祝平燕：《社会性别视角下的妇女与艾滋病研究综述》，《中华女子学院学报》2006 年第 3 期，第 28~32 页。

血浆者中，发现了大量的 HIV 感染者病例，约占全国报告总数的 11%——供浆者成为 HIV 携带者，几乎都是由于受到了非法商业采浆点的针具和设备污染。

2004 年国家艾滋病控制中心警告，在未来的数年里经异性性接触传播 HIV 的比重将会持续上升，这种感染模式将逐步成为我国艾滋病流行的主要传播方式。2005 年，便成为这种重大转折突变的关键时点。

2003 年累计报告 HIV/AIDS 病例中，性途径感染比例仅为 19.8%，至 2005 年则增加到 43.6%（如图 3－9 所示）。

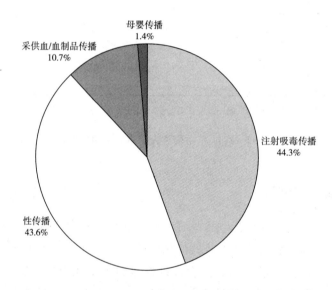

图 3－9　2005 年中国报告 HIV 携带者的感染途径结构

而 2005 年新发现的 HIV 携带者为 40711 例、AIDS 患者为 7550 例，其中经性传播感染的占 49.8%、经注射吸毒感染的占 48.6%、经母婴传播感染的占 1.6%（如图 3－10 所示）[①]。性传播比例比注射吸毒感染多 1.2 个百分点，这一数据说明，性途径感染传播已超过注射吸毒感染和血液感染传播，成为中国艾滋病感染的主导因素，中国艾滋病传播模式发生了重大转变。

---

① 卫生部、联合国艾滋病规划署、世界卫生组织：《2005 年中国艾滋病疫情与防治工作进展》，http://www.moh.gov.cn/newshtml/11327.htm，2006 年 1 月 24 日。

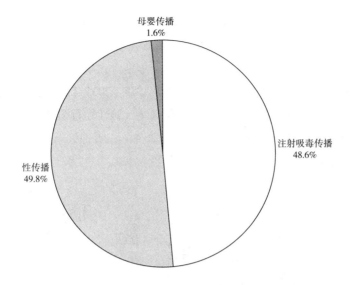

图 3 - 10　2005 年中国新增 HIV 携带者的感染途径结构

至 2011 年，当年新感染 HIV 人数约为 4.8 万人，其感染途径结构如图 3 - 11 所示。其中异性传播占 52.2%、同性传播占 29.4%、注射吸毒传播占 18%，母婴传播占 1.4%，性途径传播成了首位感染因素。

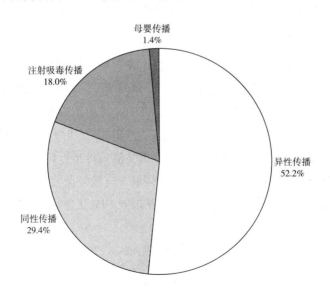

图 3 - 11　2011 年中国新增 HIV 携带者的感染途径结构

（二）经性途径传播比例分析

在艾滋病跨区域扩散中，性途径感染成为主要传播渠道。如图 3－12 所示，历年网络直报艾滋病感染者中，性传播途径感染者比重及异性性行为、同性性行为感染者比重均呈持续增长态势。不考虑 1985～2005 年的感染者数据，计算后可得，经性途径感染比重年增长速度为 18%，异性性行为感染年增长速度为 15.49%，同性性行为感染年增长速度为 40.25%，三者都处于上升趋势。

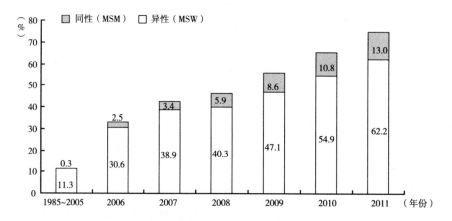

图 3－12　历年网络直报 HIV/AIDS 感染者中经性途径感染的比重

资料来源：中国卫生部、联合国艾滋病规划署、世界卫生组织：《2011 年中国艾滋病疫情估计》，北京，2011。

历年新发现的艾滋病感染者中，经性途径感染的情况要比网络直报渠道反映的更为严重。根据国家卫生部疫情报告，2011 年 1～9 月新发现 HIV/AIDS 感染人数中，经性途径感染比重占 81.6%，其中异性传播占 52.2%、同性传播占 29.4%。而 2009 年同期，性途径感染比重为 74.7%，其中异性传播占 42.2%、同性传播占 32.5%。[①]　各项指标显示，中国艾滋病传播途径以性传播为主，且性途径感染比重持续提高。在目前对艾滋病缺乏有效疫苗或治愈手段的情况下，减少性风险行为，加强性传播途径的预防是遏制 HIV 快速传播的关键[②]。

---

① 中国卫生部、联合国艾滋病规划署、世界卫生组织：《2011 年中国艾滋病疫情估计》，北京，2011。

② Carey, M. P., Carey, K. B., Kalichman, S. C., "Risk for Human Immunodeficiency Virus (HIV) Infection Among Persons with Severe Mental Illnesses," *Clin Psychol Rev.*, 1997, 17, pp. 271 – 291；常春：《健康教育中的行为理论》，《中国健康教育》2005 年第 10 期，第 739 ～741 页。

如图 3 - 13 所示，1995 ~ 2009 年中国艾滋病哨点监测结果说明，吸毒
者的检出风险有所减缓，但始终居于高位；男男同性性行为（MSM）人群
艾滋病感染风险正在迅速增大。暗娼的检出率已降到 1% 以下，但仍然属于
艾滋病防控重要人群。2008 ~ 2009 年对中国 61 个大中城市 MSM 人群的调
查显示，MSM 人群的 HIV 感染率平均高达 5%，西南主要城市贵阳、重庆、
昆明、成都的检出率高于 10%[①]，可见男男同性性行为人群已成为艾滋病传
播重灾区。

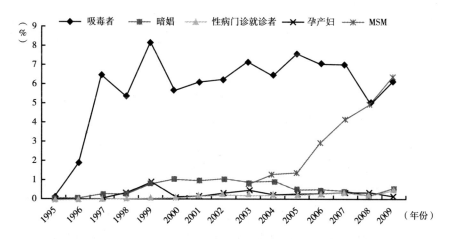

图 3 - 13　1995 ~ 2009 年中国哨点监测人群 HIV[+] 变化趋势

资料来源：中国卫生部、联合国艾滋病规划署、世界卫生组织：《2011 年中国艾滋病
疫情估计》，北京，2011。

三　年龄与性别

如图 3 - 14 所示，从中国历年报告的艾滋病病毒感染者的年龄分布看，
20 ~ 29 岁组占 34.7%，30 ~ 39 岁组占 34.6%，40 ~ 49 岁组占 15.6%。其
中 20 ~ 49 岁组合计达 84.9%，可见青壮年是我国艾滋病病毒感染者主体。
由于这部分人群是家庭的主要经济支柱，是子女抚养者和老人赡养者，是社
会的主要劳动力，因此对其个人、家庭和社会的负面影响和冲击非常大。

性接触传播使女性感染比例快速增长。尽管艾滋病最初是在男性当中发

[①]　中国卫生部、联合国艾滋病规划署、世界卫生组织：《2011 年中国艾滋病疫情估计》，北
京，2011。

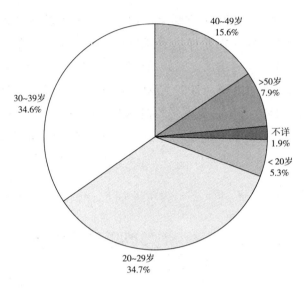

图 3 - 14 1998 ~ 2004 年中国报告艾滋病感染者年龄分布图

现的，目前男性艾滋病病毒感染者和艾滋病患者仍占多数，但女性感染 HIV 的比例正以惊人的速度在增长。在全世界 HIV 感染者中，43% 是妇女，每年约一半新感染者发生在妇女中，发展中国家的 HIV/AIDS 中，64% 为妇女和女童，全球妇女和女童感染 HIV 的机会是同龄男性的 2.5 倍，某些地区高达 6 倍①。由于生理和社会结构双重因素的影响，女性在性活动中感染 HIV 的可能性比男性大 6 倍，女性在 HIV 传播中较男性处于更加不利的地位。更为重要的是，感染了 HIV 的妇女会在分娩和哺乳中将病毒传染给婴儿②。男女两性间的性接触成为 HIV 感染最快速的增长途径之一③，特别是在妇女群体中④。

我国的情形也是如此。如图 3 - 15 所示，目前艾滋病病毒感染者/艾滋病患者仍以男性为主，但是女性感染艾滋病病毒的比例也在急剧上升，在艾

① 中国疾病预防控制中心、性病艾滋病预防控制中心：《艾滋病防治工作参考资料》，2005。

② UN Chronicle，"Women and Children：Increasingly Targeted by HIV，" *UN Chronicle*，1994，31，pp. 56 - 57.

③ Centers for Disease Control，"Update：Trends in AIDS Incidence—United States，" *MMWR*，1997，46，pp. 861 - 867.

④ Wortley，P. M.，Fleming，P. L.，"AIDS in Women in the United States，" *JAMA*，1997，278，pp. 911 - 916.

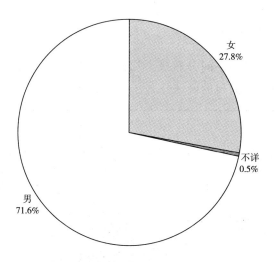

图 3 - 15　截至 2004 年底全国累计报告 HIV 感染者的性别分布

滋病病毒感染者／艾滋病患者中，男女两性的数量正在趋近。包括中国在内的世界各国经历证明：性接触传播是艾滋病在女性中传播的重要途径。如图3 - 16 所示，经性接触传播的艾滋病病毒感染者中，女性所占的比例持续增长，2001 年是 44％，2004 年上升到 55％[①]。

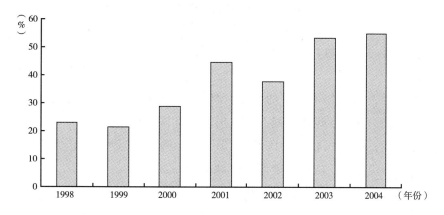

图 3 - 16　中国艾滋病病毒感染者中女性的比例

资料来源：国务院防治艾滋病工作委员会办公室、联合国中国专题组：《中国艾滋病防治联合评估报告》，2004。

---

① 张灿灿：《艾滋病感染者女性达 28.1％》，http：／／www. chain. net. cn，2005 年 9 月 2 日。

四 地理空间分布

中国艾滋病感染的空间分布极不均衡。如图 3 - 17 所示，根据 2004 年中国艾滋病感染累计人口的区域分布，可将各感染区域划分为以下四类。

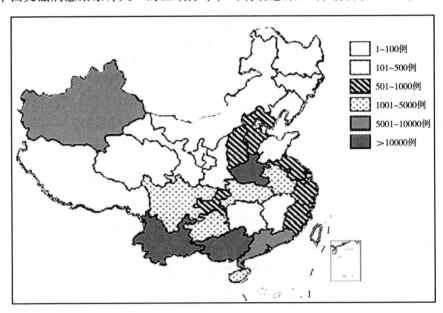

图 3 - 17 2004 年中国大陆艾滋病累计感染的地理分布

第一类，感染最为严重的区域（＞5001 例）：云南、河南、广东、新疆、广西。

第二类，感染趋于严重的区域（501～5000 例）：四川、北京、上海、福建、浙江、江苏、湖南、湖北、重庆、贵州、山西、安徽。

第三类，感染比较轻的区域（101～500 例）：天津、河北、江西、山东、辽宁、黑龙江、吉林、陕西、甘肃。

第四类，感染轻微的区域（0～100 例）：青海、内蒙古、宁夏、西藏、青海。

根据第二章对中国人口流动和艾滋病感染的现状分析，进一步研究分区域人口迁移与分区域艾滋病传播在地理空间上的对应关系。结合我国的人口流动分布特点，可简单将各省区市分为以下五类地区。

一是人口流动性高、艾滋病感染率极高的区域，如广东、四川、广西、新疆等省份。

二是人口流动性高、艾滋病感染率也相对较高的区域，如北京、上海、浙江、江苏、安徽等省份。

三是人口流动性低、艾滋病感染率低的区域，如西藏、青海、宁夏等省份。

四是人口流动性低、艾滋病感染率也相对较低的区域，如湖南、湖北、山西等省份。

五是艾滋病感染者异常聚居，且与人口流动无关的区域。如河南因为存在有偿卖血及血制品感染，造成艾滋病的大面积血途径感染；云南因为地处边境，紧邻世界毒品活动频繁的缅甸，域内以种植生产贩卖毒品为营生的集团多，导致艾滋病的大面积吸毒途径感染。

五　艾滋病传播阶段

潘绥铭等（2006）对中国艾滋病扩散阶段进行划分，将之分为三个阶段：国外病例传入期（1985～1988 年）、播散期（1989～1993 年）和高速增长期（1994 年至现在）。根据前文分析，最后一阶段还可拆解开来，变为高速增长期（1994～2004 年），以及经性途径快速扩散期（2005 年至现在）。因此，如图3－18 所示，从报告第一例艾滋病病人至今，中国艾滋病流行过程可分为四个阶段。

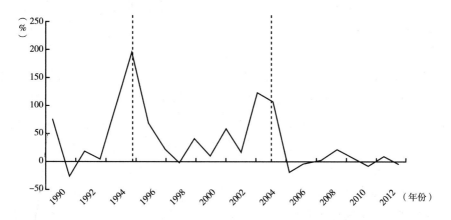

图 3－18　1990～2012 年中国 HIV 感染人数年增长率变动曲线

第一阶段（1985～1988年），国外病例传入期，这一时期艾滋病感染报告主要是来华外国人和海外华人，散布在沿海一带城市。之所以将分割线放在1988年，是因为这之前总共只发现3例AIDS病人，发现的HIV携带者年均不到5例。实际上，艾滋病病毒传入中国的时间还要向前推进三年，1982年HIV首次随境外血液制品传入中国；1983～1985年，我国已出现4例因使用带有艾滋病病毒血液制品感染HIV的血友病病人；1985年一美籍阿根廷人死于中国北京协和医院。

第二阶段（1989～1993年），播散期。1989年10月在云南西南地区吸毒人群中发现了146例HIV感染者，标志此期的开始。在此期间，大多数HIV感染报道来源于云南的注射毒品者，瑞丽注射毒品者HIV感染率估计为70%～80%，龙川的感染率为40%，潞西的感染率为0%～5%，且HIV感染率随着离中缅边境距离的加大而降低，说明边境毒品泛滥的危害。同时，在归国劳工、性病病人和暗娼中也有少量HIV阳性者报告。此时感染HIV省份越来越多，HIV正不断播散到更远的地方。

第三阶段（1994～2004年），快速增长期。如图3-18所示，自1994年起，十年间HIV感染速度最快，这段时期年均增长率达到了74.17%。HIV传播超出云南省的范围，在其他地区的注射毒品和职业献血者中发现了一定数量的HIV感染者，全国HIV感染报告数量呈急剧上升之势。其中，在四川（1995年）、新疆（1996年）、广西（1997年）的吸毒人群中发现了大量的HIV感染者。在前一阶段只有21个省份有病例报告，到这一阶段31个区域都有病例报告。同时，经性传播的HIV感染者报告增多，但所占比例相对不大，还没有达到流行的程度。

第四阶段（2005年至现在），性途径感染超过注射吸毒感染占据主导地位。此时艾滋病的增长速度已经放缓，2005～2012年HIV感染年均增长率仅为0.98%。这一时期的特点主要表现为传播途径上的巨大变化。哨点监测资料也显示，艾滋病经性途径传播是当前的焦点问题，异性性行为感染病例最多，经由男男同性性行为（MSM人群）艾滋病感染率迅速升高。暗娼的艾滋病病毒感染率有所下降，但在部分哨点艾滋病检出率超过1%，仍居于较高水平。这些哨点主要分布于云南、新疆、广西、广东、四川和贵州等部分地区，艾滋病病毒感染率已符合联合国艾滋病规划署界定的高流行水平。

该阶段中国流动人口的规模迅速放大。根据 2000 年第五次人口普查数据，我国流动人口总量已逾 1.21 亿人；而 2010 年第六次人口普查数据显示，流动人口总量已逾 2.61 亿人。其中大部分人群从农村进入城市打工，成为艾滋病病毒由高危人群向普通人群传播的重要桥梁。以往数据显示，流动人口占我国 HIV 总感染报告数比重较大；已有的流行病学研究表明，流动人口是 HIV 扩散的"高危人群"和"桥梁"。因为中国人口流动呈现大规模、长距离、跨区域流动特征，艾滋病病毒由高危人群向一般人群扩散的控制困难重重。

第三节　典型城市流动人口与艾滋病地理分布透视

乡城流动是中国人口流动的基本特征之一，城市是流动人口的会聚之地。尤其是沿海开放城市及经济特区，预期的更高收益与就业机会，成为农村人口，及经济欠发达城市人口的首选迁入地。从艾滋病感染情况看，城市的艾滋病交叉感染率远比农村高；沿海开放城市及经济特区远比一般城市严重。

城市作为区域经济、商业、政治和文化中心，吸引了绝大部分流动人口，如北京、上海和深圳，2005 年暂住人口已分别达到常住人口（暂住人口＋户籍人口）的 23.23%、22.8%、78.11%。在诸多城市中，深圳市作为中国第一批设立的经济特区，流动人口构成最大，率先受到大规模、跨区域、远距离人口频繁流动的影响，在中国大陆所有城市中单位人口艾滋病感染比例最高，艾滋病扩散也最为严重。

据此，本书在探讨省际人口流动与艾滋病跨区域扩散的过程中，将选择深圳市作为典型城市，分析和研究城市流动人口与艾滋病感染的态势、机理模型及防治对策。以下对深圳市流动人口与艾滋病感染的历时分布与内在结构，进行分析和讨论。

一　流动人口规模与变化态势

深圳市是一座移民城市，根据 2010 年第六次人口普查数据，全国人口密度为每平方公里 134 人，而深圳市为每平方公里 5201 人，属于人口高度密集型城市，而这恰恰是流动人口会聚于此造成的。

深圳市是中国首批特区城市，经济发达，常住的流动人口呈逐年上升态势，如图 3 - 19 所示，1992 ~ 2011 年，年均增长率为 8.43%，整体流动人口规模持续放大。近年来国内经济环境有所变化，深圳市人口流入态势发生微弱回落，2011 年增长率首次出现负值，增长率为 - 0.93%。短期暂住人口的数量变化态势，随着国家经济政策与环境的变化应该更为灵敏和激烈，但是由于缺乏跨年份数据，在此无法进行说明，但是 1992 年至今深圳市流动人口整体规模不断放大的态势是毋庸置疑的。

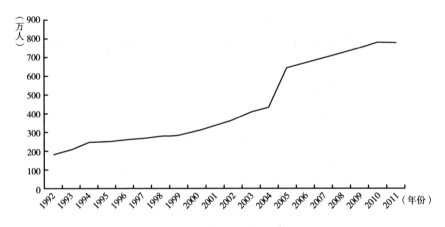

图 3 - 19 深圳市登记暂住人口历年分布曲线 *

* 数据引自 1993 ~ 2012 年《深圳市统计年鉴》。

流动人口是深圳市人口的主体。但是，一般统计年鉴与人口普查数据所涉及的流动人口并非全部流动人口，只是流动人口中登记的暂住人口与常住人口。所以深圳市的实际管理人口[①]，远比现有年鉴统计人口总量要高。根据 2010 年全国人口普查数据与统计年鉴数据，深圳市常住人口共有 1035.79 万人，而户籍人口为 251.03 万人，登记流动人口（即常住人口中的流动人口）786.17 万人。而根据深圳市统计局调查统计，截至 2010 年 5 月 18 日，深圳市总人数为 1446.55 万，即还有 409.35 万暂住人口。[②] 如图

[①] 深圳市实际管理人口只能通过估算获得，感兴趣的读者可以利用 2000 年第五次与 2010 年第六次全国人口普查数据所反映的流动人口数量，设计调整系数，对深圳市流动人口总量进行估算。

[②] 冯霖：《第六次全国人口普查将核算久居深圳港人》，《羊城晚报》2010 年 10 月 30 日。

3-20 所示，流动人口是深圳市人口的主体（占 82.65%），其中 28.3% 属于暂住人口、54.35% 属于登记人口。

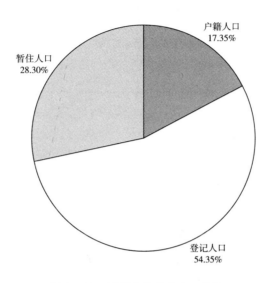

图 3-20 深圳市的基本人口结构

对于深圳市这座移民城市，年轻人是流动人群的主力军。在中国人口老龄化、高龄化日趋严重的今天，深圳市人口却呈现显著不同于其他城市的特征，该城市 0~14 岁人口占总人口的 9.84%、15~64 岁人口占 88.4%、65 岁及以上人口仅占 1.76%（见图 3-21）。① 老龄化社会的标志是 65 岁及以上人口达到和超过 7%，从这一点看，深圳市人口特征显著不同于人口老龄化比较严重的北京市和上海市，称之为年轻人的城市并不为过，这是当地人口年龄结构受到流动人口影响的结果。

而从家庭户结构看，第六次人口普查数据显示，深圳市常住人口中共有家庭户 350.32 万户，总人口 740.24 万人，即常住人口中有 295.55 万人（占常住人口的 28.53%）未同家人居住一处共同生活。而暂住人口由于过的是候鸟式的生活，城市定居成本高昂，流入人口中相当部分属未婚人群，因此以家庭户形式居住的比例自然更小。当前看不到确切的数据，但是据估计，应当有 70% 以上以非家庭户形式，散布在城市各个角落。

① 深圳市统计局：《深圳市 2010 年第六次全国人口普查主要数据公报》，http：//www. sztj. gov. cn/xxgk/tjsj/pcgb/201105/t20110512_2061597. htm，2011 年 5 月 12 日。

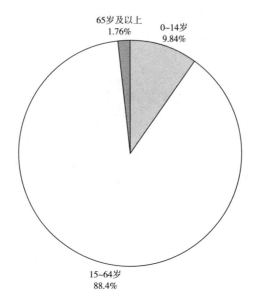

图 3 – 21　深圳市人口年龄结构

二　HIV/AIDS 感染态势与特征

所有流动人口都属于艾滋病易感人群，因为深圳市是一座移民城市，HIV/AIDS 感染形势尤为严峻，无论是艾滋病传播控制的学术研究还是政策服务，都应当将之纳入视野，予以重点关注。

（一）历时规模变化

如图 3 – 22 所示，截至 2012 年底，深圳市累计报告 HIV/AIDS 感染者7554 例，其中 HIV 携带者 6045 例，AIDS 患者 1509 例。从历年感染情况看，1992 年发现首例 AIDS 病例，1998 年 HIV 感染者突然增多，发现了 17例。2001 年以后进入快速增长期，2000 年当年检出 16 例 HIV 感染者，2001年增长到了 50 例，2002 年再次暴增到 165 例，2001 年以后才进入稳步增长期。

第六次人口普查数据显示，深圳市总人口有 740.24 万人，若以之为深圳市总人口规模，则深圳市总人口的检出艾滋病累计感染率为每十万人102.05 例。前面我们已经估算过，全国总人口的艾滋病检出感染率为每十万人 47.34 例，则深圳市艾滋病感染水平约是全国平均水平的 2.16 倍。但这两者都只是检出感染率，实际感染率会高得多，深圳市的艾滋病感染情况

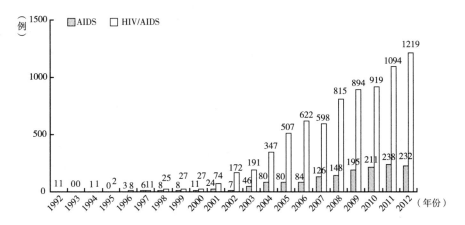

图 3-22　1992～2012 年深圳市报告 HIV/AIDS 感染情况

资料来源：深圳市疾病预防控制中心、深圳市统计局。

是不容乐观的。

（二）开放城市的 HIV 感染特征

1992～2010 年，深圳市累计报告 HIV/AIDS 者共有 5078 例，如图 3-23，非户籍人口（流动人口）占 89.5%、户籍人口占 10.5%[①]，两者感染比例为 8.52:1，主要感染对象是流动人口。2010 年中国第六次人口普查数据显示，深圳市登记流动人口（即常住人口中的流动人口）786.17 万人、暂住流动人口 409.35 万人，即流动人口共 1195.52 万人；该市户籍人口有 251.03 万人。流动人口与户籍人口之比为 4.76:1。对照两组比值，可以很清晰地看到流动人口确实是艾滋病感染的高危人群。

2007～2011 年，深圳市检出 6735 例 HIV 感染者，其来源地显示，深圳市户籍人口为 1232 例，仅占总数的 18.29%，流动人口占 81.71%。来自广东省其他地市的感染者为 1008 例，占 14.97%（见表 3-2），这说明短距离的省内迁移流动人口感染比重较小，主要感染者为跨区域长距离迁移的流动人口，后者共 4495 例受感染，占总数的 66.74%。受感染的跨区域长距离迁移流动人口的迁入地，主要为湖南、广西、湖北、河南等地，属于经济欠发达的中西部省份。另有 101 例出入境人群 HIV 感染者，主要来自越南（35 例）、中国香港（23 例）和中国台湾（10 例）。显而易见，开放

---

① 谢妮：《深圳市 HIV/AIDS 疫情分布特征与预测模型比较》，中南大学博士学位论文，2011。

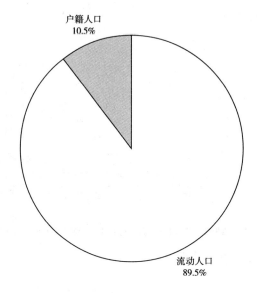

图 3 - 23　1992 ~ 2010 年深圳市艾滋病感染者户籍状况

资料来源：深圳市疾病预防控制中心。

型城市在吸引外来人口的同时，艾滋病扩散风险问题随之而来，如果不能予以重视并采取有效措施，开放城市将变成艾滋病传播与扩散的传染源与辐射源。

表 3 - 2　2007 ~ 2011 年深圳市 HIV 感染者来源地

来源地	HIV 感染者	
	人数（人）	百分比（%）
深　　圳	1232	18. 29
广东其他地市	1008	14. 97
湖　　南	827	12. 28
广　　西	635	9. 43
湖　　北	461	6. 84
河　　南	363	5. 39
出入境人群	101	1. 50
其　　他	2108	31. 30

资料来源：严焱、陈琳、赵锦等：《深圳市本地人员与口岸出入境人群艾滋病流行情况的比较分析》，《国际流行病学传染病学杂志》2013 年第 2 期，第 109 ~ 112 页。

分析 2011 年报告的 2017 例艾滋病感染者，由表 3 - 3 可见，深圳市 HIV 感染者的年龄结构偏年轻化，2011 年新报告感染人员中，20 ~ 39 岁人群占 76%。[①] 另有统计显示，1992 ~ 2010 年，深圳市艾滋病感染者的平均年龄为 31.5 岁[②]。之所以艾滋病感染者如此年轻化，原因之一在于流动人口大军以年轻人为主，原因之二是艾滋病主要感染渠道为性途径传播和注射吸毒传播，而年轻群体是主要的性乱与吸毒人群。

表 3 - 3　2011 年深圳市 HIV 感染者年龄结构

年　龄	HIV 感染者	
	人数（人）	百分比（%）
< 20 岁	40	2
20 ~ 29 岁	737	37
30 ~ 39 岁	790	39
40 ~ 49 岁	305	15
50 ~ 59 岁	99	5
60 岁以上	46	2

资料来源：严焱、陈琳、赵锦等：《深圳市本地人员与口岸出入境人群艾滋病流行情况的比较分析》，《国际流行病学传染病学杂志》2013 年第 2 期，第 109 ~ 112 页。

有一点需要引起注意，该市 60 岁以上人群感染数量开始增加，分析相关人群感染数据，2009 年为 28 例、2010 年为 30 例，而 2011 年达到了 46 例。深圳市作为移民城市，人口老龄化特征不太明显，但是中国进入老龄化社会，空巢家庭也不断出现。一些仍有性能力的老龄人口在寂寞之中会购买性服务，这部分人群同样易从事性风险行为。

（三）突出的性传播特点

下面分析 2011 年深圳市人口的艾滋病感染渠道，如图 3 - 24 所示，经性途径传播感染者占 85.33%、吸毒传播占 11.6%、采输血传播占 1.39%、母婴传播占 0.15%，另有 1.54% 传播渠道不明。性传播途径占绝对主导地位，比早先占据主导地位的注射吸毒传播高出 73.73%。不过需要指出的是，艾滋病感染渠道存在重叠，一些 MSM 人群同时也是吸毒者。

---

① 严焱、陈琳、赵锦等：《深圳市本地人员与口岸出入境人群艾滋病流行情况的比较分析》，《国际流行病学传染病学杂志》2013 年第 2 期，第 109 ~ 112 页。

② 谢妮：《深圳市 HIV／AIDS 疫情分布特征与预测模型比较》，中南大学博士学位论文，2011。

在所有感染案例中，异性性行为传播占 47.1%，同性性行为传播占
38.23%。这说明对于深圳而言，艾滋病经性途径传播是需要特别认真应
对的焦点问题。

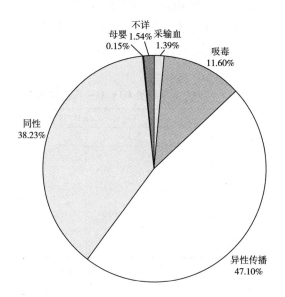

图 3 - 24　1992~2011 年深圳市艾滋病感染途径

资料来源：严焱、陈琳、赵锦等：《深圳市本地人员与口岸出入境人群
艾滋病流行情况的比较分析》，《国际流行病学传染病学杂志》2013 年第 2
期，第 109~112 页。

1995 年深圳市首次在性传播疾病病人中发现 HIV 感染者。1999 年该市
经性途径感染艾滋病的有 15 例（其中同性 1 例、异性 14 例），经注射吸毒
感染的有 13 例，经性途径传播比重已经超过了注射吸毒传播；但是，1999
年全国发现的艾滋病患者中有 71.7% 通过静脉注射毒品感染，仅 6.7% 经性
接触途径感染。2005 年起性传播才超过注射毒品变成最主要的 HIV/AIDS
感染途径。

之所以出现这种差别，跟流动人口的脆弱性特征有关。流动人口身边缺
乏家属的监督和抚慰，性需求问题较难得到解决，易采取婚外性行为或购买
性服务的方式。流动人口绝大多数属于育龄人群（15~49 岁），在流入地从
事婚外性行为的比重较大，多性伴的现象尤为突出。从流动人口跨区域迁移
的成因看，生存型因素占主导地位，多数理由是"为了挣更多的钱""老家

太穷了""想挣口饭吃"等。因此一部分流动人口进入城市，在高端就业市场对农民工严重封闭、赚钱机会少的情况下，一些人选择了提供有偿性服务。深圳市的暗娼、MSM 服务提供者中流动人口占绝大部分。相当一部分农民工，性风险意识不强，自我防护知识不足，非配偶性行为比例较高，且安全套使用比率不高。

（四）MSM 人群特征

从图 3 - 24 中可以看到艾滋病同性性途径传播占 38.23％，MSM 人群已成为艾滋病感染的重灾人群。深圳市是经济特区，在这座城市里生存着相当数量的 MSM 人群。曾惠芳等（2006）估计该市 MSM 人群约为 10 万～15 万人[①]；舒彬等估计该市 MSM 人群约为 5 万～10 万人[②]。如图 3 - 25 所示，2005 年的哨点监测数据显示，该市 MSM 人群艾滋病感染率为 1.75％，与2005 年相比，2007 年增长了 1.41 个百分点、2008 年增长了 3.05 个百分点、2010 年增长了 8.25 个百分点，感染率呈现加速增长的特征。[③]

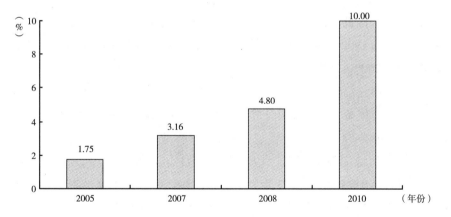

图 3 - 25　深圳市 MSM 人群艾滋病监测感染比例

资料来源：谭京广：《男男性行为人群危险行为干预效果分析》，《中国热带医学》2011 年第 12 期，第 1469～1471 页。

---

①　曾惠芳、秦彦珉、叶宝英等：《深圳男同性恋性病和艾滋病感染状况调查》，《中国热带医学》2006 年第 9 期，第 1686～1688 页。

②　舒彬、司徒潮满、刘莹等：《深圳男男性行为者艾滋病哨点监测情况分析》，《实用预防医学》2013 年第 6 期，第 694～695 页。

③　舒彬、司徒潮满、刘莹等：《深圳男男性行为者艾滋病哨点监测情况分析》，《实用预防医学》2013 年第 6 期，第 694～695 页。

2012 年舒彬等（2013）对深圳市 292 名 MSM 对象的问卷调查结果显示，MSM 人群的主要从业地点或活动场所为浴室、桑拿房、足疗店、按摩店、酒吧、歌舞厅、茶室、会所、公园等地；以未婚为主（占 77.5%）；受调查人群 HIV 检出率为 12.3%；半年内 274 人（占 93.8%）有过男男肛交性行为，82.9% 在最近一次肛交性行为中使用安全套；其中有 46 人（占 15.8%）与异性发生过性行为，只有 43.5% 在最近一次与女性发生性行为时使用安全套。[1] 另有一项面向深圳市 MSM 对象的调查发现 48.4% 的调查者在过去一年与异性有过性接触[2]。

（五）艾滋病传播阶段

谢妮（2011）曾将深圳市艾滋病传播的时间变化趋势做过划分：第一阶段为 1992～1994 年，其间未报告新感染 HIV 病例，这是传入阶段的典型特征，因此可称之为艾滋病传入期；第二阶段为 1995～2010 年，其间深圳市新报告 AIDS 病例以 32.6% 速度递增，可以将之称为传播期或扩散期。不过，谢妮（2011）也发现 2009 年和 2010 年深圳市的 HIV 感染人数增长速度有所减缓。因此，严格来讲，她将深圳市的艾滋病传播分成了三个阶段，一是传播期（1992～1994 年），二是快速增长期（1995～2008 年），三是缓慢增长期（2009～2010 年）。

在研究中我们发现这种分法还不够精细，分析图 3 - 22 和图 3 - 26，可将深圳市艾滋病传播与扩散大致分成三个阶段：传入期（1992～1997 年）、高速增长期（1998～2006 年）、经性途径稳定递增扩散期（2007 年至现在）。

传入期的特征较为明显，1992 年、1993 年、1994 年未发现 HIV 携带者，只发现 AIDS 病例；1997 年发现的 AIDS 病例比 HIV 携带者还多。传入期过后，在流动人口注射吸毒与性传播的双重作用下，深圳市艾滋病感染人数迅速进入高速增长期。1998～2006 年，深圳市艾滋病年均增长率为 104.55%。高速增长期延续，直到 2007 年深圳市艾滋病感染率才转入较为缓和的增长期，其中 2007～2012 年年均增长率降为 11.89%。

---

[1] 舒彬、司徒潮满、刘莹等：《深圳男男性行为者艾滋病哨点监测情况分析》，《实用预防医学》2013 年第 6 期，第 694～695 页。

[2] 曾惠芳、秦彦珉、叶宝英等：《深圳男同性恋性病和艾滋病感染状况调查》，《中国热带医学》2006 年第 9 期，第 1686～1688 页。

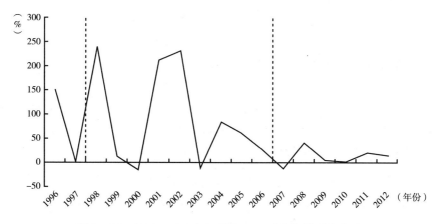

图 3 - 26 1996 ~ 2012 年深圳市 HIV 感染年增长率变动

第四节 小结

本章对我国省际人口迁移与艾滋病传播的现状进行分析。首先，利用 1985 ~ 2005 年中国人口普查和抽样调查数据，分析了中国省际人口迁移的地理分布情况，包括由 2005 年全国 1% 人口抽样调查反映的静态分布，以及不同调查展示的动态分布变化。其次，根据《中国卫生统计年鉴》和卫生部报告数据，对全国和典型城市（深圳市）艾滋病传播的现状进行了分析，从规模速度、感染途径、地理分布、传播阶段等不同方面，显示中国艾滋病感染的基本态势。最后，根据以上分析结果，讨论了地理上分区域的人口流动与艾滋病感染情况。

省际迁移的分析结果说明：首先，广东是中国省际人口迁移的第一吸引力中心，珠江三角洲是最主要的人口迁移辐合流场；其次，上海、浙江和江苏是仅次于广东的迁移吸引力中心，长江三角洲是仅次于珠江三角洲的人口迁移辐合流场；再次，辽宁、北京、黑龙江也是非常重要的人口迁移吸引力中心，环渤海经济圈也存在人口迁移辐合流场，但在强度上要弱于前两者；最后，新疆也是十分重要的人口迁移吸引力中心。从中国三大经济带看，首先，东部区域是全国性的人口迁移辐合流场，新疆是西部局域性的人口迁移辐合流场，四川是中国省际人口迁移最主要的辐散流场；其次，河南、安徽和江西也是非常重要的人口迁出中心，黑龙江、河北、吉林、江苏和湖南等是迁出流量比较大的省份。从历次调查变化看，四川、河南、安徽和江西的人口迁出一直保持强势，安徽、河南和江西的迁出量增长最快，湖南、重庆和贵州的迁出量规模也有较大增长。

艾滋病感染分析结果说明：中国艾滋病感染以性途径感染为主。在地理分布上存在集中现象，出现了以云南为典型的吸毒感染、以河南为典型的血途径血制品感染、以广东为典型的性途径感染。在划分上，可以将中国整体区域分成四类，最严重的区域与轻微感染区域的感染规模相差非常大，这说明艾滋病的控制应该是分区域有重点的，而且必须严格控制艾滋病感染严重区域通过流动人口将病毒大面积传播给感染轻微区域。从分区域的角度，分析人口流动变化与艾滋病感染的关系，可以将国内区域分成四类，分别是两者都高、一高一较高、两者都低、一低一较低，以及特殊感染区域。

以深圳作为典型城市进行分析，结果说明流动人口是城市艾滋病感染的主体人群，流动人口的艾滋病感染以性途径为主。分析人口流动背景下的艾滋病跨区域扩散机理，应当关注城市艾滋病传播；研究艾滋病的跨区域扩散对策，应当将高流动性城市的艾滋病防治，作为焦点问题和难点问题。

第四章 流动人口艾滋病感染典型案例研究

本章采取典型案例分析方法，探析艾滋病经性途径传播的个案，包括个人感染案例，以及群体的感染案例，以及反映艾滋病扩散的案例。由于文化的差异，以及数据获取难度的不同，个案案例采用中国大陆地区的，性关系网络采用西方社会的。通过典型案例分析，我们可以看到个体在艾滋病感染中的地位与作用，可以观察到流动人口究竟如何在迁移的性关系网络中发挥桥梁作用。

第一节 典型案例分析

本章筛选 HIV/AIDS 典型案例，以案例剖析的方法对艾滋病传播与扩散情况进行深入剖析，分析艾滋病经性途径的传播与扩散。下面依次选用网络性约会、有偿性服务、杰弗逊高中浪漫关系网络、美国年轻黑人 SMS 性关系网络，分析艾滋病经性途径传播的状况。

一 网络性约会的调查及案例分析

高速发展的互联网，不仅深刻改变着人们获取、利用信息的方式，也推动了人们生活形态的不断演进。如通过 QQ、微博、微信、陌陌等社交工具，以及各种各样的社交网站，人们的交往变得更加便利。于是出现了一类特殊的性约会模式——网络性约会。

所谓网络性约会，即人们以互联网为通信手段，寻找陌生人作为性伴侣，它借助互联网的媒介特性，无形地扩大了性的社会关系网络。网络性约会招揽性伴侣的行为主体是不确定的，任何个人都可以发出邀请；受众也是完全不定向的，任何人都可以接收到信息。而且这种性约会的联系方式，不像传统的性约会采取一对一模式，而是一对多的；不像传统的性约会限于同一地，而是没有地理区域限制的；不像传统的性约会性伴侣相互之间一般有所了解，潜在性伴侣之间往往隐瞒了重要的健康信息，给双方带来性风险。从实际情况看，网络性约会明显提高了异性恋人群、男同性恋和双性恋人群以及网络约会强奸受害者感染艾滋病的风险。

（一）网络性约会

Brym & Lenton（2001）公开了一份加拿大人网络约会调查报告，2000年11月7~29日他们在加拿大组织了关于网络约会的互联网和电话调查（N = 7000）[①]。

如表 4 – 1 所示，同一般网民相比较，加拿大的网络约会者多为男性（占68.3%）、单身（占80.2%）、有工作（占85%）的市民。这些人有较高的收入，加拿大人平均年收入为2.15万加元，而约会者中收入在4万加元以上的占54.5%；从年龄看，18~49岁的占89.9%，各年龄段中，30~39岁人群比重最大、独占33.8%；从学历看，专科学历占53.5%、本科及以上学历占29.1%，显然受过正统教育的人更能接受这种形式。

表 4 – 1　加拿大进行网络约会网民的社会人口特征及比较

单位：%

	在线约会网民	非在线约会网民	加拿大人口
性别			
男性	68.3	46.4	49.5
女性	31.7	53.6	50.5
年龄（岁）			
18~25	15.8	18.8	12.3
25~29	17.3	11.6	8.9
30~39	33.8	28.3	21.1
40~49	23	25.1	20.9
50~59	8.3	11.8	15.2
60 +	1.7	4.3	21.6

---

① 王晓涛：《加拿大人热衷网络约会》，《科学时报·中关村周刊》2001年2月20日。

续表 4 - 1

	在线约会网民	非在线约会网民	加拿大人口
教育			
高中以下	2.8	2.5	31.7
高中毕业	14.5	22.2	14.7
专科或专科毕业	53.5	38.1	29.3
本科或本科毕业	19.1	26.8	20
硕士或双学士以上	10	10.3	4.3
婚姻			
单身	80.2	29.1	
已婚	17.7	70	
寡居	2.1	1	
离过婚			
是	31.3	14.5	
否	68.7	85.5	
就业			
是	85	77.9	60.7
否	15	22.1	39.3
年度收入(平均收入为2.15万)(加元)			
<2万	10.9	16.4	
2万~4万	34.7	34.2	
4万~6万	28.1	28.1	
6万~8万	14.4	12.6	
8万~10万	5.5	6	
10万以上	6.5	2.8	
城镇－农村居民			
农村或农场	4.8	12.6	
远离大城市的小镇	9.4	11.3	
离大城市近的小镇	15.5	20.7	
大城市的郊区	40.9	28.5	
大城市的中心	29.4	26.8	

资料来源：Brym & Lenton, "Love Online：A Report on Digital Dating in Canada, Toronto," 6 Feb. , 2001 , http：// bestsoftworks. com/docs/loveonline. pdf。

我们关心的是人们进行网络约会的目的，Brym & Lenton（2001）的调查结果是绝大多数人是为了寻找约会对象并建立长久的友谊，不是为了在线调情、寻找结婚对象，以及寻找性伙伴。67%的网络约会者会发展到见面，见面者中又有63%至少与一名在线约会的同伴有性行为。也就是说进行网络约会者有42.21%的人从事风险性行为，由于网民及从事网络约会者基数比较大，所以可以发现因网络约会而发生的性风险行为给艾滋病传播与扩散带来了极大的风险。

除此之外，网络约会带来了一个严重的社会问题，近年来因网络约会而发生的强奸案不断增多。倪晓峰（2012）统计了中国浙江省部分地区2003~2010年发生并立案的强奸犯罪案件，其中网络约会强奸案件共83起、占约会强奸案的15.34%；从趋势看，我国社会网络约会发生强奸的比例有增长的趋势。网络性约会，经常是在"网友"之间缺少健康信息和安全保障之下发生性行为，而网络约会中的强奸更进一步增加了受害者感染艾滋病的风险。

综上，网络性约会使得经由这类性途径传播的 HIV/AIDS 地理位置变得不确定，而且一旦互相感染，被发现时追究责任困难，因此，经由网络性约会感染的性病和艾滋病，变得更加富有传播力度与侵略性。

（二）同性恋或双性恋网络性约会

同性恋（双性恋）模式的社会接受度依然不高，因此通过 QQ 群、微信、微博、贴吧、论坛等社交网络活动，能够避免面对面邀约可能带来的尴尬与困扰，因而网络性约会成为同性恋或双性恋男性寻找性伴侣的主要途径之一。一项对英国伦敦市的调查表明，该市约 50% 的同性恋男性通过互联网寻找性伴[1]。

旧金山患有梅毒的男同性恋或双性恋中有 2/3 为 HIV 阳性，他们上网寻求男性性伴侣的比例，2000 年为 1.2%，2002 年增至 3.3%。显然，网络性约会，由于性伴不定和性交往方式的特殊性，具有更高的 HIV 传播风险。1999~2002 年，旧金山的男同性恋与双性恋者的 HIV 感染比例上升了 17%。[2]

---

[1] Bolding, G., Davis, M., Sherr, L., Hart, G. and Elford, J., Gay Men Who Look for Sex on the Internet: Is There More HIV/STI Risk with Online Partners? *AIDS*, 2005, 19, 961 – 968.

[2] 《专家警告网络约会加速男同性恋性病传染机会》，中国艾滋病检测网，2003 年 12 月 24 日，http://www.aids120.com/00/0xingxue/tongzhi/20031224162847.htm。

但是仍然有研究提出了不同的看法，Davis 等于 2002 年 6 月至 2004 年 1 月采访了 128 名居住在伦敦的同性恋或双性恋男性。这些人中 32 人为 HIV 阳性、13 人从未做过 HIV 检测，研究者通过询问他们的网络性约会经历，分析网络性约会对男同性恋者艾滋病感染的作用。研究发现网络性约会存在互知对方身份和相互保持匿名两种方式，网络约会对男同性恋者的吸引力不在于能够提供绝对的匿名，身份的逐渐认同至关重要，网络性约会有助于避免 HIV 阳性的男同性恋者减少遭遇滥交、歧视及性拒绝。[①]

中国的男同性恋者人群，进行网络性约会的也在不断增多。根据《南京日报》的报道[②]，南京某高校一名博士生是男同性恋者，长期通过网络性约会满足需要，和不少男网友会面后有过"一夜情"行为。2008 年 6 月，其突然高烧不退，经抽血检验系 HIV 阳性，感染了艾滋病病毒。香港卫生部门监测发现当地许多同性恋男性利用互联网接触性伙伴，且许多人不使用安全套；2005～2006 年的监测，发现了三个同性恋男性群体，其中有 50 多名男性从同一病源感染 HIV。[③] 男同性恋者属于艾滋病高发人群，近几年中国各地诊疗机构报告的男同性恋艾滋病患者正不断增多，互联网作为性约会渠道其推动作用是不容忽视的。根据 Pingdom 的调查数据，至 2012 年底全球互联网用户数已达 24 亿；中国互联网络信息中心发布的《第 30 次中国互联网络发展状况统计报告》显示，截至 2012 年 6 月底，中国网民数量达到了 5.38 亿人。2012 年底，国际互联网协会的调查显示，96% 的网民每天至少访问一次以上互联网；2006 年，IpsosInsight 的一项调查显示，中国网民平均每周在线时间为 17.9 小时，居全球首位。

所有数据都表明，互联网的交往活动正在飞速增加，网络性约会将使性乱变得愈加失控。因此可以推断，因网络性约会造成的 HIV/AIDS 传播与感染，将是现在与未来艾滋病传播与扩散的重灾区。具体分析，网络性约会对

---

① Davis, M., HART, G., Bolding G., et al., "Sex and the Internet: Gay men, Risk Reduction and Serostatus," *Culture, Health & Sexuality*, 2006; 8 (2): 161 - 174.

② 崔玉艳、倪秀萍：《男博士"一夜情"后染艾滋》，《南京日报》2008 年 7 月 1 日，第 A9 版。

③ CDC National Prevention Information Network, "China: Gay Dating on the Internet Causes Surge in HIV in Hong Kong," *International News*, September 13, 2007, http://www.thebody.com/content/art43122.html.

HIV/AIDS 传播扩散存在以下不良影响。

（1）网络信息传播速度快，访问者多，通过网络进行相关性接触的约会，会使得危险性接触的频率增加。在网络上联络性伙伴，联系者的地理范围受空间因素影响较小，更容易发现需求者，会造成性疾病传播风险增加，特别是在曾与男人发生过性关系的男人中间。

（2）互联网上存在一些鼓励性或刺激性的文字或图片，使得网络性约会增加，如"Craigslist"（美国著名社交网站）网站上会张贴"色情服务"内容，将诱使社会性接触的总量增加。

（3）无论患有性疾病的群体，还是没有患病的群体，都更有可能通过网络约会性伙伴。从网络发源的性接触与其他渠道的性疾病一样致命。以互联网和手机作为载体演绎出来的网络性约会模式，增加了艾滋病经性途径传播的风险，必须引起重视。

（4）国家可以向娱乐场所潜在的有偿性服务提供者发放避孕套，但是可以寻找性伙伴的网站无法向寻找性伴侣的当事人提供有效的避孕套服务，即使能够链接一些性保健信息网站，这种做法对于缓和危险性行为的效果是未知的。①

（5）网络性约会还存在极端情况，如网友约会发生强奸行为等，这种情况会导致艾滋病感染风险增加。

尽管网络性约会有以上不利因素，但是，迄今为止在艾滋病经性途径传播控制研究方面，对于网络性约会的相关传播控制研究重视还不够。由于当今天与未来社会网络化生存的普遍性，有必要深入了解网络接触与健康风险之间的相互作用机理，从而更好、更深入地定位风险群体，从而采取控制策略，或进行预防性教育。

网络性约会导致的艾滋病感染传播是可控的。举例说明：2000 年，对男人与男人之间性行为（MSM）造成梅毒小规模爆发进行研究，结论说明，携带梅毒的男子会比未患病的人更可能在网络聊天室里找到性伙伴。于是，当地卫生局针对这一现象发起了一场宣传运动，导致大批反同性恋的仇恨信息涌入同性恋者网络聊天室，这种情况或许在一定程度上干扰了梅毒的进一

---

① Peter Lipson，"Will Finding Sex Partners Online Make You Sick?" *Forbes*，blogs. forbes. com，Sep. 7，2010.

步传播。① 显然这对于控制艾滋病传播也是适用的。

此外，还可以从艾滋病扩散的预防性教育角度，对经网络性约会的感染和传播艾滋病的情况加以控制。如针对网络性约会设立临时性伴反馈机制，当一方发现感染 HIV/AIDS 出了问题之后，能够及时发送匿名邮件通知作为感染嫌疑人的另一方，促使其早期治疗，同时采取措施主动避免病毒继续扩散。

二 有偿性服务典型案例分析

有偿性服务（俗称卖淫嫖娼）是指在不特定的异性之间或同性之间，以金钱或其他财物为媒介发生的性行为。有偿性服务作为一种以色相和性换取经济资源的方式，其存在已经有很长的历史。新中国成立后曾取缔了所有的妓院、烟馆等卖淫场所，并对妓女进行改造，一度消除了卖淫嫖娼这一社会现象。但在改革开放后随着生活环境的改变和西方文化的冲击，特别是人口大规模的流动，有偿性服务又死灰复燃，地下卖淫嫖娼广泛存在。性伴侣的随意性、性行为的频繁性，特别是底层性服务中无保护性行为的大量存在，使得有偿性服务成为性病/艾滋病传播的重要渠道。历来有偿性服务的提供者与接受者，都是 HIV/AIDS 感染的高危人群，也被视作艾滋病扩散的桥梁。

（一）人口流动与有偿性服务

G 省是中国最早开放的经济发达省份，也是艾滋病感染的重点省份。2014 年中央电视台播出了记者暗访该省 D 市色情业的节目，以下选取电视节目的部分台本，透视有偿性服务所带来的艾滋病感染风险。

节目台本内容（节略）：

> 根据群众提供的线索，记者首先在 D 市 ZT 镇进行了暗访调查，这里距离 D 市市区不足 20 分钟的车程。刚到酒店，记者一走进门口就有一名经理迎了上来，直接把记者领进了位于酒店一层的一间大屋去参观所谓的选秀节目。

① Peter Lipson, "Will Finding Sex Partners Online Make You Sick?" *Forbes*, blogs. forbes. com, Sep. 7, 2010, http: //cache. baiducontent. com/.

记者：要多少钱啊？

工作人员：900 元，900 啊。

……

解说：原来所谓的选秀实际上就是卖淫，这里也是小姐为客人提供特殊服务的场所，这名经理说酒店并不提供正规的住宿服务，来这里的客人几乎都是找小姐的，这段时间客源很多，他们准备扩大规模。距离该酒店不远还有一家酒店，这里也进行着类似的选秀项目。酒店不提供住宿服务，选秀实为卖淫。那么休闲娱乐场所的情况又怎样呢？在某洗浴城，记者发现这里的色情选秀更为明目张胆，毫无顾忌，台下的主持人正像推销员一样，公然推荐着每一个上场的小姐。

解说：记者在现场看到，不断有小姐被客人挑走，在已经进入午夜12 点时，依然有一拨接一拨的客人来到这里……

D 市某休闲会所经理：洗澡、桑拿、全套都有……G 市每天好多人都来这里，90% 的客人都是 G 市的。

解说：这名女经理说除了宾馆里的桑拿服务，她还可以就近安排KTV 的场子，那里的小姐更多一些。

记者：你这 KTV 有什么项目？唱歌？

D 市某休闲会所经理：一般的话就是女孩子陪酒，陪唱，跳艳舞，然后你要带出去也可以。

解说：记者在 D 市暗访调查中发现，不光是在一些娱乐场所和小酒店存在色情活动，在某些被称为城市名片的四星级、五星级酒店里也有明目张胆的招嫖卖淫现象。知情者告诉记者，在 D 市 HJ 镇有一家五星级酒店，桑拿中心连着主楼，这里的经理说客人要洗桑拿必须先交700 多元的洗浴费。

……

经理：三楼的五十间房全部已经开完了。

记者：三楼已经全部开完了？

经理：不开完我肯定带你去三楼了，三楼都开完了，三楼选点还是方便一点嘛。

解说：HT、HJ、FG、HM 等，记者暗访了 D 市的五个镇都发现存在或明或暗的色情服务……

上述报道为我们提供了丰富的信息，据此我们可以透析有偿性服务与 D 市艾滋病流行之间的关系，及其推动艾滋病在更大范围内快速传播的桥梁作用。

首先，我们看到 G 省 D 市地下性交易市场非常活跃，一些洗浴中心、KTV 等休闲娱乐场所普遍提供色情服务，甚至一些四星级、五星级酒店也沦为色情服务场所。由于需求旺盛，"午夜 12 点时，依然有一拨接一拨的客人来到这里"，D 市的有偿性服务产业发展迅速，XX 街的整条街成为色情服务的集中区域，遍布着上百家性服务场所，而且不断有新的竞争者加入。D 市的有偿性服务产业甚至从地下走到台前，以公开"选秀节目"的方式明目张胆地招揽生意，并以所谓的"标准化的管理和服务"方式增强其竞争力。正是有偿性服务泛滥使 D 市成为艾滋病流行地。1991 ~ 2000 年为 D 市艾滋病传入期和播散期，2001 年以后进入快速增长期，至 2012 年 10 月底历年累计报告感染者 2845 例，现居于 D 市的有 1721 人，且艾滋病感染途径以经性途径传播为主。[①]

其次，在人口大规模流动的社会环境下，D 市活跃的有偿性服务为艾滋病在更大范围内传播搭建了一个平台。从报道内容看，D 市有偿性服务的买方与卖方以流动人口为主。2012 年 1 ~ 10 月，D 市新报告了 502 例 HIV 感染者，其中外地户籍人口（流动人口）占 86%[②]，充分印证了这一点。流动人口的性乱行为共同建构了跨区域的性关系网络，他们是重要节点或桥梁的性服务提供者，无意识中将不同地域的性关系网络连接了起来；而从事有偿性服务买卖的人群，又与普通人群接触并扮演着各种性角色，成为艾滋病从高危人群向普通人群传播的重要桥梁。

（二）男同与有偿性服务

在有偿性服务中，存在一种特殊情况，也就是男同问题。从艾滋病感染的渠道看，双方发生血液或体液接触的性行为才更具有感染和传播艾滋病的风险性。男男同性恋者由于性伴侣的人数远远多于一般异性恋者，同时更可能采取口交、肛交等高风险性行为[③]，因此，男性同性恋者的性关

---

① 汪万里：《艾滋病人可接受免费治疗》，《广州日报》2012 年 11 月 30 日第 DGA3 版。

② 汪万里：《艾滋病人可接受免费治疗》，《广州日报》2012 年 11 月 30 日第 DGA3 版。

③ 潘绥铭、吴宗健：《中国男同性恋者社交中的艾滋病风险》，《浙江学刊》1994 年第 5 期，第 66 ~ 69 页。

系网络本身存在较高的艾滋病传播风险，而一旦该性关系网络与有偿性服务网络发生交叉，即为男同性恋者提供有偿性服务的男性（MB）将进一步加大感染和传播艾滋病病毒的风险。由于不被中国主流文化所认可，同性恋者往往隐匿于社会中，大多在保持同性性行为的同时，也进入传统婚姻进行异性性行为，从而进一步架起艾滋病从高危人群向一般人群扩散的桥梁。

根据 2010 年在中国三个城市开展的男同性恋者交友网络与方式的问卷调查①，男同性恋者的交友网络出现三个明显的增长现象（见表 4 - 2）：（1）2000~2010 年，所结交的同性恋朋友数量出现巨幅增长，2010 年的同性恋朋友数量是 2000 年的 9.7 倍；（2）在此期间，同性恋朋友中的外地人数量快速增长，户籍为外地的朋友比例从 2000 年的 24.3% 升至 2010 年的 48.4%；（3）2000~2010 年，在被调查者结识的同性恋朋友中，专门提供有偿性服务的男性（MB）也出现快速增长，从 2000 年的平均每人认识 0.6 个增长到 2010 年平均每人认识 1.6 个。

表 4 - 2　中国三个城市的男同性恋者交友规模与特征

年份	朋友总数	外地人比例(%)	人均认识 MB 人数
1989	19	15.8	0
2000	749	24.3	0.6
2010	7253	48.4	1.6

资料来源：景军、孙晓舒、周沛峰：《亲密的陌生人：中国三个城市的男同性恋交友格局》，《开放时代》2012 年第 8 期，第 107~117 页。

男同性恋者交友规模的扩大，特别是涉足有偿性服务的男同规模的扩大，加大了中国艾滋病感染和传播的风险。而在中国人口大规模流动的社会特征下，男同性恋者性服务网络将随着人口跨地域流动而实现更大范围的联结，为艾滋病在更大范围内的传播扩散搭建平台。

2004 年 J 省 N 市 Q 区法院审理了一个酒吧老板涉嫌组织无业男青年向同性恋者提供色情服务的案件。据检方指控：有个名为"正麒"的演

---

① 景军、孙晓舒、周沛峰：《亲密的陌生人：中国三个城市的男同性恋交友格局》，《开放时代》2012 年第 8 期，第 107~117 页。

艺吧在同性恋圈子中名气很大，因为"正麒"提供"靓仔"从事色情服务。该演艺吧老板李某，1970年10月出生于N市。2003年元旦以来，李某先后伙同刘某、冷某等人经预谋后，采取张贴广告、登报招聘"公关"的手段，招募、组织多名男青年在其原经营的"金麒麟"、"廊桥"及"正麒"酒吧内与男性消费者从事同性卖淫嫖娼活动，从中牟利。"男公关主要就是陪客人喝酒、聊天，陪客人出台吃夜宵以及开房间睡觉、提供性服务"。同时，检方在起诉书中还查明列举了7次卖淫活动。李某供述道："刚开始，就是刘某和他从H省W市带来的小黄出台，因为刘某认为对招来的人不了解，万一将这些招来的人喊出台出了事，抓到要坐牢的。"李某在朋友沈某的建议下，决定成立公关礼仪公司，主要是为了多招人，从中多收报名费，另外就是给他的酒吧找一些公关先生。后其以高薪为诱饵，广招J省和H省等地的"靓仔"，很快就有大批十八九岁的"靓仔"应聘，并按要求交了抵押金。做"皮肉生意"让李某尝到不少甜头，短短几个月，就获利十多万元。"正麒"的生意也越来越"红火"。①

从该案例显示的资料来看，由于男同性恋者对同性性服务的需求旺盛，存在巨额的盈利空间，为男性同性恋者提供有偿性服务的产业也在依托酒吧等休闲娱乐场所悄然兴起，并且"越来越'红火'"。尽管也对"出事""坐牢"存在担心，但受到"短短几个月，就获利十多万元"的诱惑，为男同性恋者提供有偿性服务的规模日益扩大。而且，所招聘的"公关先生""靓仔"大都是来自外地的流动人口。因此，男男性行为的高风险性和人口的流动性，将进一步加大艾滋病感染和传播的风险。地方和全国艾滋病的流行特点也恰恰印证了这一点，男性同性恋者成为艾滋病病毒感染率上升最快的人群。根据J省卫生厅公布的数据，在2013年1~9月新增艾滋病病毒感染者中，经同性传播所占比例为47.1%，而2009年同期该比例为39.1%，2010年同期该比例为41.6%。②另外，据J省疾控中心性病艾滋病防治所介绍，2008年5月，他们对450名"男同"做过调查，当时HIV（艾滋病毒）感染率不足10%，而2009年5月再对他们进行检测时，HIV

---

① http://news.163.com/2004w02/12452/2004w02_ 1075859494900.html.

② 韦轶婷：《XX艾滋病疫情总体保持低流行态势，已有4642例病人》，http://news.jschina.com.cn/system/2013/11/29/019467375.shtml。

阳性率已经接近20%。① 从全国艾滋病的流行趋势来看，男性同性恋群体中的高风险性行为也正成为 21 世纪以来中国新增艾滋病病毒感染者的重要因素。在历年报告的艾滋病病毒感染者和艾滋病病人传播途径构成中，男男同性传播所占比重快速上升，从 2006 年的 2.5% 上升到 2010 年的 12%，2013 年 1~8 月已经进一步上升到 20.6%。②

在中国，有偿性服务是被禁止的，但是事实上性交易的需求却又十分活跃。这种矛盾造成性交易采取实施起来相对隐秘的地下或流动形式。正因为如此，对这类高危人群进行有效引导和约束比较困难，组织相关人员实行安全检查比较困难。而从事有偿性服务的人群，绝大多数处于社会底层，安全防护意识比较淡薄，在进行性交易时往往处于受支配地位，从事性风险行为的可能性又极高。

有偿性服务的提供地点一般在发廊、酒店、宾馆、夜店、洗浴中心等场所，服务提供者大多属于异地进城谋生人员，顾客绝大多数也是流动人群，一方面这两类人群都属于高危人群，另一方面这两类人群又带有极强的流动性，故而有偿性服务导致的艾滋病传播与扩散，成为经性途径传播艾滋病的重要渠道。性关系网络研究表明，有偿性服务是高流行与低流行人群之间对接的桥梁。

第二节　性关系网络分析

性传播途径变成最为重要的艾滋病感染渠道，在这样一个时代，需要一门理论来深刻地诠释相关性社会结构与性行为，于是 E. 劳曼和 J. 加格农等人在《性的社会组织》（1994 年）一书中提出了"性的社会网络理论"。本节将结合案例对性的社会关系网络进行分析和介绍。

一　性的网络实体

Laumann（1994）认为所有人客观上都存在于"性的网状实体"中，当

---

① 蒋廷玉、仲崇山：《XX"男同性恋"成艾滋病感染上升最快群体》，《新华日报》2009 年 12 月 1 日，http://news.eastday.com/m/20091201/u1a4848512.html。

② 卫生部、联合国艾滋病规划署、世界卫生组织：《2013 年中国艾滋病疫情估计》，2013 年 11 月，第 15 页。

网络中有一人具有多性伴侣，便会成为子群中艾滋病性传播风险的发布中心，并通过连接两个或两个以上的网状实体，成为病毒传递的桥梁。人口的流动，将不同地理空间的性关系网络做了进一步的连接，促成了艾滋病向不同地域的扩散。由艾滋病性风险行为人群参与组成的性关系网络，是分析艾滋病感染的重要路线图[①]，从性关系的性质看，一般研究都聚焦于有偿性服务。Wylie 和 Jolly（2001）则认为，实际上非商业性风险网络对艾滋病传播同样是危险的，甚至危险性更大。事实上，造成 AIDS/HIV 经性途径传播的性关系网络，根本就是商业性网络与非商业性网络的综合体，流动人口因购买性服务感染艾滋病，往往在不知不觉的情况下，将病毒经性途径又传给了身在流出地或流入地的配偶或其他性伴侣。性关系网络是艾滋病经性途径跨区域扩散的路线图，据之我们可以看到艾滋病经性途径跨地域传播的基本轨迹。

性关系网络的存在及其跨地域连结，对于艾滋病经性途径跨区域扩散来讲，就是传播渠道。阻断高风险性关系网络向普通性关系网络的 HIV/AIDS 感染风险转移，是防止艾滋病病毒由高危人群向普通人群传播的关键。如图 4 - 2，左侧的性关系网络与右侧的性关系网络，通过人口跨地域流动连结起来。这些人关系网络连接模式可以表现为：长卡司机购买商业性服务、农民工多性伴行为、男同性恋者性行为、普通人群互联网的性约会等。

从性关系网络中个体的组合形态看，有偿性服务提供者，以及购买性服务者，一般都处于一对多的性关系中，这些人极可能成为病毒传播的桥梁。一对一的延伸型性关系，取向比较单纯，以出轨居多。当在一定地域或生活圈子内性关系比较复杂时，往往还会出现大回环。而就是类似的简单性关系模式，如图 4 - 2 所示，一旦放到大规模性关系网络中去考察，情况就会变得更为复杂，直接后果是造成了艾滋病的跨地域扩散。

而不同性关系网络背后又存在着影响网络，如果说性关系网络是艾滋病传播的路线图的话，影响网络就是控制病毒流通的阀门。这就能解释为何有些地方的艾滋病感染率高，有些地方的感染率却比较低。人们所处的社会文

---

① Friedman, S. A., Neaigus, A., Jose, B., et al., "Networks and HIV Risk: An Introduction to Social Network Analysis for Harm Reductionists," *International Journal of Drug Policy*, 1998, (9), pp. 461 - 469.

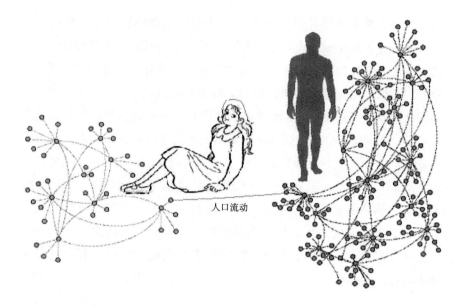

人口流动

图 4 - 2　跨地域性关系网络的联连

化关系结构，会影响个体对性的态度，及其对风险行为的选择。影响网络是
社区通过沟通、劝告、压力等影响艾滋病性风险行为选择的路线图。[①] 已有
研究表明：网络成员属性、社会隔离或社会支持状况、领袖人物影响力和网
络规模等对性风险行为选择影响显著。[②] 因此，对影响网络的研究有助于理
解流动人口性风险行为产生的外部条件，其研究结论是艾滋病干预的重要依
据。[③]

　　可以说性关系网络是艾滋病经性途径传播的社会结构，而影响网络却决

① Friedman, S. A., Neaigus, A., Jose, B., et al., "Networks and HIV Risk: An Introduction to Social Network Analysis for Harm Reductionists," *International Journal of Drug Policy*, 1998, (9), pp. 461 - 469.

② Neaigus, A., Friedman, S. R., Kottiri, B. J., et al., "HIV Risk Networks and HIV Transmission Among Injecting Drug Users," *Evaluation and Program Plannig*, 2001, 24, pp. 221 - 226; Latkin, C. A., Forman, V., Knowlton, A., et al., "Norms, Social Networks, and HIV - Related Risk Behaviors Among Urban Disadvantaged Drug Users," *Social Science & Medicine*, 2003, 56, pp. 465 - 476; Miller, M., Paone, D., "Social Network Characteristics as Mediators in the Relationship between Sexual Abuse and HIV Risk," *Social Science & Medicine*, 1998, 47 (6), pp. 765 - 777.

③ Neaigus, A., Friedman, S. R., Kottiri, B. J., et al., "HIV Risk Networks and HIV Transmission Among Injecting Drug Users," *Evaluation and Program Plannig*, 2001, 24, pp. 221 - 226.

定着艾滋病传播与扩散的严重程度。据此我们可以确定一组关系：在艾滋病跨区域扩散中，流动人口是桥梁，性关系网络是路线图，影响网络是安全阀。

二　小世界网络与无标度特征

20世纪60年代，美国哈佛大学的 Stanley Milgram 设计了一个信件连锁传递实验，结果发现，在我们的世界里人与人之间联系的平均路径很小，具有典型六度分离（Six Degrees of Seperation）表现，即世界上任意两人之间的交往间隔不超过5个人。

采用数学定义来描述上述现象，即关系网络的节点数（N）增加时，网络节点的平均最短路径（L）只以对数的幅度增长，存在 $L \sim \ln N$。这种现象被叫作"小世界效应"（Small World Effect）。[①] 它很形象地描述了地球村的概念，以及人们之间天涯咫尺的相互关系。

但是这种社会关系，内部仍然具有奇怪的特征，如关系资源实际分配的不均衡性，在交往中少数人拥有较大的关系数量。即关系网络呈现出幂律分布（Power Distribution）特征，用数学解释为，某一类网络节点的关系数量，与这类节点数量的乘积都是常数 α。用公式表示为 $P(k) \sim k^{-\alpha}$，这里 k 为节点连接度。它反映的情况是关系数量越多的网络节点，同类节点数量越少；反过来讲在关系网络中少数节点会拥有巨大的连接度，呈现出富者越富的趋势。

人类的性关系网络作为社会关系的一类，也被证明具有上述特性。Liljeros 等（2001）采用在1996年瑞士进行性行为随机调查数据（N = 4781），分析男女性伴侣分布，2810人参与了调查，数据分析发现调查前12个月瑞士人（18~74岁）性伴侣数量呈指数约为 α = 2.4 的幂律分布。进一步观察其两性性关系网络节点的累计节点度分布情况，结果如图4-3，可以看出节点度的概率分布呈一条直线的双对数图形，同样具有幂律分布特征。这类网络类型叫作无标度网络（Scale-free Network）。

α 大于1的关系概率分布，说明性关系网络中存在"核心人群"，这部分人数量不多，但是性伴侣数量较大，使得 HIV/AIDS 的感染与传播更快。

---

① Wasserman, S. & Faust, K., *Social Network Analysis*, Cambridge University Press, Cambridge, 1994.

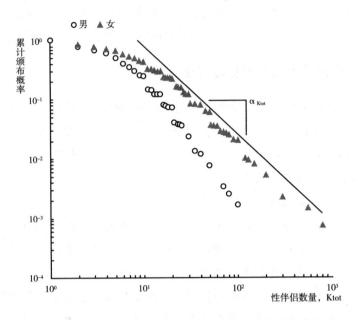

图 4 – 3 瑞士性关系网络（N = 2810）中节点度的幂律分布情况

在性传播疾病阻断时，如果对这类无标度网络进行随机干预，将会事倍功半，如果能对性接触网络实行有针对性的干预，将会非常有效。[1] 独立样本分析的结果说明老人、妇女在样本中并不具有特殊性。相应特征对各类型人口都是适用的。

小世界网络的特征说明性关系网络仍然是熟人社会，病毒在这类网络中传播，蔓延范围极难控制。因为病毒经过较少的路径节点（不超过 5 个），就能波及整个网络。而幂律分布的特征，说明这个性关系网络各节点的累计度分析与性伴个数的双对数曲线与直线拟合，这说明性关系网络的个体性伴侣拥有量是不均的，小部分人有较大数量的性伴侣，多数人的性伴侣较少。性疾病发生的传播速度在幂律网络中要高于规则网络，有针对性的干预效果要优于随机干预。

性关系网络结构反映的是性接触对象与关系类型，它们对 HIV/AIDS 经性途径传播扩散，影响极为显著。现有复杂社会网络研究，主要探析了分布

---

① Liljeros, F., Edling, C. R., Amaral, L. A., Stanley, H. E., Aberg, Y., "The Web of Human Sexual Contacts," *Nature*, 2001, 411 (6840): pp. 907 – 908.

特征与传播阈值的问题，这是相关研究者大量分布于计算机仿真与生物数学研究领域，公共政策的研究者未予跟进的缘故，这种情况造成相关研究成果的表面化，以及成果转化效益极低。

三　实例：杰弗逊高中的浪漫关系网络

美国杰弗逊高中（Jefferson High School）的 1000 名学生中有 832 名学生参与了一个为期 18 个月的跟踪调查，其中 573 名学生相互之间有浪漫行为，由之建成了一个特殊的关系网络，其中最大的一个相互连通的浪漫关系网络组包括 288 名学生。这个大型关系网络指的是学生 A 与学生 B 存在浪漫关系，学生 B 又与学生 C 存在浪漫关系，从而结成的一个包含 288 个学生的子网。[①]

分析结果表明，这个浪漫关系网络存在的两条最大路径为 37 步。另外仅仅有 63 对一对一的关系存在。虽然有大量的人被连接进了较大的浪漫关系网络中，但是这些人自身并没有意识到这个问题。因为大部分浪漫关系网络子网，并非直接连接而成的，而是从伙伴到伙伴再到新伙伴连接而成的。最大的一个子网包含 288 名学生。

对杰弗逊高中浪漫关系网络的类比研究表明，在实际性关系网络中，多数人对性交往对象的其他性交往关系是无意识的，对自己究竟在一个性关系网络中处于何种地位也是没有知觉的。这就出现了一种情况：性关系网络中网络成员的风险感知能力有限。由于网络成员之间在性问题的交流上往往是一对一的，但是在性交往上却是一对多的，因此对于其中潜在的病毒感染风险，往往缺乏沟通。

简单性交往的关系模式，主要有五类，具体形式如图 4-4 所示。

简单性关系是其他性关系组合的基础，杰弗逊高中存在 63 对的一对一浪漫关系，我们假设这一高中生的性交往圈子中男女性别是平均分布的，那么这种关系占总数的比例不到 1%，实际上是非常小的。事实上，一对一的性关系在人的一生中也是占极小比例的，这就几乎注定了每个人一生中都会被纳入更大规模的浪漫关系网络中。

---

① Bearman, P. S., Moody, J., Stovel, K., "Chains of Affection: The Structure of Adolescent Romantic and Sexual Networks," *The American Journal of Sociology*, 2004, 100（1）, pp. 44 - 91.

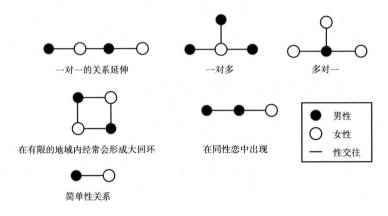

一对一的关系延伸　　　　一对多　　　　多对一

在有限的地域内经常会形成大回环　　在同性恋中出现

男性　女性　性交往

简单性关系

图 4 - 4　简单性交往关系模式

四　实例：美国年轻黑人的同性性关系网络

一项针对美国同性恋者性关系网络的研究[①]显示，在所有的性关系网络中，男性同性恋网络的 HIV/AIDS 传播能力非常之强。2006～2009 年美国的男同性恋黑人中感染 HIV 的比例增加了 48%。这种性关系网络构建的依据是 HIV 患者自身登记的相关情况。在美国，人们感染 HIV 后，会向州政府报告患病事实及其性伙伴，据此将相关的网络画出来。

研究者据此获得了一个包括 398 人、419 组性关系的网络，其中四分之三是黑人（299 人）。这些黑人中又有 92% 属于 MSM（Men Who Have Sex with Men）人群，中间年龄为 26 岁，中间年龄随时间变化正在变小。该网络的 HIV 流行率至少为 29%（n = 117），网络中有 47% 的成员的状态无法检测到，其中这些人或者无法跟踪到（n = 150）或者拒绝 HIV 检测（n = 39）。[②]

在年轻黑人的同性性关系网络中，HIV 流行现状非常严峻，感染 HIV 的风险从其进入这一性关系网络后，就陡然升高。为了减少传播，有必要根

---

① Hurt, C. B., Beagle, S., Leone, P. A., et al., "Investigating a Sexual Network of Black Men Who Have Sex with Men: Implications for Transmission and Prevention of HIV Infection in the United States," *J Acquir Immune Defic Syndr*, 2012, 61 (4), pp. 515 – 521.

② Hurt, C. B., Beagle, S., Leone, P. A., et al., "Investigating a Sexual Network of Black Men Who Have Sex with Men: Implications for Transmission and Prevention of HIV Infection in the United States," *J Acquir Immune Defic Syndr*, 2012, 61 (4), pp. 515 – 521.

据这类网络的结构特征，采取更为有效的干预措施。1981 年美国的 MSM 人群被发现首例艾滋病感染者，此后同样的案例在许多国家被发现，MSM 人群成为艾滋病感染的危险人群。

MSM 人群之所以成为艾滋病感染的危险人群，控制难主要有以下原因：

（1）MSM 对象结对的稳定性较低，异性恋一般具有固定的性伴与商业性性伴，而固定的性伴占最大的比重。MSM 人群一般都具有多性伴，且以同性商业性伴和同性偶然性性伴为主。这种情况导致性行为的风险性增加。

（2）MSM 人群中安全套使用率要低于异性恋人群，无保护性行为现象普遍，性交方式也呈现多样化（如肛交、口交等），提高了艾滋病感染与传播的比重。[①]

（3）在当前性文化环境下，MSM 在社会上受到较大的抵触，MSM 对象不愿让他人知道自身的情况，因此在寻找性伴侣上难度较大，一般通过购买男同性恋者的性服务得到满足。这种情况造成有偿提供性者的大面积存在。

MSM 人群的艾滋病感染问题业已成为全球的焦点问题。近年来中国 MSM 人群艾滋病感染已经引起政府与研究者的注意。张北川等（2002）通过调查估计，我国 15～60 岁人群中同性恋人数约 3000 万人[②]；2004 年卫生部的调查显示，中国 MSM 人群占性活跃期男性总量的 2%～4%，照此比例计算 MSM 人群有 500 万～1000 万人[③]。而据报道，2005 年中国 MSM 人群的艾滋病感染率为 0.4%，数据表明中国男性 MSM 仍然是一个庞大的人群。

不仅如此，MSM 人群艾滋病感染情况正呈现出恶化的趋势，如图 4－5 所示，2005 年仅占 0.4%、2007 年增至 12.2%、2009 年增至 32.5%，增长速度超过了吸毒与异性性传播，占到了首位。有资料表明，中国大陆的 MSM 人群从事性风险行为比例较高，仅有 21.6% 坚持肛交时使用避孕套[④]，

① 崔巍、袁海燕：《男男性行为人群现状与艾滋病行为干预研究》，《医学动物防制》2013 年第 6 期，第 1～4 页。

② 张北川、李秀芳、史同新等：《对中国男同/双性爱者人口数量与艾滋病病毒感染率的初步估测》，《中国艾滋病性病》2002 年第 4 期，第 197～119 页。

③ 崔巍、袁海燕：《男男性行为人群现状与艾滋病行为干预研究》，《医学动物防制》2013 年第 6 期，第 1～4 页。

④ 曹淦、管文辉、吴小刚等：《某同性恋浴室男男性接触者 HIV/梅毒感染状况的研究》，《南京医科大学学报》（自然科学版）2007 年第 6 期，第 637～640 页。

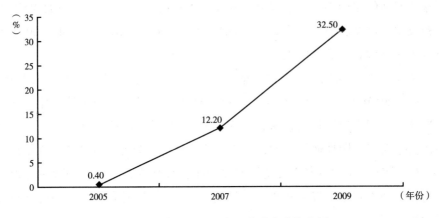

图4-5 中国 MSM 人群艾滋病感染比例

资料来源：中华人民共和国国务院防治艾滋病工作委员会办公室、联合国艾滋病中国专题组：《中国艾滋病防治联合评估报告（2007）》，2008；中华人民共和国卫生部、联合国艾滋病规划署、世界卫生组织：《2009年中国艾滋病疫情估计工作报告》，2010。

在一年间10.0%的人群"买"过性、4.40%"卖"过性，且存在同时为两性提供性服务的现象。[1]

在中国文化背景下，MSM 性关系网络与普通性关系网络是拼合的，许多 MSM 既从事同性性行为，又有着两性婚姻家庭，实际上是双性恋者。相当一部分从事商业性服务的男性，同时向两性提供性服务。

第三节 小结

本章探析艾滋病经性途径传播的个案，包括个人感染案例和群体（性关系网络）感染案例。具体选择了以下四个案例。

（1）网络性约会个案；

（2）有偿性服务个案；

（3）杰弗逊高中的浪漫关系网络；

（4）美国年轻黑人的同性性关系网络。

---

[1] 高省、王丽艳、丁正伟等：《中国部分城市男男性行为人群性行为特征及 HIV 感染状况的研究》，《中国艾滋病性病》2008年第6期，第548~551页；崔巍、袁海燕：《男男性行为人群现状与艾滋病行为干预研究》，《医学动物防制》2013年第6期，第1~4页。

　　研究说明性关系网络的存在及其跨地域联结，对于艾滋病经性途径跨区域扩散来讲，就是传播渠道。性关系网络具有小世界网络与无标度特征，在交往中少数人拥有较大的关系数量，同时具有熟人特征，不同的性乱对象很容易在无意识中被纳入一个大的子网络中。阻断高风险性关系网络向普通性关系网络的 HIV/AIDS 感染风险转移，是防止艾滋病病毒由高危人群向普通人群传播的关键。

第五章 艾滋病空间传播探测算法与分析模型研究

本章研究跨区域人口迁移与艾滋病扩散地理分布结构的分析算法，主体工作是基于层级聚类和多智能体（Multi-Agents，MAS）技术，开发一种有向加权网络社团结构挖掘算法。使用新算法，对1990年、2000年全国人口普查和1995年、2005年全国1%人口抽样调查中的省际迁移数据进行分析，探测我国省际人口迁移网络的集团结构，分析艾滋病传播的地理圈结构，并据此探讨分区域人口流动与艾滋病感染的组群效应。此外，本章还建立了人口迁移轨迹与艾滋病区域分布对应关系的空间分析模型。

第一节 省际人口网络迁移集团挖掘算法

省际迁移网络作为一类特殊的真实世界网络，具有非常复杂的网络构造模式。已有算法对其社团结构探测并不适用，分析省际人口迁移网络的社团结构，以及艾滋病分布的集团化特征，适合采用完全连接有向加权网络社团结构探测算法，因此需要开发出新的算法。传统迁移集团探测方法能给出集团凝聚的唯一结果，但需要借助主观经验，且无法展示凝聚过程，不利于在此基础上进行迁移集团形成机制的研究。

针对这种情况，本研究引入复杂网络理论和技术，根据我们先前提及的迁移网络构建方法，开发一种面向节点间存在逆向弧的完全连接的有向加权网络社团结构探测算法，希望能够更加准确地分析出迁移集团结构，可以解决不同迁移数据统计口径的差异问题，努力避免迁移集团分析方法应用上的主观性。

一 新算法设计思路

近年来，随着统计物理学的发展，萌生了许多有关网络集团结构切割的算法，其中一些具有快的计算速度和精确的输出结果。但是这些算法都只能适用于某一种类型的网络。从节点关系所代表的网络类型看，Girvan 和 Newman（2001），Wu 和 Huberman（2004），Newman（2004）所提供的算法适用于布尔网络的集团切割；Newman（2004），Fan 等（2006），Alves（2007）开发的算法适用于加权网络的集团切割；而加权有向网络因为综合考虑节点的度、节点的方向、边的强度，较为复杂一些，Yoon 等（2006）提出的算法对它具有适用性；如图 5 - 1（a），在本研究中作为分析对象的迁移网络，属于完全连接的节点间带逆向弧的完全连接的有向加权网络，这类网络的信息容量更大，在网络集团分割过程中需要考虑更多的因素，目前有效的切割算法还很少见。

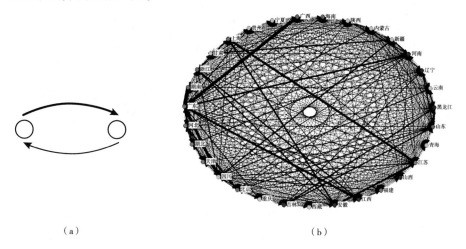

（a）   （b）

图 5 - 1 新算法适用的网络模式及其实例

说明：（a）迁移网络的节点对模式；（b）"五普"省际迁移网络。

层级聚类方法是算法设计中比较常见的，它存在凝聚法和分裂法两种变形，新算法将采取凝聚法，要求在迭代过程中不断地判断点与点（或类与类）是否属于同一集合，传统的聚类思想是引入相似度（Similarity）或距离（Distance）作为拟合指标①，只考虑联系的强度（即距离或相似度，在这里指边的权重），而新算法将综合考虑联系强度，以及节点间相互作用力的施加方向（边的方向）。迭代过程中的待凝聚节点对，彼此以从自身出发、有最大权重的边指向对方的，才会被筛选出来。将各节点间关系最为紧密的节点逐批形成类，再以最短距离法进行类的凝聚，最终算法可以成功地将包括所有网络节点的层级聚类树绘出来。根据树图，可以获得迁移网络的精细集团结构；也可进一步将聚类树图转化为稀疏网络，并以模块度指标优化方法计算树图切割位，获得最优省际迁移集团结构。

新算法利用了数据的空间关系，采取对向迁移的流量按大小排序、序次更高的节点组合优先凝聚的策略，这样做可以较好地避免或减少因为统计口径不一致造成的分析结果差异问题，并且不需要对原始数据进行统计口径上的调整。这种凝聚策略着眼于求解单次调查数据中网络内部对流旺盛的节点组合，这种组合的序次关系一般不会因为迁移调查统计口径的差异而被掩盖或破坏。举例说明：在 1985～2005 年四轮统计口径不一致的迁移调查中，北京与河北的对向人口迁移流量都以最大强度指向对方，统计口径的变化对二者的迁移量变化影响很大，但对它们的组合强度序次的影响却极小，因此在四次的迁移调查数据中，二者都会被新算法锁定为同一迁移集团。可见，新算法采用了组合序数值对比的方法，不同于传统凝聚方法中基数值对比的路子，能够较好地克服统计口径不一致的障碍，可以提高我国不同批次迁移数据的利用率。这种算法思想比较适用于对关系数据的聚类分析。

二 计算步骤

以下采用层级聚类方法和 MAS 技术，设计一类用于完全连接有向加权网络社团结构探测的并行算法。该算法始于一个完全连接网络和一个空的分级树状图。如果此处初始网络是稀疏网络或紧密网络，可以通过在网络的空

---

① Borgatti, S. P., Everett, M. G., Freeman, L. C., *Ucinet 6 Reference Guide*, *Ucinet for Windows*: *Software for Social Network Analysis.* Harvard, MA: Analytic Technologies, 2002, pp. 99 - 102; 网络节点关系的拟合指标还有相似度（Similarities）、关联度（Cohesion）、成本（Cost）、相关度（Correlation）、强度（Strengths）、密度（Density）等，它们都可以转化为对距离的定义。

连接处加零的方法（这里零表示权重为零的双向连接边），将它们转化为完全连接网络。

对于网络 $G = (V, E, W)$，V 为包含 N 个节点的节点集；E 表示节点 V_i 和 V_j 间的弧，且 $E_{ij} \neq E_{ji}$；W_{ij} 指弧的权重。这里我们引入三类 Agent，分别是：一只记忆 Agent（$Agent_r$），N 只移动 agent（$Agent_i$，$i \in [1, N]$），以及一只绘图 Agent（$Agent_P$）。$Agent_r$ 负责记录 $Agent_i$ 的移动轨迹，并通知 $Agent_P$ 新凝聚的节点对是什么；$Agent_i$ 负责在网络中选择出发节点为 V_i 的通行路径，并进行移动；$Agent_P$ 负责接收新参与凝聚的节点对，并将它们添加到一个空的层级聚类树图上。在初始状态每一网络节点上有一只移动 Agent，其编号同节点编号一致，如 $Agent_i$ 表示分布在第 i 节点的移动 Agent。具体算法过程如下：

步骤 1　$Agent_i$（$i \in [1, N]$）同时根据贪婪规则选择一条边权最大的路径行走（出发节点和目标节点记为 V_i 和 V_j）。如果以 V_i 为出发节点并具有最大权重的弧有 m 条，$Agent_i$ 将自我复制 m 次，变成 $Agent_{ih}$（$h \in [1, m]$）以确保所有这种弧都被通行。

步骤 2　（1）$Agent_r$ 记录移动 Agent 的轨迹，在其中寻找方向互逆的弧 E_{ij} 和 E_{ji}，并在将弧的节点 V_i 和 V_j 提交给 $Agent_P$ 后，删除被选定的弧；（2）$Agent_P$ 从低到高将被提交的节点对添加到树状图里，要求在同一轮迭代中发现的节点对置于同一层级，并且所有节点不重绘；（3）所有的移动 Agent 回到出发节点 V_i，并且所有分裂形成的 $Agent_{ih}$（$h \in [1, m]$）必须合并回 $Agent_i$。

步骤 3　重复步骤 1 和步骤 2，直到以下有一个条件得到满足：（1）$Agent_P$ 已经绘完有 N 个叶片的分级树状图；（2）$Agent_r$ 发现网络的所有边都已被删除。

步骤 4　根据不同输出要求，本步计算有两种选择方案：（1）逐级切割层级聚类树图获得精细社团结构；（2）将聚类树图还原为网络，以叶节点在树图中的迭代层级减 1 后的倒数作为它们彼此连接的权重，获得稀疏的加权网络，然后采用 Newman（2004）的加权网络模块度优化方法，计算不同树图层级的模块度指标值，取最大解所在的树图层级位置为切割位。

以上计算过程遵循序次优先规则，实际上利用了 Bellman 最优性原理。移动 Agent 的所有活动路径实际上就是对迁移网络节点进行筛选的最优控制路径，通过每一轮的迭代，将被探测网络中剩余的节点（状态序列）选择出来，置入聚类树图。按照贪婪规则，Agent 的每一轮迭代选择目的都是要使获得的树图叶子节点实现序次上的最佳匹配，从而令整体凝聚树图结构达到最优（性能指标最大）。在这一过程中，节点对的边权组合序次具有决定性的意义——以"五普"人口迁移网络为例，虽然四川省有着全国最大的劳动力输出队伍，并且该省以广东省作为最大的人口迁出目的地（占四川省迁出人口总量的 27.94%）；但是广东省仅有少量人口进行对向迁移（占广东省迁出人口总量的 2.71%），虽然一条边的权重独大，但是两条边权重的组合序次低于其他连接情况，结果这种组合只能被否。

上面步骤 4 的第一种计算方案不同于以往的多数研究，即使是 GN 算法也是在得出树图后用观察法确定树图切割位，而本方法是逐层切割提取社团结构。这样做主要基于以下考虑：本研究需要呈现复杂网络社团的精细结构，以便进行关于迁移集团现状、特征和演化机制的分析。因为一个树状图在不同的分级水平可以被切割成许多子树，就像相对小的社团可以嵌入更大的社团一样，各迭代等级的精细社团结构都是有社会意义或具体含义的。切割的层级水平应取决于研究目标和对象，在某些研究中迁移集团分析需要展示的是网络社团的结构、特征、形成和分化，而单一的优化值展示不了网络社团的精细结构，所以算法第四步的第一种计算方案不采用优化方法。而算法第四步的第二种计算方案，采取了较常见的思路，增加了优化计算。Newman 等开发的含权与不含权的优化模块指标 Q，有助于解决树图切割层级不确定问题，适用于网络社团结构最优化求解，可以给出唯一解。

以上第一种计算方案是一种层级聚类迭代过程的全部展示，第二种计算方案引入模块度优化方法，均没有掺杂作者对于社团结构的主观判断，因而不具有主观性。具体采用哪一分支作为计算方案，可以根据研究需要灵活选择，在本研究中两种计算方法都将用到。

三 计算复杂度

在并行机制下 $Agent_i$（$i \in [1, N]$）选择权重最大的边并移动，$Agent_i$ 记

录 $Agent_i$ 的活动，以及 $Agent_p$ 接受 $Agent_r$ 的指令进行绘图操作，需要花费的时间为 $O(kN)$；在最差的情况下（按 $Agent_r$ 的终结条件结束计算），每轮迭代只是一个新节点和一个节点集的凝聚操作，计算就需要重复 $N-1$ 次；因此整个算法的计算复杂度为 $O(N^2)$。但是即使是在最差的情况下 $Agent_r$ 的记录次数仍与 $Agent_p$ 的绘图次数相等，因此有 $N \sim d$，这里 d 为计算出的社团结构树图的深度，则算法的复杂度也可以表示为 $O(Nd)(N=d)$。实际上如第二节的实例所示，在迭代过程中 $Agent_p$ 的终结条件（完成对整个树图的描绘）往往先得到满足，此时在一个节点规模为 N 的网络中算法的运行时间为 $O(Nd)$（$d << N$）。如果同文献[①]一样视 $d \sim logN$，则我们的算法的第一种计算方案有接近线性的复杂度 $O(NlogN) < O(Nlog^2 N)$。

但是我们认为"$d \sim logN$"式是不合理的，举例说明：如图 5-2 的网络社团计算中，至第 9 轮迭代所有网络弧都将被删除完成树图描绘要比完成弧删除操作来得早，此时 $Agent_p$ 的终结条件首先得到满足；如对图 5-3 的网络社团计算，至第 17 轮迭代所有网络弧都将被删除，此时 $Agent_r$ 的终结条件首先得到了满足。二者的树图深度 d 分别为 9 和 17。因 $9 >> log24$，$17 >> log38$，$d \sim logN$ 式显然不成立，所以新算法第一种计算方案的时间复杂度应为 $O(N^2)$。而第二种计算方案在第一种计算方案时间复杂度之上，增加了还原计算，以及模块度优化计算。它们之间属于串联关系，计算时间均与树图深度相关。因为模块度指标优化计算，只需求不同树图层级的模块度指标值，确定其最大值所在树图层级，所以计算复杂度远低于与节点规模相关的迭代值。优化迭代取三者计算时间的最大值表示，复杂度仍然不超过 $O(N^2)$。

四 算法检验

以上基于复杂网络技术开发省际迁移集团算法，新算法不仅适用于省际迁移集团结构探测，同样适用于其他有向加权网络的社团结构探测。在这里将基于计算机模拟网络和社团结构已知的真实世界网络，进行算法检验。

---

① Aaron, C., Newman, M. E. J., Moore, C., "Finding Community Structure in Very Large Networks," *Phys. Rev. E*, 2004, 74 (3), pp. 36–104.

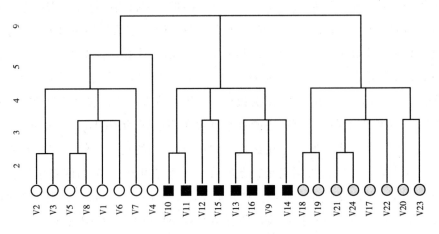

图 5 – 2　对计算机模拟网络社团结构的探测结果

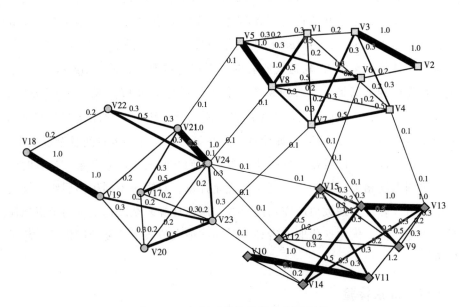

图 5 – 3　经树图转换获得的稀疏网络

　　首先，生成一有 m 个社团的网络，社团的规模分别为 $\{n_1, n_2, \cdots, n_m\}$；让社团内部边的权重满足正态分布 $P_i \sim (\mu_1, \sigma^2)$，让社团之间的边的权重满足正态分布 $P_o \sim (\mu_2, \sigma^2)$。由于我们取 $P_i > > P_o$，该模拟网络必然具有社团结构的拓扑属性。在文中我们设 $m = 3$，$n_1 = n_2 = n_3 = 8$，$P_i \sim (0.5,$ $0.025^2)$，$P_o \sim (0.05, 0.025^2)$。获得计算机模拟网络矩阵如表 5 – 1。

表 5 - 1 计算机模拟生成的网络矩阵

	V1	V2	V3	V4	V5	V6	V7	V8	V9	V10	V11	V12
V1	0.5209	0.4562	0.4388	0.4917	0.4876	0.4755	0.473	0.5077	0.0675	0.0598	0.0482	0.0668
V2	0.4819	0.5174	0.5118	0.4875	0.472	0.4828	0.4719	0.4857	0.0378	0.0073	0.057	0.0373
V3	0.482	0.5203	0.5029	0.4991	0.5202	0.5335	0.5434	0.4756	0.0966	0.0557	0.0843	0.0714
V4	0.495	0.5159	0.4852	0.4956	0.501	0.4773	0.5484	0.4888	0.0777	0.0671	0.0545	0.0567
V5	0.4995	0.5328	0.4836	0.4761	0.4811	0.4897	0.5409	0.5271	0.0193	0.0341	0.0364	0.0656
V6	0.507	0.5082	0.473	0.5323	0.4978	0.4873	0.4686	0.5593	0.0333	0.0249	0.0909	0.0238
V7	0.5265	0.4832	0.4988	0.511	0.4498	0.5405	0.4947	0.5057	0.0835	0.0454	0.0706	0.0884
V8	0.5155	0.4963	0.5095	0.532	0.5271	0.502	0.495	0.4933	0.0597	0.0236	0.0558	0.0609
V9	0.0675	0.0598	0.0482	0.0668	0.0021	0.0947	0.0448	0.0304	0.5209	0.4562	0.4388	0.4917
V10	0.0378	0.0073	0.057	0.0373	0.0617	0.0598	0.0689	0.0308	0.4819	0.5174	0.5118	0.4875
V11	0.0966	0.0557	0.0843	0.0714	0.0819	0.0505	0.0594	0.0473	0.482	0.5203	0.5029	0.4991
V12	0.0777	0.0671	0.0545	0.0567	0.066	0.0399	0.0164	0.0256	0.495	0.5159	0.4852	0.4956
V13	0.0193	0.0341	0.0364	0.0656	0.0845	0.0116	0.087	0.0259	0.4995	0.5328	0.4836	0.4761
V14	0.0333	0.0249	0.0909	0.0238	0.083	0.0555	0.0508	-0.0095	0.507	0.5082	0.473	0.5323
V15	0.0835	0.0454	0.0706	0.0884	0.0273	0.0156	0.0968	0.029	0.5265	0.4832	0.4988	0.511
V16	0.0597	0.0236	0.0558	0.0609	-0.0076	0.029	0.0198	0.0564	0.5155	0.4963	0.5095	0.532
V17	0.0675	0.0598	0.0482	0.0668	0.0021	0.0947	0.0448	0.0304	0.0675	0.0598	0.0482	0.0668
V18	0.0378	0.0073	0.057	0.0373	0.0617	0.0598	0.0689	0.0308	0.0378	0.0073	0.057	0.0373
V19	0.0966	0.0557	0.0843	0.0714	0.0819	0.0505	0.0594	0.0473	0.0966	0.0557	0.0843	0.0714
V20	0.0777	0.0671	0.0545	0.0567	0.066	0.0399	0.0164	0.0256	0.0777	0.0671	0.0545	0.0567
V21	0.0193	0.0341	0.0364	0.0656	0.0845	0.0116	0.087	0.0259	0.0193	0.0341	0.0364	0.0656
V22	0.0333	0.0249	0.0909	0.0238	0.083	0.0555	0.0508	-0.0095	0.0333	0.0249	0.0909	0.0238
V23	0.0835	0.0454	0.0706	0.0884	0.0273	0.0156	0.0968	0.029	0.0835	0.0454	0.0706	0.0884
V24	0.0597	0.0236	0.0558	0.0609	-0.0076	0.029	0.0198	0.0564	0.0597	0.0236	0.0558	0.0609
	V13	V14	V15	V16	V17	V18	V19	V20	V21	V22	V23	V24
V1	0.0021	0.0947	0.0448	0.0304	0.0675	0.0598	0.0482	0.0668	0.0021	0.0947	0.0448	0.0304
V2	0.0617	0.0598	0.0689	0.0308	0.0378	0.0073	0.057	0.0373	0.0617	0.0598	0.0689	0.0308
V3	0.0819	0.0505	0.0594	0.0473	0.0966	0.0557	0.0843	0.0714	0.0819	0.0505	0.0594	0.0473
V4	0.066	0.0399	0.0164	0.0256	0.0777	0.0671	0.0545	0.0567	0.066	0.0399	0.0164	0.0256
V5	0.0845	0.0116	0.087	0.0259	0.0193	0.0341	0.0364	0.0656	0.0845	0.0116	0.087	0.0259
V6	0.083	0.0555	0.0508	-0.0095	0.0333	0.0249	0.0909	0.0238	0.083	0.0555	0.0508	-0.0095

续表

	V13	V14	V15	V16	V17	V18	V19	V20	V21	V22	V23	V24
V7	0.0273	0.0156	0.0968	0.029	0.0835	0.0454	0.0706	0.0884	0.0273	0.0156	0.0968	0.029
V8	-0.0076	0.029	0.0198	0.0564	0.0597	0.0236	0.0558	0.0609	-0.0076	0.029	0.0198	0.0564
V9	0.4876	0.4755	0.473	0.5077	0.0675	0.0598	0.0482	0.0668	0.0021	0.0947	0.0448	0.0304
V10	0.472	0.4828	0.4719	0.4857	0.0378	0.0073	0.057	0.0373	0.0617	0.0598	0.0689	0.0308
V11	0.5202	0.5335	0.5434	0.4756	0.0966	0.0557	0.0843	0.0714	0.0819	0.0505	0.0594	0.0473
V12	0.501	0.4773	0.5484	0.4888	0.0777	0.0671	0.0545	0.0567	0.066	0.0399	0.0164	0.0256
V13	0.4811	0.4897	0.5409	0.5271	0.0193	0.0341	0.0364	0.0656	0.0845	0.0116	0.087	0.0259
V14	0.4978	0.4873	0.4686	0.5593	0.0333	0.0249	0.0909	0.0238	0.083	0.0555	0.0508	-0.0095
V15	0.4498	0.5405	0.4947	0.5057	0.0835	0.0454	0.0706	0.0884	0.0273	0.0156	0.0968	0.029
V16	0.5271	0.502	0.495	0.4933	0.0597	0.0236	0.0558	0.0609	-0.0076	0.029	0.0198	0.0564
V17	0.0021	0.0947	0.0448	0.0304	0.5209	0.4562	0.4388	0.4917	0.4876	0.4755	0.473	0.5077
V18	0.0617	0.0598	0.0689	0.0308	0.4819	0.5174	0.5118	0.4875	0.472	0.4828	0.4719	0.4857
V19	0.0819	0.0505	0.0594	0.0473	0.482	0.5203	0.5029	0.4991	0.5202	0.5335	0.5434	0.4756
V20	0.066	0.0399	0.0164	0.0256	0.495	0.5159	0.4852	0.4956	0.501	0.4773	0.5484	0.4888
V21	0.0845	0.0116	0.087	0.0259	0.4995	0.5328	0.4836	0.4761	0.4811	0.4897	0.5409	0.5271
V22	0.083	0.0555	0.0508	-0.0095	0.507	0.5082	0.473	0.5323	0.4978	0.4873	0.4686	0.5593
V23	0.0273	0.0156	0.0968	0.029	0.5265	0.4832	0.4988	0.511	0.4498	0.5405	0.4947	0.5057
V24	-0.0076	0.029	0.0198	0.0564	0.5155	0.4963	0.5095	0.532	0.5271	0.502	0.495	0.4933

针对表 5-1，运行算法步骤 1-3，可获得聚类树图如图 5-2。如果想求该计算机模拟网络的精细社团结构，则可以让虚线从树图第 2 层级开始逐级向上切割，获得的各层级社团结构即为所求——至此算法的第一套计算方案运行结束。如果希望求计算机模拟网络的最优社团结构，则需要进一步运行算法的第二套计算方案。虽然依据图 5-2，用观察法即可直接确定树层级 5 至 9 之间为理想的虚线切割位，但是为了展示全计算过程，以下继续运行第二套计算方案。

按照算法计算步骤 4 的第二种方法，以各节点对连接处所在的树图层级减 1 后的倒数为树重，将树图转化为稀疏网络。该网络的矩阵见表 5-3，图形见图 5-3。注意：当多节点结团时很难根据树图判断出究竟哪两个叶节点是直接相连关系，但是在算法运行过程中，每运行到步骤 2 时 $Agent_p$ 会记录下来各迭代批次相连接的节点对，因此这时只需调出 $Agent_p$ 记录即可知树图各层级叶节点的连接模式。实际上，表5－3属于稀疏网络，虽然同样采用计算加权网络模块度指标值的方法，其计算步骤远远少于波克希舍夫斯基（1987）、刘茂省等（2003）的研究。因为根据新算法计算步骤4的第二套计算方案，只需计算出树图第二迭代层级以上各层级所对应的模块度指标值，因此 Q^W 值只需计算 $d-1$ 次（这里 $d=6$），再按冒泡排序方法确定最大模块度指标值，它所对应的树图迭代层级即为树图社团结构分析的理想切割位。

表5－2　$Agent_p$ 保存的树图叶节点迭代记录

节点标号	节点标号	迭代层级	节点标号	节点标号	迭代层级	节点标号	节点标号	迭代层级
2	3	2	3	7	4	7	1	6
2	3	2	11	15	4	15	9	6
8	5	2	19	23	4	23	17	6
10	11	2	6	5	4	8	4	6
16	13	2	8	7	4	3	5	6
18	19	2	14	13	4	16	12	6
24	21	2	16	15	4	11	13	6
			22	21	4	24	20	6
			24	23	4	19	21	6
						6	2	6
						14	10	6
						22	18	6
						4	1	6
						12	9	6
						20	17	6
4	7	3	3	4	5	21	5	9
6	8	3	11	12	5	23	7	9
12	15	3	19	20	5	24	8	9
14	16	3	5	1	5	21	13	9
20	23	3	13	9	5	23	15	9
22	24	3	21	17	5	24	16	9
8	1	3				13	5	9
16	9	3				15	7	9
24	17	3				16	8	9

按照算法计算步骤4的第二套计算方案，根据表5－2写出各叶节点对的连接权重，将表5－2转化为表5－3。

表 5 – 3 树图转化所得的网络矩阵

	V1	V2	V3	V4	V5	V6	V7	V8	V9	V10	V11	V12
V1	0	0	0	0.2	0.25	0	0.2	0.5	0	0	0	0
V2	0	0	1	0	0	0.2	0	0	0	0	0	0
V3	0	1	0	0.25	0.2	0	0.33	0	0	0	0	0
V4	0.2	0	0.25	0	0	0	0.5	0.2	0	0	0	0
V5	0.25	0	0.2	0	0	0.33	0	1	0	0	0	0
V6	0	0.2	0	0	0.33	0	0	0.5	0	0	0	0
V7	0.2	0	0.33	0.5	0	0	0	0.33	0	0	0	0
V8	0.5	0	0	0.2	1	0.5	0.33	0	0	0	0	0
V9	0	0	0	0	0	0	0	0	0	0	0	0.2
V10	0	0	0	0	0	0	0	0	0	0	1	0
V11	0	0	0	0	0	0	0	0	0	1	0	0.25
V12	0	0	0	0	0	0	0	0	0.2	0	0.25	0
V13	0	0	0	0.11	0	0	0	0	0.25	0	0.2	0
V14	0	0	0	0	0	0	0	0	0	0.2	0	0
V15	0	0	0	0	0	0.11	0	0	0.2	0	0.33	0.5
V16	0	0	0	0	0	0	0.11	0	0.5	0	0	0.2
V17	0	0	0	0	0	0	0	0	0	0	0	0
V18	0	0	0	0	0	0	0	0	0	0	0	0
V19	0	0	0	0	0	0	0	0	0	0	0	0
V20	0	0	0	0	0	0	0	0	0	0	0	0
V21	0	0	0	0	0.11	0	0	0	0	0	0	0.11
V22	0	0	0	0	0	0	0	0	0	0	0	0
V23	0	0	0	0	0	0	0.11	0	0	0	0	0
V24	0	0	0	0	0	0	0.11	0	0	0	0	0

	V13	V14	V15	V16	V17	V18	V19	V20	V21	V22	V23	V24
V1	0	0	0	0	0	0	0	0	0	0	0	0
V2	0	0	0	0	0	0	0	0	0	0	0	0
V3	0	0	0	0	0	0	0	0	0	0	0	0
V4	0.11	0	0	0	0	0	0	0	0	0	0	0
V5	0	0	0	0	0	0	0	0	0.11	0	0	0
V6	0	0	0.11	0	0	0	0	0	0	0	0	0
V7	0	0	0	0.11	0	0	0	0	0	0	0.11	0
V8	0	0	0	0	0	0	0	0	0	0	0	0.11
V9	0.25	0	0.2	0.5	0	0	0	0	0	0	0	0
V10	0	0.2	0	0	0	0	0	0	0	0	0	0

续表

	V13	V14	V15	V16	V17	V18	V19	V20	V21	V22	V23	V24
V11	0.2	0	0.33	0	0	0	0	0	0	0	0	0
V12	0	0	0.5	0.2	0	0	0	0	0.11	0	0	0
V13	0	0.33	0	1	0	0	0	0	0	0	0	0
V14	0.33	0	0	0.5	0	0	0	0	0	0	0.11	0
V15	0	0	0	0.33	0	0	0	0	0	0	0	0.11
V16	1	0.5	0.33	0	0	0	0	0	0	0	0	0
V17	0	0	0	0	0	0	0	0.2	0.25	0	0.2	0.5
V18	0	0	0	0	0	0	1	0	0	0.2	0	0
V19	0	0	0	0	0	1	0	0.25	0.2	0	0.33	0
V20	0	0	0	0	0.2	0	0.25	0	0	0	0.5	0.2
V21	0	0	0	0	0.25	0	0.2	0	0	0.33	0	1
V22	0	0	0	0	0	0.2	0	0	0.33	0	0	0.5
V23	0	0.11	0	0	0.2	0	0.33	0.5	0	0	0	0.33
V24	0	0	0.11	0	0.5	0	0	0.2	1	0.5	0.33	0

　　按照文献[①]的计算方法，可算出树图不同迭代层级的模块度指标值（如图5-1），如图5-4所示，当切割位在迭代层级（5，9）之间时，$Q^W =$ 0.89，取最大值。这个位置就是图5-2所示树图的切割位，由此我们可以获得唯一的网络社团结构。

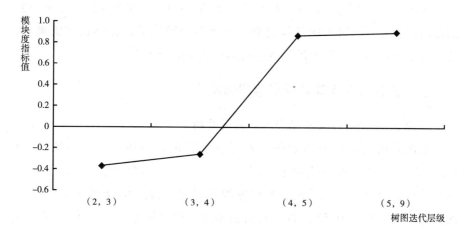

图5-4　不同树图迭代层级所对应的模块度指标值

①　Newman, M. E. J. , "Analysis of Weighted Networks," *Phys. Rev. E*, 2004, 70：056131.

第二节 人口数据反映的地理分层结构

一 普查数据与迁移网络对象

中国迁移人口信息调查开始于 1987 年，迄今共有五次全国性的迁移人口调查，后四次迁移调查依托的调查项目名称，以及调查表登记的人口迁移周期如表 5 - 4。

表 5 - 4 1985 ~ 2005 年四次全国性迁移人口调查

序次	调查迁移周期	调查项目
1	1985. 7. 1 ~ 1990. 6. 30	1990 年第四次全国人口普查
2	1990. 10. 1 ~ 1995. 9. 30	1995 年第二次全国 1% 抽样调查
3	1995. 11. 1 ~ 2000. 11. 1	2000 年第五次全国人口普查
4	2000. 11. 1 ~ 2005. 11. 1	2005 年第三次全国 1% 抽样调查

表 5 - 4 中每一次调查所获得的省际迁移数据，按照图 5 - 1 规定的网络构造方法都可以生成一张省际迁移网络图。由于数据的重叠问题，我们放弃使用 1987 年第一次全国 1% 抽样调查数据，因而只有四批次调查数据，可以生成四张历时排列的省际迁移网络，如图 5 - 5。以这些网络为研究对象，运行新算法进行网络社团结构挖掘，获得各个网络的社团结构层级聚类树图，并按照不同迭代深度依次将它们标注在中国地图上。

二 普查数据反映的迁移集团结构

1. 1985 ~ 1990 年省际迁移人口集团结构

采用第四次人口普查数据，利用新算法进行分析，首先将聚类树图（如图 5 - 6）转化为加权网络（如图 5 - 7），然后采用模块度指标优化方法进行分析，当 Q 取最大值时，对应虚线的切割位为图 5 - 6 中 $C \in (3, 4)$ 的位置，此时 $Q = 0.52$，符合网络集团的一般特征 $Q \in (0.3, 0.7)$。结果产生六个迁移集团①华北圈：京 - 津 - 冀 - 晋；②东北圈：辽 - 吉 - 黑 - 鲁 - 蒙；③华东圈：沪 - 苏 - 浙 - 皖 - 闽 - 赣；④华南圈：粤 - 琼 - 桂；⑤西南圈：滇 - 川 - 新；⑥西北圈：陕 - 甘 - 青。

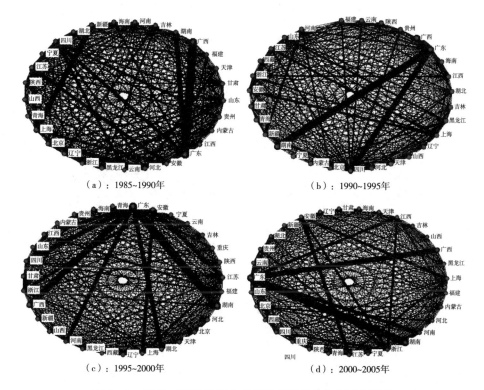

（a）：1985~1990年　　（b）：1990~1995年

（c）：1995~2000年　　（d）：2000~2005年

图 5－5　1985～2005 年四个迁移调查周期的省际迁移网络

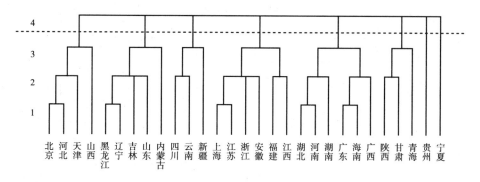

图 5－6　新算法的"四普"省际迁移集团分析

2. 1990～1995 年省际人口迁移集团结构

采用第二次全国 1% 人口抽样调查数据，利用新算法分析，可得 1990～1995 年的省际人口迁移集团结构如图 5－8，当 $C \in$（3，4）时，分离出的迁移集团有：①京－津－冀－沪－苏－浙，②辽－吉－黑－鲁，③粤－川－湘－新。

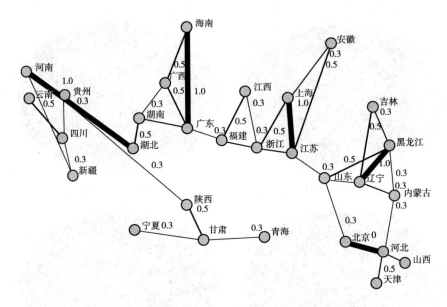

图 5 - 7 经树图转换获得的"四普"省际迁移集团网络

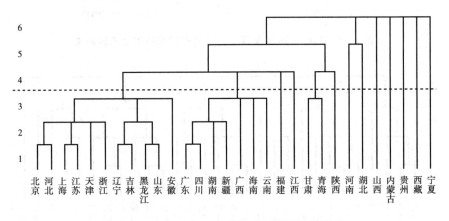

图 5 - 8 1990~1995 年省际迁移网络社团结构

3. 1995~2000 年省际人口迁移集团结构

采用第五次全国人口普查数据，利用新算法分析，可得 1995~2000 年的省际人口迁移集团结构如图 5-9，当 $C \in$（4，5）时，分离出的迁移集团有：①陕 - 甘 - 宁；②京 - 津 - 冀 - 辽 - 吉 - 黑 - 鲁 - 蒙 - 晋；③沪 - 苏 - 浙 - 皖 - 粤 - 琼 - 桂 - 赣 - 豫 - 鄂 - 新 - 闽 - 湘；④渝 - 川 - 滇。

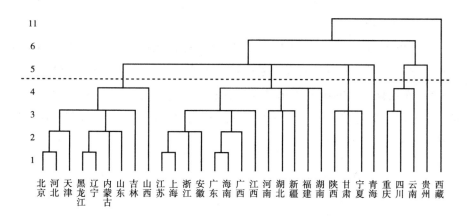

图 5 - 9　1995～2000 年省际迁移网络社团结构

4. 2000～2005 年省际人口迁移集团结构

采用第三次全国 1% 人口抽样调查数据，利用新算法分析，可得 2000～2005 年的省际人口迁移集团结构如图 5 - 10，当 $C \in$（3，4）时，分离出的迁移集团有：①沪 - 苏 - 浙；②京 - 津 - 冀 - 粤 - 琼 - 桂 - 晋。同"四普"省际迁移集团结构（见图 5 - 6）相比较，显见，随着人口流动性的加强，原有的迁移社团结构不断发生变化，原先联系紧密的"陕 - 甘 - 青"集团已被打散，"辽 - 吉 - 黑"集团虽然还在，但联系已有所弱化。

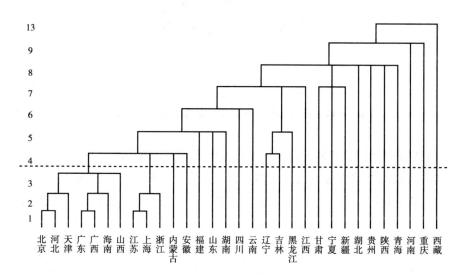

图 5 - 10　2000～2005 年省际迁移网络社团结构

5. 最稳定的省际人口迁移集团结构

分析以上四个迁移周期省际人口迁移网络的精细社团结构，将其中出现在同一集团中频率最高，表现为强连接社团关系的集团标注出来，结果如图5-11。在迁移网络的历时变化过程中存在四个最为稳定的迁移集团，分别是：京-津-冀迁移集团、沪-苏-浙迁移集团、辽-吉-黑迁移集团，以及粤-琼-桂迁移集团。

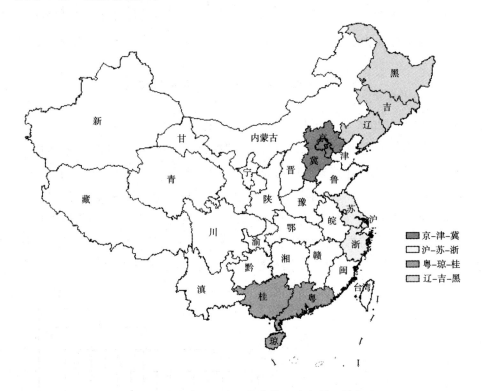

图5-11　我国省际迁移网络中最为稳定的迁移集团

它们在1985~2005年的各个迁移时期都是紧密抱团的区域。这种稳定的迁移集团的形成绝对不是偶然的，根据托达罗迁移理论，预期经济收益是人口迁移的第一动机，空间距离对人口迁移行为又存在显著作用，二者的共同作用，导致以上四个迁移集团牢固的自我绑定。

此外，分析不同时期的迁移网络探测结果，还可以发现存在强度弱一些的社团关系，如川-渝迁移集团和陕-甘-宁-青迁移集团，二者都属于西部区域的迁移集团。不过随着区域经济发展不平衡的扩大，以及区域间长距离联系的深化，陕－甘－宁－青迁移集团和川－渝迁移集团的稳定性也表现出弱化趋向。至于中部区域则没有明显的较稳定的迁移集团。

第三节　省际迁移与艾滋病扩散的空间分析模型

省际人口迁移与艾滋病扩散的空间分析模型包括区域分布的相关关系统计模型，以及组群效应分析模型。

一　区域分布的相关关系统计模型

这个模型比较简单，要求根据分区域累计报告的艾滋病感染状况，对各区域进行分类，从而获得分类变量一；再根据各区域省际人口迁移规模，对各区域进行分类，从而获得分类变量二。然后进一步采用皮尔逊相关系数对两个变量进行相关统计分析，由此确定省际迁移与艾滋病感染在空间上的关联性。

步骤1，根据累计报告的艾滋病感染情况，将感染区域分成四类：

（1）感染最为严重的区域；

（2）感染趋于严重的区域；

（3）感染情况一般的区域；

（4）感染程度轻微的区域。

步骤2，根据各省份人口基数，以及跨区域人口迁入量和迁出量，将各区域分成不同的类型，包括：

1. 各省人口规模分类

（1）人口规模超大区域；

（2）人口规模较大区域；

（3）人口规模一般区域；

（4）人口规模极小区域。

2. 跨省迁出规模分类

（1）迁出规模超大区域；

（2）迁出规模较大区域；

（3）迁出规模一般区域；

（4）迁出规模极小区域。

3. 跨省迁入规模分类

（1）迁入规模超大区域；

（2）迁入规模较大区域；

（3）迁入规模一般区域；

（4）迁入规模极小区域。

步骤3，采用皮尔逊相关分析方法，分析艾滋病区域感染与跨省人口迁移的统计关系。

二 组群效应分析模型

这个模型要求以复杂网络社团结构探测算法的计算为先决条件，先是切割出省际人口迁移集团（由各省份组成），然后分析集团成员的艾滋病感染状况的相似度。具体如表5-5所示。

表5-5 省际迁移与艾滋病跨区域扩散的组群效应分析

省际迁移集团	艾滋病感染度（用A、B、C、D表示法）
迁移集团一	集团一成员的艾滋病感染程度
迁移集团二	集团二成员的艾滋病感染程度
迁移集团三	集团三成员的艾滋病感染程度
……	……

步骤1，采用第三节省际迁移网络社团结构探测算法，分割出各省际人口迁移集团；

步骤2，同上一个模型的步骤一，根据累计报告的艾滋病感染情况，将感染区域分成四类，并用A、B、C、D四个等级反映艾滋病感染程度，设定极严重区域A、严重区域B、一般区域C、轻微区域D。

第四节将使用以上两个模型，对省际人口迁移同艾滋病跨区域扩散的空间关联进行研究。

第四节 小结

本章的研究主要为第六章将要进行的艾滋病跨区域扩散传播机理研究提供技术条件和分析基础。主要工作是开发了一个算法，设计了两个统计分析模型。

在本研究中省际人口迁移网络被建构成完全连接的有向加权网络，已有的复杂网络社团结构探测算法很难适用于分析这类真实世界网络。因此，本章基于层级聚类和多智能体（Multi-Agents，MAS）技术，开发了一种有向加权网络社团结构挖掘算法。算法步骤分析、复杂性计算，以及算法检验的结果都说明这是一类适用性较强、准确度较高的算法。

使用新算法，我们对 1990 年、2000 年全国人口普查和 1995 年、2005 年全国 1% 人口抽样调查中的省际迁移数据进行分析。获得了四组不同时期的人口迁移网络社团结构。然后对它们做进一步汇总，总结出中国历次省际人口迁移过程中比较稳定的省际人口迁移集团，分别是：①京 - 津 - 冀迁移集团；②沪 - 苏 - 浙迁移集团；③辽 - 吉 - 黑迁移集团；④粤 - 桂 - 琼迁移集团。

在本章的研究中，我们还建立了分析人口迁移轨迹与艾滋病区域分布对应关系的两个空间统计模型。其一为区域分布相关关系统计模型，用于分析省际人口迁移的社团结构与艾滋病传播的地理圈结构之间的对应关系；其二为艾滋病扩散组群效应分析模型，据以分析人口迁移集团各成员艾滋病感染状况的相似度。

第六章　艾滋病跨区域扩散机理研究

本章研究跨区域人口迁移与艾滋病扩散之间的影响机制，包括两部分内容。一是相关性研究，首先，进行省际迁移与艾滋病感染的空间分布关联分析；其次，进行省际迁移与艾滋病跨区域扩散的空间组群效应分析。基于前一章开发的新算法，对 1990～2005 年中国省际迁移数据进行分析，确定我国省际人口迁移网络的集团结构，分析集团内部的人口迁移与艾滋病传播的组群效应特征。二是研究艾滋病跨区域扩散的机制，采用多主体仿真方法，模拟伴随人口跨区域流动而产生艾滋病扩散的现象和行为，分析人口迁移导致艾滋病跨区域扩散的影响机制，分析人口流动背景下的艾滋病传播机理。

第一节　空间分布关联分析

本节采用统计分析方法，分析中国艾滋病感染者与流动人口空间分布是否存在相关关系。首先进行变量操作化，将艾滋病感染者的分布区域分成四类，同样，根据第五次人口普查结果显示的流动人口规模，将各省份依据人口规模和省际迁移人口规模分成四类，最后进行艾滋病感染者与流动人口分类区域之间的相关性分析。

一　变量操作化

首先，根据 2010 年累计报告艾滋病感染者的地理分布，按艾滋病感染程度高低，将所有区域分成四类：

（1）感染最为严重的区域（＞50000 例）：云南、广西、四川、新疆、广东、河南；

（2）感染趋于严重的区域（10001～50000 例）：贵州、湖南、重庆、北京、浙江、安徽、湖北、上海、江苏；

（3）感染比较轻的区域（5001～10000 例）：山西、福建、河北、山东、陕西、辽宁、黑龙江、天津、吉林、甘肃、海南；

（4）感染轻微的区域（1～5000 例）：内蒙古、宁夏、青海、江西、西藏。

其次，根据 2000 年第五次人口普查显示的人口数量与跨区域人口迁移的分布状况，以各省份总人口、人口跨区域迁入量和迁出量为变量，对各省份进行分类，同样分成四类。

1. 按跨省迁出规模分类

（1）迁出规模超大区域（＞400000 人）：四川、山东、河南、湖南、安徽、河北、江苏；

（2）迁出规模较大区域（200001～400000 人）：江西、湖北、辽宁、广西、黑龙江、浙江、吉林；

（3）迁出规模一般区域（80001～200000 人）：贵州、重庆、陕西、甘肃、内蒙古、山西、福建、云南、广东、上海；

（4）迁出规模极小区域（1～80000 人）：天津、北京、新疆、青海、海南、宁夏、西藏。

2. 按跨省迁入规模分类

（1）迁入规模超大区域（＞350000 人）：广东、北京、上海、新疆、黑龙江、江苏、浙江；

（2）迁入规模较大区域（200001～350000 人）：辽宁、内蒙古、河北、山东；

（3）迁入规模一般区域（100001～200000 人）：福建、湖北、河南、陕西、天津、吉林、四川、安徽、云南、山西、重庆、江西；

（4）迁入规模极小区域（1～100000 人）：贵州、甘肃、湖南、广西宁夏、海南、青海、西藏。

3. 按各省人口规模分类

（1）人口规模超大区域（＞7000 万人）：河南、山东、河北、四川、广东、江苏；

（2）人口规模较大区域（4000 万，7000 万人]：湖南、安徽、湖北、广西、浙江、江西、云南、辽宁；

（3）人口规模一般区域（1900万，4000万人]：贵州、黑龙江、陕西、福建、山西、重庆、吉林、甘肃、内蒙古、新疆；

（4）人口规模极小区域（200万，1900万人]：上海、北京、天津、海南、宁夏、青海、西藏。

综合以上分类结果，完成对上述变量的操作化，可得表6-1。

表6-1 中国区域艾滋病感染与人口迁移分类表

省份 \ 序次	总人口	"五普"跨省迁出	"五普"跨省迁入	2010年累计HIV
北 京	4	4	1	2
天 津	4	4	3	3
河 北	1	1	2	3
山 西	3	3	3	3
内蒙古	3	3	2	4
辽 宁	2	2	2	3
吉 林	3	2	3	3
黑龙江	3	2	1	3
上 海	4	3	1	2
江 苏	1	1	1	2
浙 江	2	2	1	2
安 徽	2	1	1	2
福 建	3	3	3	3
江 西	2	2	3	3
山 东	1	1	2	3
河 南	1	1	3	1
湖 北	2	2	3	2
湖 南	2	1	4	2
广 东	1	3	1	1
广 西	2	2	4	1
海 南	4	4	4	3
重 庆	3	3	3	2
四 川	1	1	3	1
贵 州	3	3	4	2
云 南	2	3	3	1
西 藏	4	4	4	4
陕 西	3	3	3	3
甘 肃	3	3	4	3
青 海	4	4	4	4
宁 夏	4	4	4	4
新 疆	3	4	1	1

二　空间分布的相关性分析

采用皮尔逊相关分析方法，分析艾滋病区域感染与跨省人口迁移的关系，可得相关关系，如表 6－2 所示。

表 6－2　艾滋病感染与省际迁移的皮尔逊相关分析

		"五普"省际迁出	"五普"省际迁入	各省人口
2010 年各省 HIV 感染数量	Pearson Correlation	0.30 *	0.26	0.48 **

注：＊＊ P＜0.01，＊ P＜0.1。

由表 6－2 可见，艾滋病感染的空间分布与区域人口总量、跨省迁出规模存在正相关关系，且这种相关关系具有统计意义；而艾滋病感染数量与跨省迁入规模也有正向关联，但是在统计上不显著。以上统计分析结果在现实中也可以得到解释，假设各区域个体感染艾滋病的风险是对等的，那么人口规模较大的省份，感染者的累计绝对量就会大一些；而人口密集区域恰恰是经济发达、人口流动频繁的区域，流动人口作为艾滋病感染的"桥梁"，实际上加大了在该区域活动的其他人口的艾滋病感染风险，因此人口规模大的区域存在更多艾滋病感染者的可能性更大。而艾滋病感染情况与跨省迁移的区域迁入迁出人口规模的正向关联特征，生动说明了无论是迁入或者迁出行为，都是艾滋病传播和扩散的催化剂。

对迁入地而言，流动人口存在负面影响，人口流动带来了色情业的繁荣，造成社会治安恶化，卖淫嫖娼、共用针头吸毒现象增多，因此区域艾滋病感染扩散风险加大，像广东、北京、浙江、江苏、上海、新疆等省份都是重要的人口流入地，其艾滋病感染情况都比较严重；而对人口迁出地而言，流出人口与本地人口有着千丝万缕的关系，如配偶关系、男女朋友关系等，流出人口在艾滋病感染较严重的区域工作和生活后，个人感染艾滋病风险加大，并可能与原迁出地新的迁出人群，以及留在家乡的人群发生性风险行为或者共用针头吸毒，从而使得原迁出地的艾滋病感染趋于严重，如四川、广西、贵州、安徽等都属于中国重要的人口迁移输出区域，其艾滋病感染情况都比较严重。

但是，从统计上看，艾滋病的累计感染同迁出人口规模的关系有统计意义，同迁入人口规模却没有统计意义。这是一种很有意思的也很不寻常的现象，实质上它恰恰反映了中国艾滋病感染的重要特征，边疆区域种植、贩卖、运输乃至吸食毒品非常严重，云南、广西、新疆都属于边疆省份，也是中国艾滋病感染严重的区域，特别是云南，紧邻国际毒品集散中心缅甸，共用针头吸毒非常严重，截至 2010 年底该省份已累计报告艾滋病感染 82305 例，感染水平是全国平均水平的 7.1 倍。而除新疆外的绝大多数边疆省份都属于人口净迁出区域。还有一个特点，河南省 20 世纪 80 ~ 90 年代由于有偿卖血献血，艾滋病感染非常严重，该省是重要的人口净迁出区域。由于以上因素的影响，使得在统计上，区域艾滋病感染情况同迁出人口规模的统计关系更清晰，并在一定程度上掩盖了其与迁入规模的统计关系。

第二节　省际迁移与艾滋病扩散的组群效应分析

哥德斯坦和梅耶尔 1965 年研究了人口迁移与城市规模扩大的关系，发现工业化城市在发展过程中，一旦社会流动和地理流动达到相当的规模，城市发展模式和社会变迁模式将发生质的变化。[①] 基于这种认识，我们或许可以推测，中国跨区域、长距离、大规模的人口迁移活动，同样可能造成艾滋病传播模式在质上的变化，即人口流动对艾滋病跨区域传播可能发生某种影响。本节我们将以研究空间组群效应为突破口，分析人口迁移的圈层结构现象同艾滋病跨区域传播之间的关系。

另外，同一省际人口迁移集团是否具有类似的艾滋病感染人群也是我们关心的问题，因此本节还将对各区域的省际人口迁移与艾滋病感染情况进行模块对照研究。利用新算法对省际迁移网络进行分析的结果表明，跨省人口迁移联系最为紧密的四个省际迁移集团，分别是：

①京 - 津 - 冀迁移集团；

②沪 - 苏 - 浙迁移集团；

③辽 - 吉 - 黑迁移集团；

④粤 - 桂 - 琼迁移集团。

---

① 哥德斯坦、梅耶尔：《迁移对城市和郊区的社会经济结构的影响》，《社会学与社会研究》1965 年第 50 期，第 5 ~ 23 页。

而我们按艾滋病感染程度的高低，根据 2010 年累计报告艾滋病感染者分布状况，已经对各区域进行了分类。下面进一步用 A、B、C、D 四个等级反映艾滋病感染程度，设感染极严重区域为 A、严重区域为 B、一般区域为 C、轻微区域为 D，对照可得以下分类：

①A 区域（>50000 例）：云南、广西、四川、新疆、广东、河南；

②B 区域（10001~50000 例）：贵州、湖南、重庆、北京、浙江、安徽、湖北、上海、江苏；

③C 区域（5001~10000 例）：山西、福建、河北、山东、陕西、辽宁、黑龙江、天津、吉林、甘肃、海南；

④D 区域（1~5000 例）：内蒙古、宁夏、青海、江西、西藏。

对照合并以上两类区域分类，可得结论如表 6-3 所示。

表 6-3　省际迁移与艾滋病跨区域扩散的组群效应分析

省际迁移集团	艾滋病感染情况
京-津-冀集团	B-C-C
沪-苏-浙集团	B-B-B
辽-吉-黑集团	C-C-C
粤-桂-琼集团	A-A-C

由前文分析可见，由于省际人口迁移的影响和作用，艾滋病感染的区域分布也呈现空间上的组群效应，其中的沪-苏-浙集团和辽-吉-黑集团分别属于艾滋病感染严重区域和一般区域，完全符合空间组群效应特征。京-津-冀集团和粤-桂-琼集团在一定程度上表现出组群特征，在两个集团中各有一对同样感染水平的省份，其中天津和河北都属于一般区域，广东和广西都属于极严重区域；但是二者的组群效应受到了人口基数和跨省迁入量的影响，北京市是全国的政治经济和文化中心，也是人口迁移的中心，其人口基数和密集程度要高于天津和河北，故而呈现较高的感染水平；而海南省的人口基数非常小，因此感染总量只居于一般水平，但是从平均人口感染率来看也属于中上水平。

综上所述，由于省际人口迁移的影响作用，艾滋病感染显然存在组群效应，但是受其他影响因素的干扰，这种组群效应未能完全契合。这可能说明了我们按照绝对感染人数来进行分析有欠妥之处，但是时下，在各区域具体感染水平较为模糊，报告数据无法绝对精确的情况下，采取这种方法可以在一定程度上趋近真相。

第三节 人口流动与艾滋病跨区域扩散的仿真分析

利用 NetLogo 软件，分析艾滋病病毒感染及症状出现的病理过程，模拟跨区域人口迁移行为，以及艾滋病伴随人口流动感染各区域的过程。

一 仿真建模

下面进行仿真建模。NetLogo 仿真建模，需要仿真程序界面与语言编程的结合，我们首先设计仿真程序交互界面如图 6-1，并编写 NetLogo 程序如附录1。模型的构建和程序的编写，部分参考了 Wilensky[①] 开发的 AIDS 感染模型，但同该模型不同的是，后者仅限于艾滋病的性途径传播模型，没有纳入对流动人口吸毒行为的模拟，且未涉及艾滋病区域扩散分析。本节我们将对原模型进行改造和补充。

（一）程序界面

如图 6-1 所示，程序界面包括控制区、状态显示区和场景区。控制区有五个控制变量滑条和两个命令按钮。控制滑条分别控制初始仿真人口、平均结伙配对概率、关系存续承诺期长度、采用安全措施概率，以及人均每年检测艾滋病次数；命令按钮有初始设定按钮 Setup，以及程序运行控制按钮 Go。状态显示区包括两个仿真结果的百分比显示屏，以及两个仿真结果的曲线图显示屏。前者用于显示艾滋病感染人口占总人口百分比，以及艾滋病感染区域占所有区域总数的百分比；在图表显示屏中，Infection 图用于显示上述两类百分比的历时变化趋势，Populationa 图用于显示随着时间的推移仿真人口结构变化情况，标识艾滋病易感人群，及病毒感染者中已检出和未检出人群的数量变化情况。场景区则由瓦片和不同形状构成，黑色的瓦片作为背景，表示地理区域；形状指跨瓦片迁移运动的小人，绿色代表健康的人、蓝色代表感染但未检出的人、红色代表感染且已检出的人。

① U. Wilensky, NetLogo AIDS Model. Center for Connected Learning and Computer - Based Modeling, Northwestern University, Evanston, IL., 1997.

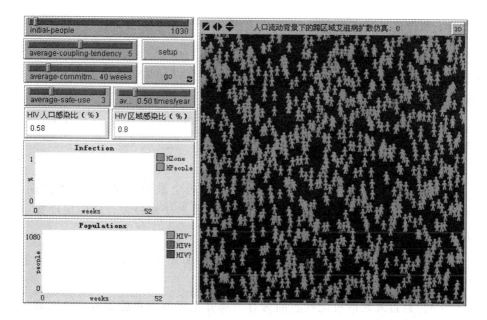

图 6 - 1　艾滋病跨区域仿真程序操作界面

（二）仿真参数

在本仿真模型中，仿真参数共分三类。

1. 控制变量

根据艾滋病病毒感染的病情状况，将仿真人口分成三类：一类属于易感人群；一类属于已感染病毒却未知人群；一类为已知受感染人群。考虑到现阶段及未来中国的艾滋病疫情流行，将主要是吸毒共用针头感染和性途径感染两类，因此仿真主要模拟了病毒通过这两条途径交叉接触感染的机理。模拟的现实行为包括以下方面。

（1）监测检验次数。每年有一定概率人口参加艾滋病病毒检验，通过检验确定自身是否感染上病毒，设人均年检验次数（Test Frequency）为 T。

（2）维系关系契约时间。共用针头吸毒关系，或者结为性伴侣关系，一般只在一定时期内存续，契约期过后可能发生变化。为简化仿真过程，设两类关系人的契约时间长度（Commitment Length）是一样的，表示为 M。

（3）采用安全措施概率。假设艾滋病感染者在被检查出之后，感染者会自觉采取保全措施，如在性行为中采用安全套，在吸毒时不与人共用针头等。设人群在实施风险行为时，采取安全措施（Safe Measures）是一种概率行为，假设这种概率为 S。

（4）结成伙伴的机会。各类人群在接触中并非必然要结成性伴侣，或者从事共用针头吸毒行为，他们结成伙伴的机会（Coupling Tendency）可以表示为 C。

（5）仿真人口规模。仿真人口的总量（Population Scale）是可控的，表示为 P。

2. 状态变量

（1）征候潜伏周期。艾滋病病毒感染有两个重要病程，一为潜伏期，一为征候期，根据 Wilensky 艾滋病仿真模型的潜伏期设定，我们同样取感染潜伏期为 200 周。

（2）初始人口感染水平。设仿真人口的初始艾滋病病毒感染概率为 0.005，且均系病毒感染潜伏期阶段人口。

（3）自行发现的可能性。因为有一部分艾滋病病毒感染者，可以通过自有知识认知或者找医生查体，了解自己系病毒携带者。根据 Wilensky 艾滋病传播仿真的参数设定，我们设这种概率为 0.05。

（4）地理区域（瓦片）数量。在本书中我们探讨的是省际人口流动对艾滋病扩散的作用机制，但是由于中国仅有 31 个省份（港、澳、台未列入），如果模拟仿真人口通过迁移影响艾滋病扩散的过程，将很快发生各区域艾滋病感染剧增的现象。为此我们将视野放在模拟低一级的地市区域上，具体在 NetLogo 仿真中，设计出 25 米 × 25 米的场景幕布，共有 625 个瓦片区域。

（5）人口流动的方式。各仿真主体向四周 360° 随意移动，移动长度设为 100 步以内的随机数。

（6）仿真时钟。设一步为一周，向前自动进步。

3. 观察变量

（1）感染人群的数量变化。包括易感人群（HIV?）、感染且未知人群（HIV⁻），以及已知感染人群（HIV⁺）三类人口在数量上的变化情况。

（2）感染人口及感染区域的比例。包括艾滋病感染人口占总人口的比重（HPeople），及艾滋病已扩散到的区域占区域总量的比重（HZone）。

确定初始参数值。确定各组参考值，作为仿真中各组仿真控制变量值正态分布的中间值。仿真人口规模初始取 1 万人：P = 10000；根据我们对当前中国艾滋病病情的基本了解，各组中间初始取值如下：T = 0.5（次），M = 40（周），S = 30%，C = 25%。

（三）灵敏性分析

对应仿真模型参数 T、M、S、C，首先控制其他各组参数不变，选择其一调整运行，分析各参数对于感染比 HZone 和 HPeople 输出的影响，以及对各类感染人口中易感人群（HIV?）、感染且未知人群（HIV⁻）和已知感染人群（HIV⁺）比例变化的影响，要求输出结果能够保证模型输出的稳定性。由于在多智能体仿真过程中我们没有建构数字模型，因而采取变通的办法，检验仿真模型参数的灵敏性。由于研究的重点不在此处，具体检验方法及检验结果介绍如下。

一是取各组参数的极小值、中间值和最大值，设为三个重要观察点，再逐步从小到大调整待分析的参数值，观察它们对输出值的影响。从结果看在1000 步仿真时钟内，T 对结果输出的影响波动较大，因为检测结果对于艾滋病的早发现、早控制确实有着重要的作用，这种变化是合理的。其他 M、S、C 对输出值的影响范围都比较小，它们同样构成了艾滋病扩散的中间过程影响因素，存在着调节作用，不过几者对输出值的影响在确定范畴内，没有引起仿真输出的异常变动。总体看，模型输出没有怪异的表现。

二是取各参数的初始设置值组合，运行仿真模型 50 次，仿真时钟均控制在 1000 步，对最后的输出结果取均值，对各组值进行统计独立样本的 T 检验分析，差异在统计上均不显著，这说明仿真输出比较稳定，波动在可接受的范围内。

三是对照已有的艾滋病流行病学研究结论，仿真模型所显示的机理是清晰的，未发现与客观世界的规律存在抵触，数值趋向变动符合逻辑。

综上所述，该仿真模型是可靠的，结果的输出也比较稳定。

（四）仿真方案

根据需要，设计四组仿真方案。

仿真方案一：研究人口流动背景下艾滋病病毒在各区域扩散的状态。取早、中、晚三个仿真时间点，观察艾滋病在各区域的扩散状态变化。步骤 1 取 20 周；步骤 2 取 200 周；步骤 3 取 1000 周。

仿真方案二：研究人口流动存在吸引力中心的情况下艾滋病跨区域扩散的情况。如附录 1 所示，在原程序中迁移人口向自己的四周、以 100 步以内的随机步数向外迁移，下面我们假设存在吸引力中心，该中心的存在，促使所有迁移对象朝向瓦片坐标原点（0，0）方向，以 10 步以内的随机步数迁移。这时要对原程序进行调整，将 to move 语句部分替换为：

```
to move
    move-to patch 0 0
    fd random 10
end
```

仿真方案三：研究区域人口迁移中主要人口流出地所受的艾滋病跨区域扩散影响。同一模型运行两组，第一组仿真时钟每进一步所有主体迁移一次，另一组仿真时钟每进五步所有主体迁移一次。观察两组仿真场景内距离坐标原点（0，0）区域的艾滋病感染者数量。其中第一组用 Z1 表示，它代表了大量的人口流出又返回流出地对当地艾滋病扩散的影响（严格讲，还须要求迁回该区域的人口为该区域原流出人口，但为了简化仿真过程，这里使用类比方法，不做这一限定）；第二组用 Z2 表示，它代表一般人口迁出地的艾滋病感染情况。

仿真方案四：研究区域人口迁移的规模和强度变化，对艾滋病跨区域扩散的影响。改变初始人口量 P（相当于反向改变区域数量），由于地理区域空间是一定的，此举相当于改变某一区域内向其他区域迁移的人口数量。仿真时钟均行走 1000 周，P 取三组值进行比较：P1 = 100 人；P2 = 2000 人；P3 = 20000 人，比较各区域的艾滋病感染覆盖情况。

二　系统仿真

仿真方案一的输出结果如图 6 - 2 所示，很明显随着迁移人口在区域间的流动，有一部分高危人群也迁移到了不同的区域，并与易感人群结成了性方面和吸毒方面的伙伴关系，其中有一些没有采取保护措施，随着仿真时钟的推移艾滋病病毒在不同区域的扩散。刚开始，只有极个别区域存在携带艾滋病病毒人口（未检出），逐渐地更多的区域开始出现了感染人口，HZone 曲线以正斜率向上延伸，这表明随着人口迁移，艾滋病区域感染面积趋于扩大，最后仿真结果在接近 100%（97% 左右）的区域进入平衡状态。这种仿真情况说明，人口流动是艾滋病病毒跨区域扩散的元凶，或者说是造成扩散的主要动力因素。同时我们也可以看到，人口迁移的过程就像是永动机一样

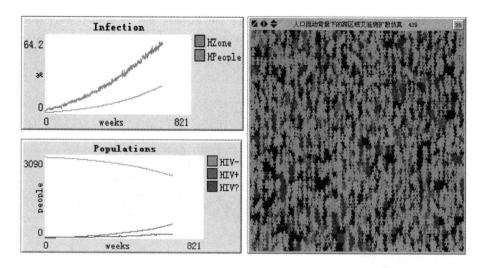

图 6 - 2 仿真方案一的运行结果

一直在进行着，受到感染的易感人群，先是变成未检出的艾滋病病毒携带者，又会在他的第二次、第三次迁移中出现在新的区域将病毒传播给他在不同区域的性伴侣或毒友。

运行仿真方案二，结果如图 6 - 3 所示。

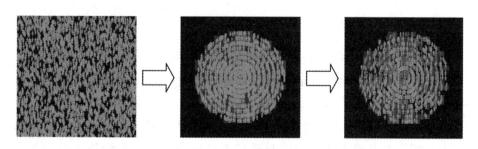

图 6 - 3 人口迁移吸引力中心与艾滋病跨区域扩散（仿真方案二）

从图 6 - 3 可以看到艾滋病病毒感染者在地理分布上的会聚现象，大量的流动人口向着以原点为中心的区域迁移，人口迁移吸引力中心就像是一个大染缸，迅速提高外来人口和本地人口的艾滋病病毒感染水平，形成艾滋病病毒感染的重灾区。本仿真场景中的非中心区域没有进一步表示出来，这些区域属于非迁入中心区，外来迁入人口较少，艾滋病感染状况不会太严重。本方案的仿真条件设计是比较极端的，为了达到直观简洁的目的，方案做了充分的简化，更科学的设计可以设定各个区域都有不迁移的人口，也有小部分向其他区域流动的人口。本方案的仿真结果，有助于反映某些城市或区域作为人口流动吸引力中心，艾滋病感染水平较高的根本动因。

运行仿真方案三，结果如图6－4所示。

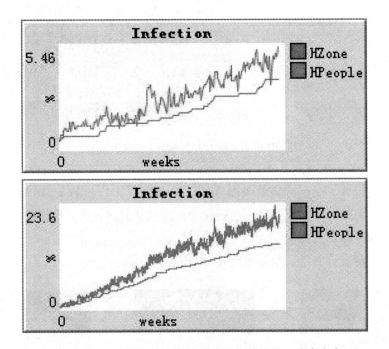

图6－4 人口迁移输出中心与艾滋病跨区域扩散（仿真方案三）

如图6－4所示，与仿真方案一所显示的机理是一致的，人口迁移输出中心的存在造成该区域迁出与返迁人口流动频繁，而流动人口作为艾滋病传播的高危人群和"桥梁"，往往在不知晓自己是艾滋病病毒携带者的情况下，通过性行为或者共用针头吸毒，将病毒传播给性伴侣或毒友。如图6－4所示，在本组仿真条件下，人口流出中心地的艾滋病感染水平是普通区域的4倍，可见在同等人口迁入水平下，与人口迁出量较少区域的区别在于，人口迁移输出中心的人口面临着更大的感染病毒的风险。

运行仿真方案四，获得仿真结果如图6－5所示。

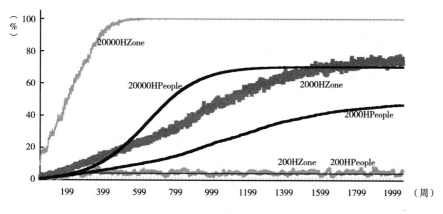

图 6 - 5　不同人口数量下的仿真结果（仿真方案四）

如图 6 - 5 所示，仿真人口为 200 人、2000 人、20000 人时，三组参数下的仿真结果存在显著差异。首先，区域感染覆盖表达曲线的斜率变化很大，当仿真人口为 200 人时区域感染覆盖率几乎是一条水平波动的曲线，当仿真人口为 2000 人时区域感染覆盖率曲线的斜率明显变大，而当仿真人口为 20000 人时各区域艾滋病病毒感染者明显增多，最终 100% 的区域都分布艾滋病感染者。如本仿真方案所描述的，在本方案中区域（瓦片）为 625 个，当在这些区域之间的流动人口规模足够大时，艾滋病的扩散才会向所有区域覆盖。我国大陆有 31 个省（市、自治区），2005 年全国人口抽样调查结果已经显示我国有 1.7 亿流动人口，实际的区域人口分布远远高于仿真状态，这就不难理解我国各省份均有艾滋病感染者覆盖了。不仅如此，结果还说明，流动人口的规模越大、流动频率越高，仿真人口的感染水平就越高，艾滋病跨区域扩散的可能性就越大。

如仿真结果所见，刚开始仅有 1 ~ 3 个区域存在艾滋病病毒感染者，后来所有区域都有艾滋病病毒携带者；流动人口吸引力中心的艾滋病感染概率较高，成为艾滋病感染的重灾区域，而作为流动人口输出地中心人口同样具有较高的感染艾滋病的可能性。流动人口的规模和流动的频率，对艾滋病在各区域的感染覆盖有巨大的推动作用，当迁移人群规模较小时，艾滋病的跨区域扩散不会无限扩大，而会处于低位区域感染平衡状态；当迁移人口规模足够大时，艾滋病的跨区域扩散速度非常快，且同样艾滋病的区域感染也会达到平衡状态，只不过它属于高位平衡状态，最终 100% 的区域都存在感染人口。这些仿真结果反映了艾滋病跨区域扩散的有趣现象。

情况一：人口流动导致各个区域的感染概率不一致，因为各区域都存在流动人群，只要人口流动不停止，艾滋病感染风险就会存续，所有区域都有感染艾滋病的风险。

情况二：流动人口吸引力中心首先成为艾滋病感染重灾区，其他人口迁移的边缘区域相对安全。

情况三：人口输出地中心由于人口返流也成为艾滋病感染重灾区，人口输出边缘区域相对安全。

情况四：人口流动必须达到一定规模以上，艾滋病才会向各区域完全扩散。对于区县或村镇等较小区域而言，只要人口迁移的规模或频率未突破临界值，将永远只是部分被艾滋病感染威胁。由于中国的迁移人口规模太大了，各个区域受疫病感染的威胁极大，这也就能解释为什么1992年以来随着改革开放的深入艾滋病会在全国加速扩散了。

这种仿真机理与现实世界是相对应的。在中国，云南、广西、河南、四川、新疆和广东6省区累计报告感染者和病人数占了全国报告总数的77.1%，如我们所述，云南由于吸毒、河南由于有偿献血属于特殊感染区域。其他区域的感染则印证了以上仿真所反映的艾滋病扩散机理。

当区域人口流动趋于频繁，伴随着流动人群卖淫嫖娼、同性恋、婚外异性风险性行为、共用针头吸毒等艾滋病易感事件的反复发生，甲（乙）区域的艾滋病病毒源风险将不断地被注入乙（甲）区域，甲乙两个区域具有同源性感染风险。伴随人口流动，各区域均出现了艾滋病的跨区域扩散现象。假设艾滋病感染严重的区域河南，与感染轻微的陕西之间发生长时间大规模的人口流动，若干年后后者极可能由艾滋病轻感染区域，先变成一般灾区、再转化为重灾区。这种感染逻辑与传播机理得到了仿真结果的支持。

三　研究结论

以上四组仿真方案都反映了现实世界省际人口迁移对于艾滋病跨区域扩散存在以下影响效应。

1. 效应一，蔓延效应。20世纪90年代初期中国只有个别区域属于艾滋病感染微重区域，许多省份感染零报告，但是若干年后感染重灾区域出现了，许多区域年均报告出现上百例感染患者。通过人口流动发生艾滋病扩散蔓延的现象十分明显。虽然从 2010 年累计报告艾滋病感染情况看，感染极严重区域与轻微区域的感染水平差异非常之大，如 2010 年云南省的艾滋病感染报告数是 82305 人，而西藏的报告数仅为 31 人，前者是后者的 2655 倍；但是随着省际人口迁移的深入，不同区域间的接触机会增加，艾滋病感染将呈现更为清晰的蔓延效应，彼时，轻微感染区域也将不再是安全和可控的了。

2. 效应二，会聚效应。我们看到中国最大的人口迁移吸引力中心的广东、区域人口吸引力中心新疆，都已成为艾滋病感染极为严重的区域；人口流动重要吸引力中心上海、北京、浙江、江苏，也已变成艾滋病感染的重灾区，出现了较为明显的传染疫情。一方面，人口迁移吸引力中心区域一般属于经济发达区域，有着更为开放的性生活态度、名目繁多的地下娱乐文化生活，以及复杂多样的社会治安环境，人们更容易购买到性服务，更易接触毒品；另一方面，这些区域吸引了大量来自不同区域的流动人群，流动人口是提供和购买有偿性服务及吸食毒品的风险人群，本身即是高危人群，也是主要病毒传递载体，易造成所处区域艾滋病的交叉感染。在吸引力中心，当地居民与来自不同区域的流动人口会聚到一起，就像在密闭的罐子里发酵一样，内部容易产生艾滋病流行趋势。

3. 效应三，中介效应。与此相对，各大人口吸引力中心就像一个大染缸，流动人群在该区域工作和生活易感染上艾滋病，而一旦感染上艾滋病而返乡时，又会将病毒传递到人口输出地。这种情况加剧了艾滋病从高危人群向普通人群的传播和扩散，也正因为如此，西部省份、人口输出第一大省四川，同样是艾滋病感染的重灾区之一。人口净迁出规模较大的河南、广西、贵州、安徽、重庆、湖北都是艾滋病感染较为严重的省份，其中河南受特殊历史原因的影响，重灾原因在于大面积的有偿献血和血制品感染，但其他地区显然受到了艾滋病感染中介效应的影响。可以说，中介机制是艾滋病跨区域传播诸机制中较为清晰的作用机制。

4. 效应四，加速效应。区域平均人口流动规模，同所有区域的艾滋病总体感染覆盖水平之间存在平衡点或阈值。在平均人口流动规模与频率，达到一定程度突破阈值时，艾滋病会在各区域间完全爆发扩散。此外，艾滋病的跨区域扩散在高位还存在平衡点或阈值，当人口流动规模和频率突破此点时，各区域都将受到艾滋病扩散波及，最终 100% 的地理区域都可能感染上艾滋病。具体平衡点或阈值的取值情况，根据实际情况而定。本章的仿真模拟只能说明这种平衡态及阈值的存在，如果要计算出这两类点，必须通过构造数学模型进行精确的数学分析计算。不过，这不是多智能体仿真所能做的事。

在以上艾滋病跨区域扩散影响机制和效应中，蔓延效应是主效应，它反映了跨省人口迁移对艾滋病跨区域传播的直接影响和作用；会聚效应告诉我们人口迁移吸引力中心是如何促进艾滋病病毒传播扩散，并将吸引力中心逐步演变成为艾滋病感染者密集区域的；中介效应反映了艾滋病扩散的多点转移、区域联动，说明了人口迁移的迁出地中心是如何随着艾滋病跨区域扩散变成重度感染区的；加速效应解释了艾滋病跨区域扩散近年来有所加速的原因，以及世界范围内有些国家或区域维持低位感染状态的原因。综上所述，我们可以看到在人口流动环境下，艾滋病的跨区域扩散存在四个子机制，分别是蔓延机制、会聚机制、中介机制和加速机制。这四大作用机制在过去的20~30年左右了中国艾滋病的跨区域扩散，今后还将深刻影响我国艾滋病疫情的流行状况，并左右艾滋病传播的区域分布。

第四节　小结

本章研究在省际人口迁移条件下，艾滋病跨区域传播的机理，研究分为两部分：一是相关性分析；二是扩散机理分析。

相关性分析部分，研究了省际迁移与艾滋病感染区域分布的关联性，以及省际迁移与艾滋病跨区域扩散空间组群效应的存在性。从研究结论看，艾滋病感染的空间分布与区域人口总量、跨省迁出规模存在正相关关系，且这种相关关系具有统计意义；而艾滋病感染与跨省迁入规模也有正向关联，但是在统计上不显著。研究结论说明省际人口迁移是艾滋病跨区域扩散的重要动力因素。研究结果还说明了省际人口迁移与艾滋病的跨区域扩散一样，都具有组群效应，且二者的组群效应具有较大的契合度。

扩散机理分析部分，研究了省际人口迁移推动艾滋病跨区域传播和扩散的影响机制，揭示了人口流动背景下艾滋病跨区域扩散的蔓延机制、会聚机制、中介机制和加速机制，由此反映出艾滋病流行疫情具有不同的空间分布效应。在不同机制效应中蔓延效应是主效应，反映了跨省人口迁移对艾滋病跨区域传播的直接影响和作用；会聚效应告诉我们人口迁移的吸引力中心是如何在人口迁移的作用下受到艾滋病病毒感染，并逐步演变成为艾滋病感染者密集区域的；中介效应反映了艾滋病扩散的多点转移、区域联动，说明了人口迁移的迁出地中心是如何在艾滋病跨区域扩散中变成重度感染区的；加速效应反映了当人口迁移规模和频率处于一定水平时，区域间的艾滋病扩散会处于平衡状态，只有当它们突破平衡点或阈值之后，才会加速波及所有区域。

　　从研究方法看，以上对于省际人口迁移和艾滋病跨区域扩散的组群效应的研究，应用了第五章开发的复杂网络社团结构挖掘算法；对艾滋病跨区域扩散机制的研究，采用多主体仿真方法，模拟伴随人口跨区域流动而发生艾滋病扩散的现象和行为，分析人口迁移导致艾滋病跨区域扩散的影响机制，展示了人口流动背景下的艾滋病传播机理。

第七章 城市 HIV 传播的动力学模型与机理研究

构造传染病动力学模型分析与研究艾滋病传播，是生物数学建模分析的常见项目。本章以 SIR 模型为基础，以城市为分析对象，开发跨地域艾滋病传播动力学模型，并采用深圳市相关人口与传染病数据进行仿真分析，透视城市艾滋病传播与扩散的动力学机理。

第一节 背景

在当代社会人口高流动性条件下，观察中国各地城市人口的艾滋病感染率，可以发现越是开放的城市、流动人口越是密集的城市，艾滋病感染越是严重。城市是跨区域流动人口的聚集地（或称吸引力中心），是艾滋病易感人群同感染人群交叉感染的主要发生地，因此被各国政府作为艾滋病防治的核心节点。

当前的国内外艾滋病研究，较多采用设计生物传播动力学模型，进行数学定性分析或仿真研究。现代社会人口流动频繁，建立充分考虑人口迁移以及传染病生物特征的城市 HIV 传播动力学模型非常必要。

国内外带生物特征的 HIV 传播动力学模型研究已较为成熟，如 Isham（1993）、Sullivan 等（2001）、Gumel 等（2004）的研究，但可惜的是，这些模型在空间应用上较少定位于城市，且对人口迁移特征的考虑不够充分，实际应用效果与预测能力也不太理想。有必要开发设计更能科学描述城市人口流动特征与艾滋病感染因素的 HIV 传播动力学模型。

樊志良（2004）、韩丽涛等（2000）的研究表明：人口的出生和死亡，会使病毒传播特征发生显著变化；彭朝琼（2004）、刘茂省等（2003）、

Hyman 等（2003）的研究表明：人类作为 HIV 病毒宿主，其有偿性服务、共用针头吸毒、卖血、生育等行为，易导致 HIV 病毒的交叉感染传播。Quinn（1994）、Brauer 和 Driessche（2001）、Xu 等（1998）的研究表明：农村人口、贫困人口、性活跃的年轻人口向城市的迁移，在 HIV 传播中扮演了重要角色；国际与国内人口流动因素对特定地域的 HIV 扩散，也有重要的聚集与扩散影响。

本章将基于一般 SIR 传染病模型，吸收已有研究成果，开发带有多人口迁移特征的城市 HIV 传播动力学模型，并将之发展成为政策控制模型，然后以深圳作为典型城市范例，透析城市 HIV 传播机理，分析城市跨地域艾滋病扩散防治的办法与途径。

第二节　城市 HIV 传播动力学模型设计

根据 SIR 传染病建模原理，目标种群人口即城市总人口 N，分为 NS（易感人群）、NI（感染人群）和 NR（排除人群）三个基舱（S、R 和 I 为三类人群的结构比例），其中感染人群 NI 通过有效接触传染，将 HIV 病毒传染给易感人群，导致被感染者数量增加；部分感染人群在检出 HIV 后自觉采取隔离措施，或者服用可降低感染毒力药品，因此被排除在感染过程之外，成为排除人群。

已有传染病模型研究在引入人口迁移特征方面仍存在一些不足，主要表现为：规定目标种群只受来自迁入方向人群的补充，并限定补充者为易感成员，如樊志良（2004）、陈军杰和潘国卫（2003）、王拉娣（2005）、王军和王辉（2002）、樊爱军和王开发（2002）的研究；或者虽然规定补充者可以为易感或感染人群，但是限定迁移者以常数规模到来，并具有常数 HIV 感染率，如张尚立和方华强（1999）、Hyman（2003）的研究；或者规定目标种群受迁入和迁出因素影响，但限定迁移者为易感人群，如 Brauer 和 Driessche（2001）、Wu 和 Tan（2000）的研究；或者考虑目标种群受其他种群感染，但是又假定了目标种群规模不变，如韩丽涛等（2000）、Thomas（2000）的研究。

以上建模方案同现实情况有较大差距，城市 HIV 传播动力学模型的实际应用背景是开放的人口系统，HIV 传播受到时间与空间分布变化的综合影响。在 t 时刻，目标种群会有不同 HIV 感染水平的新人口流入作为增量；同时发生感染人口流出，意味着目标种群的感染者减少；新的流入与流出人口中还有一部分人具有排除（免疫）能力，这些人应属于排除人群。

可见，设计城市 HIV 传播动力学模型应包含人口迁移因素；在分析城市人口迁移因素时，应同时考虑人口迁移量、迁移方向和迁移者 HIV 感染水平对 HIV 传播的影响。以下按照这种思想，基于 SIR 传染病模型设计新的 HIV 传播动力学模型。

一　动力因素分析

新模型基于 SIR 传染病模型，参照城市 HIV 传播实际，充分考虑开放人口系统的 HIV 传播特点进行设计。如图 7 - 1 所示，城市的人口规模为 N，由易感人群 NS、感染人群 NI，以及排除人群 NR 共同构成，其中 $S + I + R = 1$, $S_0 > 0$, $I_0 > 0$, $R_0 = 0$。因为人口特征因素（自然出生与自然死亡），行为特征因素（迁移、交叉接触传染、用药或自我隔离），以及生物病理特征因素（母婴传播、患病死亡）等动力因素的作用，目标种群的整体规模和以上三类人群的构成会随着时间发生演化。

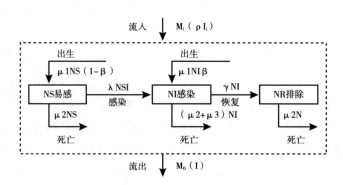

图 7 - 1　城市 HIV 传播动力学模型

为了表述的简洁，以下省略对易感与排除人群的变动描述，仅给出感染人群变化动力学过程的文字和数学公式描述。如图 7 - 1，新模型 HIV 传播的动力学过程为：

① t 时刻初共有 $N(t)I(t)$ 个 HIV 病毒感染者。

② 从 t 时刻初到 t 时刻末，由于增量和减量动力因素的作用，NI 人群的规模发生变化，其中 NI 成员增减量动力因素包括：

- 部分 NS 成员因同 NI 成员接触，受到感染（λNSI）；
- NI 孕妇妊娠分娩，HIV 病毒以一定概率垂直传染给新生儿（$\mu 1 NI\beta$）；
- 目标种群外有带 HIV 病毒人口迁入（$M_i\rho I_i$）。

NI 成员减量动力因素包括：

- 部分 NI 成员年老自然死亡（$\mu_2 NI$）；
- 部分因免疫力降低患病死亡（$\mu_3 NI$）；
- 部分 NI 成员经用药排除或自我隔离变为 NR 成员（νNI）；
- 目标种群内有带 HIV 病毒人口迁出（$M_o I$）。

③ 以上①和②的共同作用，使 $t+1$ 时刻初有 $N(t+1)I(t+1)$ 个 HIV 病毒感染者。

二　公式表达

以 λ 表示感染和易感人群交叉感染 HIV 的有效接触率，ν 表示传染者的恢复率（排除率），μ_1 表示目标种群的自然出生率，μ_2 和 μ_3 分别表示目标种群的自然死亡率和 HIV/AIDS 患病死亡率，β 表示 NI 孕妇所生育婴儿的 HIV 感染率。设人口迁移因素带来的影响为 Γ，则感染类人群规模变动公式为：

$$(\dot{NI}) = \lambda NSI + \mu_1\beta NI - \nu NI - (\mu_2 + \mu_3)NI + \Gamma \tag{1}$$

因为自然死亡，以及累计生存感染人群的恢复（排除），排除人群会产生变化，有：

$$NR = (1 - \mu_2)\nu \sum (NI) \tag{2}$$

$$S = 1 - I - R$$
$$= 1 - I - \frac{(1 - \mu_2)\nu \sum (NI)}{N} \tag{3}$$

将式（3）代入式（1），并令 $Y = NI$，得：

$$\dot{Y} = -\frac{\lambda}{N}Y^2 + (\lambda - \nu + \mu_1\beta - \mu_2 - \mu_3) \cdot Y - \frac{(1 - \mu_2)\nu\lambda}{N}\sum (Y) \cdot Y + \Gamma \tag{4}$$

又根据差分方程的定义 $Y(t+1) = Y(t) + \dfrac{dY(t)}{dt}$，有：

$$Y(t+1) = -\frac{\lambda}{N(t)}Y(t)^2 + [1 + \lambda - \nu + \mu_1(t)\beta - \mu_2(t) - \mu_3(t)] \cdot$$
$$Y(t) - \frac{(1-\mu_2)\nu\lambda}{N(t)}\sum_{k=1}^{t}Y(k) \cdot Y(t) + \Gamma(t) \tag{5}$$

如图 7 - 1，以 M_i 和 M_o 分别表示城市新迁入和迁出人口数，N_m 和 α 表示城市全部流动人口的规模和滞留率；设流动人口 HIV 感染率是全国平均感染水平 (I_i) 的 ρ 倍，新迁出城市人口的 HIV 感染水平与城市平均感染水平相同 (I)。则 t 时刻 Γ 可表示为：

$$M_o(t) = (1-\alpha)N_m(t) \tag{6}$$

$$M_i(t) = N_m(t+1) - \alpha N_m(t) \tag{7}$$

$$\Gamma(t) = M_i(t)\rho I_i(t) - M_o(t)I(t)$$
$$= [N_m(t+1) - aN_m(t)]\rho I_i(t) - (1-\alpha)N_m(t)I(t) \tag{8}$$

三　参数估计

以上公式可用于进行城市 HIV 动力学传播预测，但首先需要估计式中相关参数值。为避免主观偏差，本书依据已有研究成果进行模型公式的参数赋值：刘茂省等（2003）以 $\lambda = 0.53$ 为中国 HIV 有效接触率；Hyman 等（1999）给出的 HIV 平均传染期为 12 年，由之可估计 HIV 平均恢复率 $\nu = 1/12 = 0.08$；朱宝树（1997）给出 1993 年上海市一年以上流动人口滞留率 $a = 29\%$，Xu 等（1998）通过行为学调查表明我国流动人口 HIV 感染率约为农村居民的 1.80 倍（$\rho = 1.80$）；因不发达国家 HIV 孕妇将 HIV 传播给婴儿的概率为 $0.26 \sim 0.46$，本书取母婴垂直感染率 $\beta = 0.30$。将以上参数代入式（5）和式（8），得：

$$Y(t+1) = -\frac{0.53}{N(t)}Y(t)^2 + [1.45 + 0.3\mu_1(t) - \mu_2(t) - \mu_3(t)] \cdot$$
$$Y(t) - 0.02Y(t) \cdot \sum_{k=1}^{t}Y(k)\frac{1-\mu_2(t)}{N(t)} + \Gamma(t) \tag{9}$$

其中，$\Gamma(t) = 1.8N_m(t+1)I_i(t) - [0.52I_i(t) + 0.71I(t)]N_m(t)$

$Y(0) = Y_0$。

四 城市 HIV 传播动力学模型检验

(一) 数据与方法

利用 1992～2005 年深圳市人口统计数据和 HIV/AIDS 常规、哨点检测数据，检验新模型对 1993～2004 年深圳市 HIV 传播的动力学特征描述能力及预测性能。具体数据见表 7－1。

表 7－1 研究使用数据

年份	深圳市数据（城市）						全国数据（城市外部）			
	登记户籍人口（万人）	登记暂住人口（万人）	估计流动人口（万人）	HIV/AIDS检出（例）	自然出生率（‰）μ_1	自然死亡率（‰）μ_2	总人口（万人）	HIV/AIDS检出（例）	AIDS检出（例）	AIDS犯病死亡率（%）
1992	80.22	180.68	244.25	1	14.07	2.40	117171	261	5	66.67
1993	87.69	207.3	301.15	0	14.36	1.93	118517	274	23	45.00
1994	93.97	241.54	358.05	1	13.77	1.75	119850	531	29	84.62
1995	99.16	245.54	414.94	2	13.23	1.78	121121	1567	52	69.70
1996	103.38	255.1	471.84	8	13.00	2.09	122389	2649	38	46.67
1997	109.46	270.18	528.74	11	12.64	2.13	123626	3343	126	65.04
1998	114.60	280.36	585.64	25	11.65	2.09	124761	3306	136	17.33
1999	119.85	285.29	642.53	28	12.58	2.97	125786	4677	230	
2000	124.92	308.02	699.43	27	14.68	2.55	126743	5201	233	57.82
2001	132.04	336.72	756.33	74	14.06	1.73	127627	8219	714	56.18
2002	139.45	364.8	813.22	172	16.60	1.46	128453	9732	1028	38.25
2003	150.93	406.48	870.12	191	10.63	1.53	129227	21691	6120	33.10
2004	165.13	432.42	927.02	347	11.58	1.37	129988	29623[#]	9620	24.28
2005	181	645.94*	983.91							

说明：#表明该数据仅统计至当年 9 月 30 日。

资料来源：整理自 1992～2005 年《中国卫生统计年鉴》《中国统计年鉴》和《深圳市统计年鉴》，以及 2004 年《中国艾滋病联合评估报告》和文献①。

---

① 彭朝琼：《深圳市 1992～2003 年艾滋病流行现状分析》，《华南预防医学》2004 年第 5 期，第 20～21 页。

根据《深圳市统计年鉴》，2000 年深圳市总人口为 308.02 万人，而根据 2000 年第五次人口普查结果，深圳市总人口为 700.88 万人，二者相差 392.86 万人。之所以出现如此大的差异，是因为年鉴统计的仅是常住人口数据，包括户籍人口与暂住人口两部分。根据深圳市公安部门的统计，深圳市登记暂住人口为在当地居住 1 年以上外地户籍人口。如文献[①]那样将常住人口视为深圳市总人口 N，进行 HIV 传播估计，会产生较大偏差。我们应用时间序列预测分析乘法模型 "$Y = T \times S \times C \times I$" 解决这一问题：首先根据 1990 年第四次人口普查和 2000 年第五次人口普查的两个数据点确定深圳市流动人口变动趋势 T（Trend），再通过年鉴数据确定深圳市人口数据的季节变动（Season）、循环变动（Cycle）和不规则变动（Irregular）影响，合并以上 T、S、C 和 I 四个因素，即可获得深圳市流动人口数据拟合曲线如式（10）。

$$Y = 56.89689t - 113094.3511 \quad (2004 \geq t \geq 1990) \tag{10}$$

方法：在不同条件下，利用以上模型进行 1992~2004 年深圳市 HIV 传播估计。首先，分别以城市登记暂住人口（即以城市常住人口代表城市总人口）和估计的全体流动人口数量作为模型的流动人口规模，进行模型预测效果比较，以了解丢失部分流动人口数据对于 HIV 传播估计的负面影响。其次，考察静止人口，即不带人口迁移因素 Γ 模型对 HIV 传播的估计，并进行与开放人口模型的比较，以了解开放人口假设对于城市 HIV 传播估计的作用。以上三类模型，根据城市总人口的特征，分别称为"常住人口模型""开放人口模型"和"静止人口模型"。进行三类模型比较时，分别比较模型估计值与实际监测值的相关系数和平均标准误差，相关系数越大、平均标准误差越小，说明模型的预测能力越高。（以上所有编程与计算工作均依托 MATLAB 7.0.1，统计分析依靠 SPSS 13.0 实现。）

（二）结果与讨论

如图 7-2 所示，同常住人口模型相比，开放人口模型的估计值与实际监测值最为接近。但从图 7-2 看，在 2000 年以前开放人口曲线同实际监测曲线存在较大空隙，随后才趋于弥合。结合深圳市的 HIV/AIDS 监测网络发

---

① 赖永珲、洪福昌：《深圳市 HIV/艾滋病流行趋势灰色预测》，《现代预防医学》2003 年第 3 期，第 446~447 页。

展过程认识，这可能是前期监测网络不够健全，存在更多遗漏现象的缘故。此外，从图中我们可以清晰地看到，不考虑迁移因素的静止人口模型与实际监测值的差异最大、估计效果最不理想。

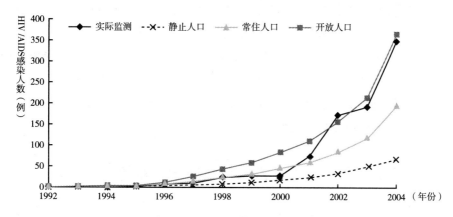

图 7 - 2　研究模型对城市 HIV 传播的估计与预测

如表 7 - 2，与考虑迁移因素模型相比，静止人口假设模型的估计值与实际监测值的相关系数最小、平均标准误差最大，这说明引入人口迁移因素，可以很好地提高城市 HIV 传播的描述精度。而以城市常住人口为总人口的估计模型，平均标准误差也比包括 1 年以下流动人口的估计模型大得多，这说明以登记暂住人口代表流动人口进行城市 HIV 传播估计，会损失部分数据，易产生有偏估计量。

表 7 - 2　不同模型的估计能力比较

估 计 输 出	模 型 条 件	静止人口	常住人口	开放人口
HIV 监测值	Pearson 相关系数	0.978 **	0.985 **	0.985 **
	平均标准误差	23.677	13.959	5.191

注：** P < 0.01。

研究结果证明：充分考虑人口迁移特征因素的城市 HIV 传播动力学模型，比静止人口模型和常住人口模型优越，能较好地描述 HIV 传播的动力学特征，具有更准确的预测能力。

新模型之所以具有这种效能，一方面是因为现代社会人口流动频繁，流动人口是城市 HIV 传播扩散的"桥",是 HIV 高危人群。农村人口、贫困人口、性活跃的年轻人口向城市的迁移,扩大了城市 HIV 传播风险。类似深圳市这样人口高度流动的沿海发达城市,HIV 传播受到了人口迁移的重大影响;而封闭人口假设的现实描述能力严重不足;以常住人口代表总人口,减小了流动人口的实际规模,与现实的差异也很大。另一方面 SIR 传染病模型和差分方程的特点,使得新模型能在动态变化的多变量环境中进行预测,因此较一般模型更逼近实际。由于该模型具有以上优点,适用于描述、估计和预测人口频繁流动的现代城市 HIV 传播特征。据此,后继城市艾滋病传播建模仿真,将集中考察开放型人口。

第三节　城市艾滋病传播防治策略仿真分析

综合的城市艾滋病传播动力学模型,不利于采取政策仿真手段分析艾滋病防治的要点。下面对本章第二节式(9)进行解构,并设计政策仿真方案,以深圳市为典型范例做出分析。

一　新解构模型

仍规定城市总人口为 N,分为 NS(易感人群)、NI(感染人群)和 NR(排除人群)三个基舱,其中感染人群 NI 通过有效接触传染,将 HIV 病毒传染给易感人群 NS,导致被感染者数量增加;部分感染人群在 HIV 检出后自觉采取隔离措施,或者服用降低毒力药品,因此被排除在感染过程之外,成为排除人群 NR。其中 $S + I + R = 1, S_0 > 0, I_0 > 0, R_0 = 0$。由于人口特征因素(自然出生与自然死亡),行为特征因素(迁移、交叉接触传染、用药或自我隔离),以及生物病理特征因素(母婴传播、患病死亡)等的影响,目标种群和三个子群的规模与结构会不断发生振荡。

以 λ 表示感染和易感人群交叉感染 HIV 的有效接触率,则交叉感染途径的 HIV 现患变动数量 Δ_1 为:

$$\Delta_1 = \lambda NSI \tag{1}$$

以 μ_2 和 μ_3 分别表示目标种群的自然死亡率和 HIV/AIDS 患病死亡率,则因死亡而发生的 HIV 现患变动数量 Δ_2 为:

$$\Delta_2 = -(\mu_2 + \mu_3)NI \tag{2}$$

Isham（1993）认为，HIV 感染现患被检出后会自觉采取感染隔离措施，但人是有道德风险的，自我隔离无法全部实现，故以 ϑ 表示已检出 HIV 感染现患的排除率；再以 ν 表示感染者的恢复率，γ 表示 HIV 检出数占总感染人数比例。则 t 时刻不考虑死亡因素的 HIV 现患恢复和排除数量 Δ_3 为：

$$\Delta_3 = -(\nu + \gamma\vartheta)NI \tag{3}$$

则：

$$
\begin{aligned}
S &= 1 - I - R \\
&= 1 - I - (\nu + \gamma\vartheta)I
\end{aligned} \tag{4}
$$

$$\Delta_1 = (1 - I - \nu - \gamma\vartheta)\lambda NI \tag{5}$$

以 μ_1 表示目标种群的自然出生率，β 表示携带 HIV 孕妇所生育婴儿的 HIV 感染率，φ 表示 HIV 母婴垂直传播阻断政策覆盖率，则通过母婴途径新感染 HIV 婴儿数 Δ_4 为：

$$\Delta_4 = \mu_1 NI\beta(1 - \varphi) \tag{6}$$

以 M_i 和 M_o 分别表示城市新迁入和迁出人口数，N_m 和 α 表示城市全部流动人口的规模和滞留率；设流动人口 HIV 发病率是全国平均水平（I_i）的 ρ 倍，新迁出城市人口的 HIV 感染水平与城市平均感染水平相同（I）。则 t 时刻由于人口流动造成的 HIV 感染数 Δ_5 为：

$$
\begin{aligned}
\Delta_5(t) &= M_i(t)\rho I_i(t) - M_o(t)I(t) \\
&= [N_m(t+1) - aN_m(t)]\rho I_i(t) - (1 - \alpha)N_m(t)I(t)
\end{aligned} \tag{7}
$$

若以 Δ_{51} 反映城市新流入人口 HIV 现患数，Δ_{52} 表示城市 HIV 的对外扩散，对应：

$$\Delta_{51}(t) = [N_m(t+1) - aN_m(t)]\rho I_i(t) \tag{8}$$

$$\Delta_{52}(t) = (1 - \alpha)N_m(t)I(t) \tag{9}$$

令 $Y = NI$，有[1]：

---

① 这里 $Y(t)$ 为 t 年年初数据，即 $t-1$ 年年底 HIV 感染数据。

$$\dot{Y} = \sum_{k=1}^{5} \Delta_k \qquad\qquad (10)$$

$$Y(t+1) = Y(t) + \dot{Y}(t) \qquad\qquad (11)$$

$$Y(0) = Y_0 \qquad\qquad (12)$$

二 参数辨识

艾滋病传播动力学模型各参数取值如下：

（1）λ 和 μ_3。刘茂省等（2003）在我国 HIV 传播研究中设有效接触率为 0.5256，书中取 $\lambda = 0.53$。由 2006 年国家公布的《加强对艾滋病疫情的监测检测》知，截至 2005 年底，我国 HIV 现患累计 144089 例（其中 AIDS 现患 32886 例），犯病死亡 8408 例，以全国平均 HIV 犯病死亡率作为城市犯病死亡率，则 $\mu_3 = 5.84\%$。

（2）γ，ν 和 ϑ。根据 2004 年 12 月深圳市卫生局公布的《深圳市艾滋病流行形势报告》，估计该市累计有 2100～3500 名 HIV/AIDS 病人，仅 20% HIV 现患被检出，故取 $\gamma = 0.20$。Hyman 等给出 HIV 平均传染期值为 12 年（Hyman 等，2003），据此可计算 HIV 平均恢复率 $\nu = 0.08$。[1] 有关 ϑ 的值还未见过报道，本书取 $\vartheta = 0.70$。

（3）β 和 φ。田鹰（2001）的研究提出 HIV 现患孕妇将病毒传播给婴儿的概率是 13%～48%，故取 $\beta = 0.30$。2001 年、2002 年、2003 年前 4 个月深圳市采取 HIV 母婴阻断政策，共检出 HIV 感染孕妇 16 例，其中 2 例失访、1 例流到外地、1 例拒绝检测、4 例终止妊娠。据此设母婴阻断政策覆盖率为 $\varphi = 0.75$。

（4）ρ 和 α。徐臣等（1998）对流动人口 HIV 感染水平的调查发现，农村居民有外出流动史的 HIV 感染率是无外出史感染率的 1.77 倍，但无法据之判断新流入城市人口的 HIV 感染水平，因为其中相当部分为初次流动人群，即未完成一次以上流动人口。2005 年西安交大人口所深圳市流动人口随机抽样调查（$N = 1739$）结果显示，被访者中 79.9% 的人初次流动来到深圳，20.1% 的人有过在其他县城或城市打工的经历。初次流入城市的人群，

---

① 传染病的平均传染周期与平均恢复率的关系：$\Gamma = 1/\nu$。

取全国平均感染水平，有一次以上流动史的人群感染水平参考徐臣的报道，据此取 $\rho = 1.16$[①]。年滞留率指 t 年或 t 年前进入城市并滞留下来的全部流动人口，$t+1$ 年继续留在城市的比例。因为深圳没有相关报道，故根据朱宝树（1999）报道的 1988 年、1993 年、1997 年上海市流入人口滞留情况调查数据进行估算，取流动人口城市年滞留率 $\alpha = 0.23$。

三　数据与方法

本章研究的数据与方法介绍如下。

（一）数据

利用 1992～2005 年深圳市和全国人口统计数据和 HIV 哨点监测数据（如表 7－1），并基于分析需要，对表中个别变量和数据点进行调整，获得表 7－3。调整数据包括：

1. 对全国和深圳 HIV 现患数的估计。由前文知，全国 HIV 现患累计报告数仅为估计数的 21.74%，深圳市 HIV 累计现患报告数约为估计数的 20%。分别按以上比例调整二者的 HIV 报告数，获得现患数估计。

2. 对深圳全体流动人口数的估计。因为《深圳市统计年鉴》仅统计常住人口，而根据本章第二节的研究，模型运行需要实际管理人口数据。[②] 我们应用时间序列预测分析乘法模型 "$Y = T \times S \times C \times I$"[③] 解决这一问题。首先，根据 1990 年第四次人口普查和 2000 年第五次人口普查中关于深圳流动人口的两个原始数据点（1990，130.4600）和（2000，699.4289）[④]，确定该市流动人口变动趋势 T（Trend）；然后，根据文献[⑤]的方法，分离出暂住人口时间序列数据的振荡因子［包括季节变动因素（Season）、循环变动因素（Cycle）和不规则变动因素（Irregular）］；假设全体流动人口与暂住人口的振荡影响因子相同，则通过合并以上因素，可获得深圳历年实际管理人口估计量。

---

① $\rho = 1.77 \times 0.201 + 0.799 \approx 1.16$。

② 常住人口包括户籍人口与暂住人口，后者指离开住所地满一年以上的流动人口；而实际管理人口包括户籍人口和全部流动人口。

③ 张保法：《经济预测与经济决策》，经济科学出版社，2004。

④ 参阅深圳市人口普查办公室 1992 年编写的《深圳市第四次人口普查资料（机器汇总）》，以及 2002 年由广东经济出版社出版的《广东省 2000 年人口普查资料汇编（深圳市）》相关数据资料。

⑤ 张保法：《经济预测与经济决策》，经济科学出版社，2004。

表7-3 政策控制模型仿真数据

指标 年份	深圳市数据						全国数据				相关参数
	暂住人口 (万人)	估计流动人口 (万人)	户籍人口 (万人)	HIV检出 (例)	累计HIV (例)	自然出生率‰	自然死亡率‰	总人口 (万人)	HIV检出 (例)	累计HIV (例)	
1992				1	1						
1993	207.3	318.95	87.69	0	1	14.36	1.93	118517	274	1243	
1994	241.54	402.41	93.97	1	2	13.77	1.75	119850	531	1774	
1995	245.54	435.24	99.16	2	4	13.23	1.78	121121	1567	3341	
1996	255.1	475.24	103.38	8	12	13.00	2.09	122389	2649	5990	$\lambda = 0.53$
1997	270.18	524.3	109.46	11	23	12.64	2.13	123626	3343	9333	$\mu_3 = 0.06$
1998	280.36	562.97	114.60	25	48	11.65	2.09	124761	3306	12639	$\gamma = 0.20$
1999	285.29	589.78	119.85	28	76	12.58	2.97	125786	4677	17316	$\nu = 0.08$
2000	308.02	652.85	124.92	27	103	14.68	2.55	126743	5201	22517	$\beta = 0.30$
2001	336.72	729.32	132.04	74	177	14.06	1.73	127627	8219	30736	$\varphi = 0.75$
2002	364.8	805.33	139.45	172	349	16.60	1.46	128453	9732	40468	$\rho = 1.77$ $\alpha = 0.23$
2003	406.48	912.67	150.93	191	540	10.63	1.53	129227	21691	62159	$\vartheta = 0.70$
2004	432.42	985.6	165.13	347	887	11.58	1.37	129988	47606*	106990	
2005	645.82*	1022.4	181.93	507	1394	12.64	1.41	130756	37099	144089	
2006		1081.82									

资料来源：整理自1992~2005年《中国卫生统计年鉴》《中国统计年鉴》和《深圳市统计年鉴》，以及2004年《中国艾滋病联合评估报告》和文献①。

3. 对年度异常数据点的重新估计。2004年全国实行大规模 HIV 清查，2005年深圳市实行大规模暂住人口清查，因此出现了超常增量（见表7-1中标＊处）。通过描绘历年（不包括2004年）HIV 检出数据的拟合曲线，据之重新估计2004年的 HIV 检出数为28327例（原47606例），AIDS 现患为7374例（原15213例）。该数据点变更后全国 HIV 累计量也要做相应调整。根据《深圳市2005年国民经济和社会发展统计公报》提供的可比口径数据，该市2005年底暂住人口比2004年底增加10.15万人，应为442.57

---

① 彭朝琼：《深圳市1992~2003年艾滋病流行现状分析》，《华南预防医学》2004年第5期，第20~21页。

万人（原 645.82 万人）。

4. 对自然出生率和自然死亡率的估计。《深圳市统计年鉴》仅提供了该市户籍人口的自然出生率和自然死亡率，考虑到没有其他数据源，本书以之作为全市人口自然出生率 μ_1 和自然死亡率 μ_2 的近似估计。

（二）方法

以 1992～2005 年深圳市相关人口数据为实验背景，输入相关政策控制变量，自 1992 年底（1993 年初）开始运行以上动力学模型至 2005 年底。选择深圳现行 HIV 传播控制政策方案作为参照系，进行多套政策仿真方案的比较研究。

1. 政策控制变量

根据真实世界情况，选择 HIV 控制政策变量如下：

（1）通过高危行为干预降低和减少交叉感染，将有效接触率 λ 作为控制变量；

（2）通过传播阻断干预减少 HIV 母婴垂直传播风险，设 HIV 母婴阻断政策覆盖率 φ 为控制变量；

（3）通过扩大检出比例增加自我排除或服药物人数，将检出率 γ 作为控制变量；

（4）通过调整人口迁移模式控制城市 HIV 感染水平，将新流入城市人口与城市平均感染水平的相对数 ρ，以及城市流动人口滞留率 α 作为控制变量。

由此得，控制政策向量 V = $\left[\lambda, \varphi, \gamma, \rho, \alpha\right]$。

2. 政策仿真方案

政策仿真方案包括标准方案、单政策调整方案和全局微调方案。标准方案用于描述和估计深圳市现行政策背景下 1993～2005 年的 HIV 感染状况；单政策调整方案取前者为参照系，假定其他条件不变，调整单一政策控制参数，逐一分析迁移模式调整、高危行为干预、检测网络扩大和诊断措施改进，以及母婴垂直传播阻断等政策对城市 HIV 传播控制的作用。在全局微调方案中，假设其他条件不变，每一政策变量均在 $[0, 1]$ 区间内，以 +0.001 的步长进行政策仿真，观察不同控制方案政策产出的变化率分布。具体见表 7-4。

表 7 - 4　政策仿真方案

政策方案 V = (λ , φ , γ , ρ , α)		政策意义
标准方案	V = (0.53, 0.75, 0.2, 1.16,0.23)	描述 1993～2005 年深圳市政策控制和运行状况
单政策调整	ρ = (1.16, 1.28, 1.04, 0.01) 调整人口迁移模式	使新流入人口的感染水平高于或低于现水平 10%，或者几乎无现患进入城市
	α = (0.23, 0.33, 0.13, 0.01)	现有流动人口的城市滞留率提高或降低 10%，或者流动人口几乎无滞留
	λ = (0.53, 0.63, 0.43, 0.01) 干预高危行为	忽视干预、干预无效，或者加大干预力度，使有效接触率升高或降低 10%，或者几乎无新的接触传染
	γ = (0.2, 0.3, 0.1, 0.75) 扩大检测诊断比例	检测与诊断出的现患比例增加或减少 10%，或者达到发达国家（如美国）的水平
	φ = (0.75, 1, 0, 0.85) 阻断母婴垂直传播	母婴传播阻断政策全部覆盖、未采取阻断措施，或者阻断措施覆盖面拓宽 10%
全局微调	所有控制变量　[0,1]内，步长 + 0.001	分析各政策的 HIV 传播控制边际效用及其变化规律

3. 目标函数

（1）对于标准方案，求各模块的政策产出量，并计算 $\overline{Y}$；再取 $\overline{Y}$ = 1，调整各模块的政策产出量，计算出目标函数 J_1（·），获得各部分政策产出对城市全局 HIV 传播控制的贡献率。

$$J_1 = \overline{Y} : \overline{\Delta}_1 : \overline{\Delta}_2 : \overline{\Delta}_3 : \overline{\Delta}_4 : \overline{\Delta}_5 \tag{13}$$

（2）对于单政策调整仿真方案，逐一求出政策变量各种调整幅度下的 $\overline{Y}$，然后进行比较：

$$J_2 = \overline{Y_S} : \overline{Y}_{k1} : \overline{Y}_{k2} : \overline{Y}_{k3} \tag{14}$$

（3）对于全局微调仿真方案，在 [0, 1] 区间内，以 + 0.01 的步长微调政策控制变量 k，求第 $i + 1$ 步 $\overline{Y}$ 的增长率，然后计算 $\overline{Y}$ 增长率数列的差分，diff（·）表示差分函数。

$$J_3 = diff \frac{(\overline{Y}_{k,i+1} - \overline{Y}_{k,i})}{\overline{Y}_{k,i}} \tag{15}$$

四　政策仿真结果

（一）标准方案

输入反映深圳市现行政策环境的政策向量 V = (0.53, 0.75, 0.2,

1.16，0.23），结果如图 7 - 3，估计值与实际值平均误差 5.8%。Carmines
和 McIver（1981）认为卡方自由度（χ^2/df）小于 2 时，表示估计模型具有
理想的契合度。图 7 - 3 中模型卡方自由度为 1.08，小于 2，说明基于该模
型方案描述深圳市 HIV 传播控制现状较为理想，可作为各政策调整方案的
参照系。

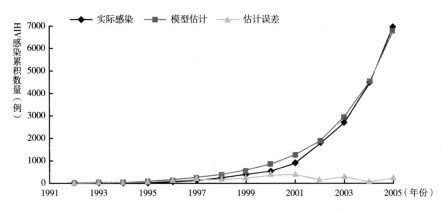

图 7 - 3　1991～2005 年深圳市 HIV 传播动力学估计

由标准方案得：

$\bar{Y} = 519$

$J_1 = 1 : 0.7959 : -0.1155 : -0.4237 : 0.0018 : 0.7414$

据此，对 1991～2005 年深圳市 HIV 感染的影响因素按作用大小排
列，依次为：高危行为有效接触传染（0.7959）；人口迁移影响
（0.7414）；检出（诊断）后的药物排除与自我隔离（-0.4237）；死亡
因素影响（-0.1155）；母婴垂直传播（0.0018）。可见，移民城市 HIV
传播的主要风险，来自城市内部的有效接触传染和人口流动；HIV 检测
与诊断网络的规模和力度，作为反作用力也表现突出；死亡因素对于减
少城市 HIV 现患存量也有一定调整作用；比较而言，母婴垂直传播的作
用相当有限。

观察城市 HIV 的传播扩散现象。如图 7 - 4 所示，HIV 传播扩散最主要
的影响因素有两个：一是城市内部高危行为有效接触的传染，该因素向 $\bar{Y}$ 贡
献了 413 例现患。二是城市与外界环境交互的影响。不难看出，深圳市 HIV
对外扩散现患数呈持续增长趋势，年均 655 例，高于内部传染的后果；但是

迁入因素的作用更为显著，在抵消了迁出因素的影响后，流动人口曲线仍与 $\dot{Y}$ 呈同趋势增长；由于迁入因素的作用力强于迁出因素，双向迁移因素的共同作用年均使城市增加 385 例现患。

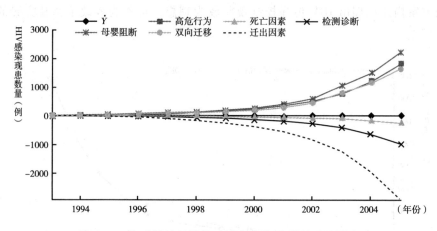

图 7－4　各政策控制模块对城市 HIV 传播扩散的影响

（二）调整方案

1. 单政策调整

（1）人口迁移模式调整

当 ρ ＝（1.16，1.28，1.04，0.01）时，J_2 ＝519∶573∶466∶4。可见城市新流入人口平均感染水平增加或减少 10%，将分别导致 $\overline{Y}$ 增加 54 例、减少 53 例；当新流入人群感染水平为全国平均感染水平的 0.01 倍（几乎未感染 HIV）时，$\overline{Y}$ 锐减，并几乎接近零值。这说明控制新流入城市人口的 HIV 感染水平，对城市 HIV 传播影响显著。

当 α ＝（0.23，0.33，0.13，0.01）时，J_2 ＝519∶498∶538∶556。可见城市流动人口滞留率提高或降低 10%，将分别导致 $\overline{Y}$ 减少 21 例、增加 19 例。一般认为，流动人口城市滞留率的升高或降低，对应于城市 HIV 现患数量的增加或减少。但由 Δ_{51} 的计算公式知，在现有城市流动人口规模不变的情况下，流动人口城市滞留率的降低，将导致新流入人口数量增大，因此以上 $\overline{Y}$ 的变动，同时反映了 Δ_{51} 和 Δ_{52} 的作用，且二者的作用力相反。从以上数据看，流入人口对城市 HIV 传播的作用力比流出人口更大，导致以上异常现象的出现。

（2）高危行为干预

当 λ = （0.53，0.63，0.43，0.01）时，J_2 = 519：562：483：372。可见 HIV 感染有效接触率增加或减少 10%，对应 $\bar{Y}$ 增加 43 例、减少 36 例；有效接触率为 0.01 时（接近零有效接触），$\bar{Y}$ 减少 147 例。这说明干预高危行为，对城市 HIV 传播也有重要影响。

（3）扩大检测和诊断比例

当 γ = （0.2，0.3，0.1，0.75）时，J_2 = 519：470：579：329。可见检测和诊断比例提高或降低 10%，对应 $\bar{Y}$ 减少 49 例、增加 60 例；当诊断比例达到发达国家水平，如美国（ γ = 0.75）时，$\bar{Y}$ 将减少 190 例。这说明检测和诊断比例的提高，对城市 HIV 传播也有重要影响。

（4）阻断母婴垂直传播

当 φ = （0.75，1，0，0.85）时，J_2 = 519：519：521：519。对照全部控制与全部不控制政策环境，$\bar{Y}$ 仅减少 2 例。观察 Δ_4，母婴垂直传播阻断政策全部覆盖与全部放弃之间的现患变动总量仅为 50 例。可见母婴垂直传播阻断的政策投入对于 HIV 控制产出的贡献比例非常小。

2. 全局微调

在政策控制向量 V = （λ，φ，γ，ρ，α）中，φ、γ 对于 $\bar{Y}$ 是逆向指标，其余为正向指标。如图 7 - 5，分析各全局微调方案中，$\bar{Y}$ 变化率数据序列的差分曲线，它反映了其他条件不变时，某一单政策投入持续追加发生的政策产出量变动（即政策效用）。扩大 HIV 的检出与诊断比例（ γ ）、加大高危行为干预力度（ λ ），以及增加母婴阻断政策供给（ φ ），对 $\bar{Y}$ 的政策控制产出呈递增趋势；随着对新流入人口 HIV 感染水平控制强度的提高（ρ），前期 $\bar{Y}$ 的增长率变化呈振荡状，后期拉出长直线，表示政策效用长期保持稳定不变；而随着流动人口城市滞留率（ α ）增加，$\bar{Y}$ 减少，可见 α 对 $\bar{Y}$ 的政策产出贡献呈递减趋势。

从分布特征看，γ 的差分曲线呈指数分布（ $1.438 \times 10^{-6} e^{-0.001478x}$，adj. R^2 = 0.96）；λ 的政策效用呈指数分布（ $2.053 \times 10^{-7} e^{0.001231x}$，adj. R^2 = 0.99）。指数函数具有无记忆性，因此持续追加政策投入将获得效用持续递增的效果。α 调整时 $\bar{Y}$ 的增长率变化采用线性插值拟合，获得如图 7 - 5 所示分布（ adj. R^2 = 1 ）；它具有政策效用递减的特征，并且前期递减缓慢，后期发生加速度递减。φ 的政策效用分布是均匀分布；根据均匀分布的性质，在

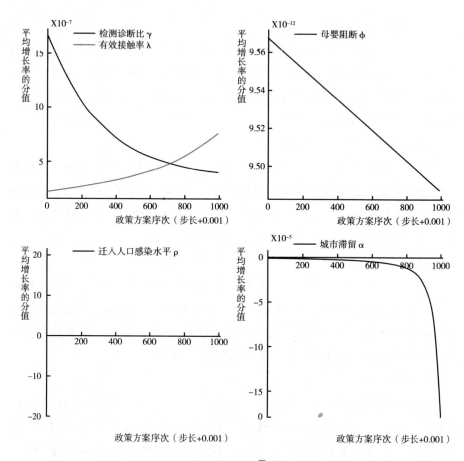

图 7 – 5　政策全局微调结果（$\bar{Y}$ 增长率的差分分布）

[0, 1] 区间内，不同地理位置等长度子区间的政策效用没有差别，它只与子区间的长度有关。又因为 φ 是逆指标，其差分直线斜率小于零，因此该因素的政策效用居于递增状态；而 ρ 的政策效用分布较为复杂，前期有振荡，后来长期为零，即一番振荡后政策效用长期没有变化，总体较接近均匀分布。

五　讨论

以上主要做了三项工作：一是开发中国城市 HIV 传播政策控制动力学模型；二是通过对现实城市 HIV 传播的估计描述，分析了五种主要 HIV 感染动力学因素对城市 HIV 的传播扩散影响；三是基于模型，进行了政策的单一调整与全局微调仿真，揭示了不同政策效用的分布特征。基于以上工作，建议现有城市 HIV 传播控制政策网络：

一要关联人口迁移模式。城市聚集了大量流动人口，而流动人口又是 HIV 高危人群，因此类似深圳这样的城市有必要通过有针对性地加强对流动人口的管理和服务，来控制 HIV 传播。以往研究一致认为流动人口是 HIV 从城市向农村扩散的桥梁，因此流动人口滞留城市期间，应提倡强化健康知识培育和高危行为干预，回乡前后也要进行宣教，以减少城市 HIV 向农村人群和普通人群的扩散。我们的研究也支持以上结论，同时证明迁入因素对城市 HIV 传播的影响也必须加以关注，可以通过调整和控制流入人口的 HIV 感染水平和城市滞留率，达到 HIV 传播控制的目的。特别在 HIV 感染扩散事态急速恶化的情况下，这种手段相当有效。可以考虑引入以下政策：如提供新迁入城市人口 HIV 免费检测、改变城市准入条件（如现患同意接受药物干预）、监督和限制高危行为（健康风险行为的疏导、劝告或限制）、城市生存成本调整等。

二要强化检测与诊断网络。我们的研究已经证明，检出与诊断比例对于 HIV 传播控制有重要的正面影响，建议一方面扩大现有 HIV 监测网络规模，特别是要改变现有网络在大城市过分集中的现状，先向中小城市扩展，再在流动人员较多的农村有选择性地建立流动监测哨点；另一方面提高检测技术和药品干预的简易性、经济性、规范性和有效性，这既需要科技的创新和发展，也需要对众多技术与药品的适当选择；最后，还应注意受检测和诊断人员的权益保障，包括维护服务对象的知情权、获得权、选择权、保密权、尊严和隐私等。

三要持续干预高危行为。研究表明在当前的政策配置中，对 HIV 有效接触的干预，对城市 HIV 传播控制的贡献度最高；单政策调整也反映出高危行为干预政策调整能带来高效益。因此，今后应主要通过禁止共用针具吸毒，限制有偿性服务行为，推广安全套的使用等措施，持续干预导致 HIV 传染的高危行为。

四要理性配置政策资源。有限的 HIV 传播控制政策资源，必须用在刀刃上。单政策的全局微调结果说明，不同政策方案持续追加的政策效用分布存在多样性。根据函数分布结果，λ，φ，γ 政策投入中的政策效用持续递增，而 α 的政策效用持续递减，ρ 的政策效用相对比较稳定。因此在未来城市 HIV 传播控制中，可以持续使用和强化高危行为控制、扩大检测和诊断比例、母婴垂直传播阻断等政策；对 ρ 的持续控制可以在某些区段有选择地进行；但是由于对 α 的控制政策效用递减，因此不宜持续加强政策投入，不宜施加过度控制。

第四节　小结

本章采取传染病动力学模型建模仿真的研究方法，研究我国人口高流动性条件下城市艾滋病传播扩散的动力学行为及其后果。研究主要探索两类 HIV 传播扩散影响因素：一是城市内部高危行为的有效接触传染；二是城市与外界环境的交互作用。双向感染因素的共同作用促使城市各年度 HIV 感染者不断增多。

具体研究以城市（选深圳作为研究对象）为 HIV 传播空间，以生物动力学模型（选 SIR 模型作原型）为建模基础，设计城市艾滋病传播动力学模型，研究高流动性下现代城市的艾滋病传播动力学机理。具体研究包括两部分：一是模型开发与检验；二是控制政策仿真分析。

首先设计了充分考虑人口迁移特征因素的城市 HIV 传播动力学模型，纳入人口迁移量、迁移方向，以及不同迁移者 HIV 感染水平等对城市 HIV 传播存在重要影响的因素。检验结果表明，在研究预测城市艾滋病感染水平上，将实际人口作为总体人口种群进行研究，即将流动人口、常住人口（居住一年以上的流动人口）、户籍人口同时纳入传播动力学模型，比起不考虑人口流动因素，只考虑户籍人口与常住人口的传播动力学模型，预测能力具有明显的优越性，能较好地描述城市 HIV 传播的动力学特征。

在动力学模型基础上，研究开发了中国城市 HIV 传播政策控制模型，采取分政策仿真方案研究，对控制政策点进行单一调整与全局微调仿真，分析不同政策投入的效用。单一政策控制仿真结果表明，调整人口迁移模式、干预 HIV 感染的高危行为、扩大 HIV 检测和诊断比例、阻断 HIV 母婴垂直传播等，对于控制城市 HIV 感染水平上升具有重要影响。全局政策控制仿真结果表明，扩大 HIV 的检出与诊断比例、加大高危行为干预，以及实施母婴阻断，可以作为长久的政策措施，对城市 HIV 传播控制具有持续递增的正面效用；而控制新流入人口的感染水平，对城市 HIV 传播的政策控制影响保持稳定；采取控制城市流动人口滞留率的方法控制城市艾滋病感染，长期政策产出贡献呈递减趋势。

第八章 中国艾滋病防控
政策体系评估

本章将从政策内容和组织关系两方面，分析我国艾滋病防控政策体系。分析在艾滋病传播的不同阶段，我国艾滋病防控政策发生的调整变化，探讨所采取政策措施的正当性；分析参与艾滋病防控政策制定各部门的协调联动关系，探析他们之间的权力、资源和信息分配情况。

第一节 数据与方法

本章的分析将用到社会关系网络理论与技术，研究需要建构关系网络，并分析网络的结构。下面介绍一下本研究将使用到的数据、方法和指标。

一 研究数据

本章分析所用的艾滋病政策文本，主要通过"中国疾病预防控制中心""中国红丝带网"及"中国法律法规网"等网络进行收集，包含法律、政策法规、政策规章等艾滋病防控政策资料。[①] 共获得1981~2012年的131份全国性的艾滋病防控政策文件[②]。

研究采用社会关系网络分析方法，根据研究需要，将分别构建两类网络，一是一模社会关系网络（1－mode social network），二是二模社会关系

---

① 苏丹:《我国艾滋病防控政策体系研究及绩效评价》，西安交通大学硕士学位论文，2010。

② 苏丹（2010）收集了1984~2007年艾滋病相关政策文件，本章采用该政策资料库，并增补收集了2008~2012年的相关文件。

网络（2 – mode social network）。

1. 艾滋病防控政策部门协调网络。该类网络在形式上为"一模社会关系网络"，即将艾滋病政策文件内容中涉及的部门作为网络节点成员，分析政策文件文本所提及的政策部门是否存在于同一份文件中，有则用"1"表示、无则用"0"表示。假设共有 N 个政策部门，那么将形成规模为 N × N 的关系网络矩阵。

2. 艾滋病防控政策网络。该类网络在形式上为"二模社会关系网络"，以政策文件为一类节点，以政策措施为另一类节点。按照历时的视角，建立政策文件与干预措施的关系网络，在网络矩阵中，某个政策文件中涉及某项防控措施，用"1"来表示，反之则用"0"表示。

二　研究方法

本章在历时分析与社会结构分析的基础上，应用文本分析法、社会关系网络分析法进行分析。

社会关系网络分析方法，将采用一模社会关系网络方法和二模社会关系网络方法。前者要求网络的节点具有同质性，后者要求网络的节点具有异质性。[①] 这两类方法可以弥补对方的缺陷。

异质性网络容许相连节点为异质实体，无须追溯同属性的同伴，可以更便利地构建规模较大的网络。研究将采用二模社会关系网络方法，分析在艾滋病的不同感染阶段防控政策重心的变化情况，以及我国艾滋病防控政策的整体变化趋势；采用一模社会关系网络方法，分析不同政策部门之间的政策协调情况，以及各部门在艾滋病防控网络中所发挥的作用。

分析政策文件的文本内容时，将有目的地揭示政策部门与防控措施之间的关联。进行初步的政策文本分析发现，我国艾滋病防控政策网络共有116个政策部门节点。艾滋病感染防控政策措施，实际上都是针对血液制品、静脉注射吸毒、性接触和母婴传播四个传播途径的干预。

上述网络数据分析将采用社会网络分析软件 UCINET 6.0 完成。

---

① Borgatti, S. P., Everett, M. G., Freeman L. C., *Ucinet 6 for Window: Software for Social Network Analysis* (*User's Guide*). Havard: Analytic Technologies, 2002.

三　网络分析指标

社会网络分析将应用到一系列网络分析指标[①]，下面将进行详细介绍。注意本章将要分析的网络对象属于布尔网络（0-1网络），故而以下指标公式仅适用于这一类网络，它们不能直接被应用于分析其他类型网络。

（一）度

度（Degree）指某一网络节点所拥有关系的数量，即同该节点相连的边的数量。在有向网络中，还分为入度和出度，前者指其他网络成员同他的关系，后者指他与其他网络成员的关系。由于本章构建的网络属于布尔网络，故而无须考虑这种差异。

（二）密度

密度（Density）指网络节点实际拥有的连线数与最多可能拥有的连线数之比，密度反映了节点在团体中的地位与资本。表达式为：

$$D = \frac{2l}{g(g-1)}$$

其中：l代表实际存在的线数，g代表网络节点数。

（三）中心性

分析网络参与主体重要与否，衡量其地位优越性或特权性，以及组织影响力等方面。共有三种形式，分别是程度中心性、居间中心性、接近中心性。

1. 程度中心性

程度中心性（Degree Centrality）用于分析网络中网络成员的重要程度。公式为：

$$C_D(n_i) = d(n_i) = \sum_j X_{ij} = \sum X_{ji}$$
$$C'_D = \frac{d(n_i)}{g-1}$$

其中X_{ij}是0或1的数值，代表成员j是否承认与成员i有关系，g是此网

---

① 苏丹：《我国艾滋病防控政策体系研究及绩效评价》，西安交通大学硕士学位论文，2010；Borgatti, S. P., Everett, M. G., Freeman L. C., *Ucinet 6 for Window: Software for Social Network Analysis (User's Guide)*. Havard：Analytic Technologies, 2002。

络中的参与个体数。

2. 居间中心性

居间中心性（Betweenness Centrality）衡量一个成员作为中介者或媒介者的能力，也就是占据在其他两个成员最短联系路径上重要位置的成员。该网络节点若没有发挥中介作用，则其他成员就无法沟通，或者需要通过其他成本更高的路径进行沟通。如果一个网络内部存在一个个分离的小团体（子群），恰好有成员在两个团体中间担当联系的纽带，那么这个成员就是一个切点（Cut Point），也就是我们俗称的桥（Bridge）。在网络分析中，特别是性关系网络研究中，大量的流动人口实际上扮演的是不同性关系网络子网之间 HIV 传播桥梁的角色，因此对他们的知识教育和行为倡导非常重要。公式如下：

$$C'_B(n_i) = 2 \sum_{j<k} g_{jk}(n_i)/g_{jk}(g-1)(g-2)$$

式中：g_{jk} 是成员 j 达到成员 k 的通过人数最少的路径，$g_{jk}(n_i)$ 是成员 j 达到成员 k 的路径上有成员 i 的捷径数，g 是此网络中的成员数。

3. 接近中心性

接近中心性（Closeness Centrality）衡量一个节点在传播信息时不依靠其他节点的程度。当某一网络节点到其他网络节点的距离都很小时，则接近中心性会很大，它表明该节点在网络中缺少独立性，处于边缘地位；反之当某网络节点的接近中心性较小时，表明其在网络中的信息传播独立性高，不必依赖于其他行动者，在网络中居于中心位置。公式如下：

$$C_{AP_i}^{-1} = \sum_{j=1}^{n} d_{ij}$$

式中：d_{ij} 是成员 i 达到成员 j 的距离，公式表示的意义是接近中心性为成员 i 到达其他成员距离之和的倒数。

（四）中心势

中心势的指标与中心性的指标之间存在对应关系，中心性指标分析网络节点个体特征，中心势指标分析整体网络特征。

1. 程度中心势

程度中心势是一个网络的整体结构指标，反映了程度中心性最高的成员与其他成员的程度中心性间的差距。差距越大，则组织网络的程度中心势越高，表示此团体权力过分集中，有一个成员特别重要。其公式为：

$$C_D = \frac{\sum_{i=1}^{g} [\, C_D(n^*) - C_D(n_i)\,]}{\max \sum_{i=1}^{g} [\, C_D(n^*) - C_D(n_i)\,]}$$

式中，$C_D(n^*)$ 是网络中最大的节点度中心性值，它与其他 $C_D(n_i)$ 相减所得差额的相加总和，即为中心势。分母是其最大可能数值。g 为网络的成员数量。

2. 居间中心势

居间中心势是一个网络的整体结构指标，反映了居间中心性最高的那个成员与其他成员居间中心性的差距。差距越大，则该网络的居间中心性的数值也越高，表示此团体被分成数个小团体，而且过于依靠某一个成员作为中间桥梁进行联系，这个成员在联系中显得特别重要。其公式为：

$$C_B = \frac{2 \sum_{i=1}^{g} [\, C_B(n^*) - C_B(n_i)\,]}{[\,(g-1)^2 (g-2)\,]}$$

式中，$C_B(n^*)$ 是网络中最大的节点中介性，$C_B(n_i)$ 表示其他节点的中介性，g 为网络的成员数量。

3. 接近中心势

接近中心势也是一个网络的整体结构指标，反映了网络中接近中心性最高的那个成员与其他成员接近中心性的差距。指标值越高，说明该网络的接近中心性数值也越大，说明该网络的信息能够容易地到达其他节点，网络成员对信息的控制能力较低。反之则相反。其公式为：

$$C_c = \frac{\sum_{i=1}^{g} [\, C_c(n^*) - C_c(n_i)(2g-3)\,]}{(g-2)(g-1)}$$

式中，$C_c(n^*)$ 是网络中最大的节点接近性，$C_c(n_i)$ 表示其他节点的接近性，g 为网络的成员数量。

（五）平均距离

平均距离表示一个网络主体平均要经过多少主体才能与另一主体建立起联系，即关系链的长度。关系链越长，网络各主体间的关系传播得就越远。

反之关系传播得就越近。那么在一个组织结构中它体现了部门间关系传播的深度。网络节点的距离也常被用于分析网络的可达性。其公式为:

$$L = \frac{1}{g} \sum_{i=1}^{g} \sum_{j \neq i} \frac{d(i,j)}{g-1}$$

式中,$d(i,j)$ 代表测地线(最短)距离,g 为网络的成员数量。

第二节　艾滋病防控政策体系

1981 年世界上发现第一例艾滋病病毒感染者,由此我们开始进行政策部署。我们共收集到 1981~2012 年的 131 份全国性的艾滋病防控文件,其分布如图 8 - 1 所示。

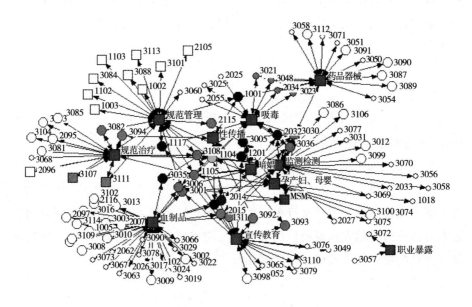

图 8 - 1　1981~2012 年中国艾滋病防控政策文件

说明:图中数字系政策文件编码。

一　艾滋病防控政策体系概貌

对应图形,分析 1981~2012 年艾滋病政策文件的防控方向,结果如表 8 - 1。

表 8 – 1 1981～2012 年艾滋病防控文件指向

节点（Node）	度（Degree）	节点（Node）	度（Degree）
血制品	37	吸毒	14
监测检测	25	孕产妇、母婴	10
规范管理	21	性传播	8
药品器械	16	暗娼	7
宣传教育	16	MSM	3
规范治疗	15	职业暴露	2

如图 8 – 1 和表 8 – 1 所示，从艾滋病感染途径看，由于中国的艾滋病传播是首先由血液途径传入、传播和扩散的，因此防控政策中有关血制品的规定最多（D = 37）；中间注射吸毒途径传播快速增长并占主导地位，因此有关吸毒的规定也比较多（D = 14）；后来性传播途径感染又占主导地位，有关"性传播"（D = 8）①、"暗娼"（D = 7）、"MSM"（D = 3）的防控文件也很多；此外还有部分母婴传播（D = 10）政策。

从艾滋病防控操作看，艾滋病监测、管理、宣传倡导与治疗问题的规范也极为丰富，主要有："监测检测"（D = 25）、"规范管理"（D = 21）、"药品器械"（D = 16）、"宣传教育"（D = 16）、"规范治疗"（D = 15）、"职业暴露"（D = 2）。

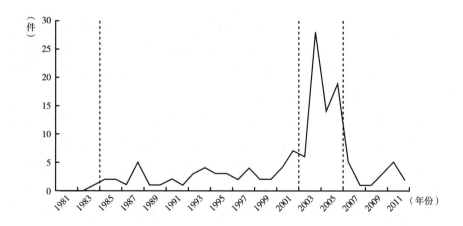

图 8 – 2 1981～2012 年中国艾滋病防控政策文件

---

① 此处的艾滋病性传播防控政策文件，指专门的规范文件，而非综合性文件。

如图 8 - 2 所示，中国艾滋病防控政策的出台与颁布期间，同艾滋病的传播周期相对照，明显存在着一定的滞后性和爆发性。大致可以做如下区分：

第一轮政策区间，1981 ~ 1985 年。1981 年、1985 年世界和中国分别出现首例 AIDS 病例，以此为政策节点。该区间年均出台约 1 份政策文件。

第二轮政策区间，1986 ~ 2003 年，中国发现首例艾滋病病人之后出现政策反应，但艾滋病的传播情况尚未引起政策层的极大震动或震惊。该区间年均出台约 3 份政策文件。

第三轮政策区间，2004 ~ 2006 年。2004 年全国大面积筛查艾滋病，发现了超预期的感染病例，使得该阶段政策迅速、密集、非理性地大量出台。该区间年均出台约 20 份政策文件。

第四轮政策区间，2007 年至今，正常艾滋病防控阶段。该区间年均出台约 3 份政策文件。

政策的出台与艾滋病扩散形势有一定关系，但是由于公共政策的滞后性，艾滋病传播期间与政策文件出台时间存在较大不一致。中国的政策区间与艾滋病传播期间不一致，本章需要分析不同艾滋病传播期间的政策防控特征，故而以下将深入探讨不同艾滋病传播期间，艾滋病防控政策的内容与网络特征。

二　传入期（1981 ~ 1988 年）政策特点

如图 8 - 3，1981 ~ 1988 年 8 年时间全国共出台了 9 份政策文件，低于 1981 ~ 2012 年 32 年间年均约出台 4 份文件的防控力度，显然早期我国对艾滋病防控的重视程度并不够。而从政策重心看，这一时期关注的核心问题集中于对境外输入血制品的管控上。

1984 年 9 月我国海关总署、卫生部、对外贸易与经济合作部联合通过了《关于限制进口血液制品防止 AIDS 病传入我国的联合通知》，对 AIDS 的概念、特征加以说明，并决定实施严格限制进口国外的血制品、对使用国外血制品的患者进行严密观察的两个防控措施。这是我们搜寻到的最早的艾滋病防控文件。从 1985 年 6 月中国北京协和医院发现首例输入性艾滋病病人的事实看，该项规定具有极强的政策前瞻性。

艾滋病传入期主要矛盾来自境外病例的输入，将焦点放在口岸及新入境人员身上，方向才是对的。在 1981 年美国出现首例艾滋病患者之后，1982

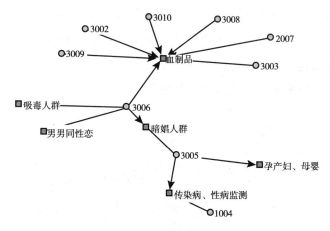

图 8－3　1981～1988 年艾滋病防控相关文件及其关注问题

年艾滋病病毒便随境外血液制品传入中国；至 1984 年短短三年间已有 30 多个国家相继报道了该项传染病，美国有 3000 多名感染者，且感染患者的感染死亡率高达 40% ～ 50%。正是因为这种风险威胁的存在，中国政府于 1984 年决定对境外输入血液制品实施管控。1985 年我国浙江省发现 4 名血友病患者因输入从美国进口的血制品而感染了 HIV，中央政府因此出台了多项关注血制品（D = 7）的政策。但是直到 1986 年，新出台的《国境卫生防疫法》才要求对入境人员进行传染病①检测，显然早期政府对输入型艾滋病的防控还不够全面。

　　不过这段时间有几处很值得一提，1986 年卫生部出台了《性病监测工作试行方案》，这是我国第一部性传播监测防控文件；1987 年卫生部又通过了《全国预防艾滋病规划（1988～1991）》，这是中国第一部针对艾滋病防控的全面工作部署；1988 年出台的《艾滋病监测管理的若干规定》，规范了艾滋病防控的监测管理、进出境管理、血制品管理，以及病例上报与处理等。应该说从 1986 年起，中国的艾滋病防控工作开始起步并稳健向前推进。

三　播散期（1989～1993 年）政策特点

　　如图 8－4，这一时期中国政府认识到艾滋病传播问题需要积极应对，除了继续重视血制品（D = 5）管理外，加强了 HIV 监测（D = 3）。1991 年

---

① 1988 年《中华人民共和国传染病防治法》规定艾滋病为乙类传染病。

通过了《性病防治管理办法》，对暗娼与 MSM 人群感染艾滋病的性风险行为进行预防和干预。实际上很明显，中国的艾滋病政策发展历程并未能反映播散期艾滋病传播特点，相应的政策规范文件存在欠缺。同时，由于播散期比较短，这一时期规范性文件也比较少。

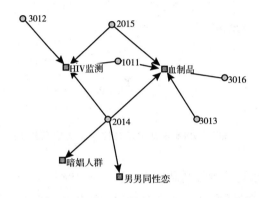

图 8 - 4   1989 ~ 1993 年艾滋病防控相关文件及其关注问题

如果说在传入期，应当重视境外艾滋病防控，加强对境外血制品，以及感染者进入中国国境的管控的话，在播散期应当重视境内的跨地域艾滋病防控。因为艾滋病病毒开始通过流动人口，通过性关系网络、吸毒网络、供用血网络扩散传播开来。但是这一阶段，及其后两三年（考虑政策的滞后性），相关的政策应对方案依然不足，我国政府甚至没有出台静脉注射吸毒及毒品管理方面的干预政策。在艾滋病传入期和播散期，中国政府通过对国外艾滋病传播途径的了解，业已认识到艾滋病的传播与性接触有密切的关系，但对此只限于道德评判，并未制定任何有针对性的控制措施。[①]

四　高速增长期（1994 ~ 2004 年）政策特点

如图 8 - 5，这一时期，中国的艾滋病防控政策体系走向完善，各主要网络节点与节点度为："血制品"（D = 16）、"药品器械"（D = 10）、"监测检测"（D = 11）、"吸毒"（D = 11）、"宣传教育"（D = 7）、"孕产妇母婴"（D = 6）、"暗娼"（D = 4）、"职业暴露"（D = 2）。此外还出现了规范管理、规范治疗、MSM 等方面的政策规定。

---

① 苏丹：《我国艾滋病防控政策体系研究及绩效评价》，西安交通大学硕士学位论文，2010。

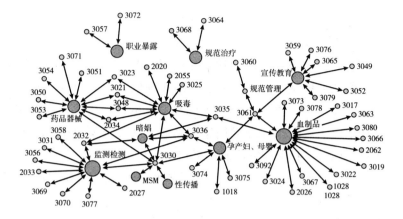

图 8 - 5　1994 ~ 2004 年艾滋病防控相关文件及其关注问题

这一期间节点度最大的节点是"血制品"（D = 16）。这期间还有一个特点，艾滋病经血液途径感染已由国外输入变成了国内非法采供血，以及医用被污染血液的输入感染。1995 年河南省发现首例 HIV 感染者，而截至2004 年，HIV/AIDS 感染者已达到 38387 例，绝大多数是参与非法采供血或接受输液新感染上的。地下血站非法采血行为的存在，血液与血制品被艾滋病病毒污染的情况变得普遍起来。为此这一阶段依然将血制品管控作为重点。

这一期间注射吸毒也变成防控重点，"吸毒"的节点度较高（D = 11）。1989 年云南省在瑞丽吸毒人群中发现 146 例艾滋病病毒感染者，随后艾滋病病毒在云南不断因注射吸毒扩散，普查发现，截至 2004 年底云南省毒品泛滥之地德宏州在 17 万人群中检测出 8124 例 HIV 感染者。吸毒与血制品成为中国艾滋病两大主要感染途径，为此在这一期间政策同时加强了对注射吸毒感染艾滋病的管控。

在这一传播阶段，出现了一个非常奇怪的现象——2004 年、2005 年、2006 年文件密集出台，3 年内共颁发 61 份文件，其中 2004 年 28 份、2005年 14 份、2006 年 19 份，共占政策文件总数的 45%；而在这前后 28 年里颁布的政策文件也不过 72 份。之所以出现政策集中颁布的情况，可能有两大原因。

一是因为 2003 年 3 月中国启动了首次全国艾滋病流行病学调查，建立了全国艾滋病流行病学调查数据库。2004 年在全国范围内进行了艾滋病高危人群普查检测，如在河南对既往有偿供血者的普查，新发现了 18512 名 HIV 感染者、9875 个 AIDS 病例；在云南省监测各类高危和重点人群，新检出 HIV 抗体阳性者 13486 人、AIDS 病人 316 人。[①] 全国的 HIV 感染者由 21691 例直接跃至 44831 例，AIDS 患者由 6120 例跃升至 15213 例。

二是因为 2003 年中国爆发 SARS 公共卫生事件，此后中国公共卫生制度改革开始走向深化。2004 年起国家传染病与突发公共卫生事件网络直报系统试运行，标志着我国疫情监测、报告的手段与能力取得了长足的进步。疫情监测信息报告系统迅速完善起来。形势推动政策，艾滋病防控政策也密集出台。

在中国艾滋病问题的处置上，一些地方领导最初采取隐晦的方法，当社会风险被集中揭示（不是集中暴发）时，才快速出台一批防控政策。政策科学化首先体现在政策制定过程上。一项公共政策的出台应当包括问题建构、政策议题网络运行、确认政策目标、抉择政策方案，以及政策合法化过程。但是 2004～2006 年中国艾滋病公共政策密集地出台，主要是经过大面积地筛查，以及 SARS 公共卫生事件的影响，导致政策层认识到艾滋病防控问题的存在性与严重性，因而集中快速出台一批规范性文件。

五　性传播主导期（2005～2012 年）政策特点

2005 年以后，在中国的艾滋病传播中，经性途径感染 HIV 超过注射吸毒感染，占据了主导地位，但吸毒等感染途径依然占较大比重。中国从出现首例艾滋病患者到此时，已经过了 20 多年，此时艾滋病患者的治疗、监测、教育、管理和服务进入了政策层的视野。如果说艾滋病高速成长期是中国艾滋病防控体系健全的期间，那随后这一期间是中国艾滋病防控体系进一步走向规范化的时期。如图 8－6，从节点度的排序看，规范管理（D＝19）、规范治疗（D＝13）、血制品（D＝9）、宣传教育（D＝9）、监测检测（D＝8）、药品器械（D＝5），在管理和服务上的政策文件出台较多。从渠道视角制定的规范性文件同样存在，节点度为：血制品（D＝9）、性传播（D＝5）、

① 陆林、贾曼红、陆继云：《云南省 2004 年艾滋病流行分析》，《中国艾滋病性病》2005 年第 3 期，第 172～174 页。

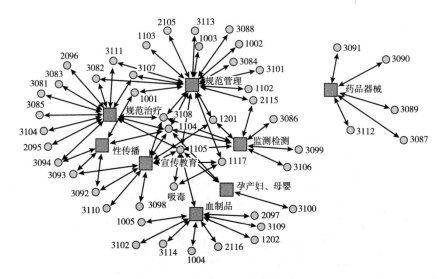

图 8 - 6 2005 ~ 2012 年艾滋病防控相关文件及其关注问题

吸毒 (D = 2),可以看到应对性传播的政策文件明显增多。

这一时期有关性传播扩散、有关流动人口的艾滋病防控政策文件明显增加,较好地契合了这一时期的艾滋病传播特点。2005 年 11 月国务院防治艾滋病工作委员会办公室发布的《关于做好 2005 年世界艾滋病日宣传工作的通知》,启动了"全国农民工预防艾滋病宣传教育工程";2005 年 12 月建设部发布了《关于做好建设行业艾滋病防治工作的通知》;卫生部于 2010 年 6 月、2011 年 2 月下发了《预防艾滋病、梅毒和乙肝母婴传播工作实施方案》《中国预防与控制梅毒规划 (2010 ~ 2020 年)》。

第三节 艾滋病防控的政策部门协调网络

艾滋病防治工作机制要求多部门合作、全社会参与,对政策部门之间的协调网络质量要求很高。下面我们将从整体网和个体网两个角度,探讨中国艾滋病政策部门协调网络的社会结构及其政策内涵。

一 整体网分析

1981 ~ 2012 年中国艾滋病防控政策的部门协调网络如图 8 - 7,这是一个完全连接的网络,它的所有网络节点组成唯一的大团体。采用 NM 算法分析该网络的社团结构，由于模块度指标值极小，无法切割出网络社团结构。这种情况说明网络内部的联系非常紧密，中国的艾滋病政策协调网络具有较高的单调性。

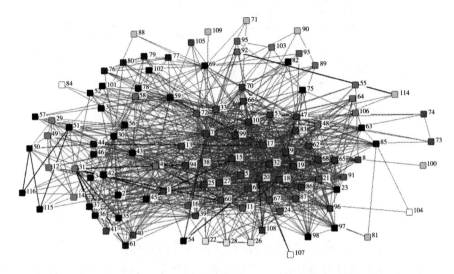

图 8 – 7 1981～2012 年中国艾滋病防控政策的部门协调网络

弗里曼认为，对布尔网络而言，我们如果关注的是网络或节点的交流活动，可以采用度数进行测度；如果研究的是节点对交往的控制力，可采用中介中心度指标；如果分析信息传递的独立性或有效性，可采用接近中心性指标。[①] 本节希望了解不同政策部门在协调配合活动中的交往对象范围及其紧密性，对网络的控制力较高、信息传递独立性强的节点，因此以下分析整体网络将采用平均度、平均密度、平均距离、中介性和接近性指标。"六度分离"理论让我们知道社会中的人处于熟人社会，地球上任何一人通过不多于 5 个中间关系，都可以到达任何另一个人。我们也想知道政策协调网络的可达性，因此还将分析网络中任何两个节点的信息传递最多需要几步。整体网络分析指标值如表 8 – 2。

网络密度描述网络中各节点关联的紧密程度，指网络节点之间实际联结的数目与他们之间可能存在的最大的联结数目的比值。Mayhew 等（1976）

---

① 林顿·C. 弗里曼：《社会网络分析发展史——一项社会学的研究》，张文宏、刘军、王卫东译，中国人民大学出版社，2008。

表 8 - 2　整体协调网络分析

网络指标	指标值
密度(Density)	0.1948
平均度(Avg. Degree)	19.675
中介性(Betweenness)	0.847
接近中心性(Closeness)	0.599
经 M 步100%到达	M = 3
平均距离(Avg. Distance)	1.937

发现真实的社会关系网络的最大密度值是 0.5[①]，该网络的整体网络密度 Density = 0.1948，整体网络的平均度 Avg. Degree = 19.675，对于一个 116 个网络成员的网络，这个网络密度和连接度还是相对较高的，各网络成员之间的联系比较紧密，网络成员之间的关联非常通畅。

接近中心性指同某网络节点存在关联的其他节点的关联程度，表 8 - 2 显示，Closeness = 0.599，说明网络具有较高的接近中心势，这意味着该网络的信息传递顺畅，网络中各节点对其他节点相互进行协调的影响不大。

中介性衡量一个点对于其他各点而言的"中间"地位，即该节点在多大程度上是其他节点的"中介"。指标反映了节点对网络资源的控制能力，指标值越大，说明占据着更接近中枢的资源或信息控制位置。表 8 - 2 中，Betweenness = 0.847，这个值本身并不大，大致可以看出网络节点对其他部门的控制力普遍偏小。

平均距离指到其他节点最短距离之和的均值，指标值越小，表明该点在网络中越是处于核心地位。对于整体网络而言，该指标越小说明关系越紧凑。表 8 - 2 显示，Avg. Distance = 1.937，这个值是比较小的，也就是网络内部可达性很好，控制功能不强。在表 8 - 2 中 M = 3，即在该网络中经过 3 步，任何一个网络节点的信息或资源都可以到达其他节点处，同样证明网络的可达性非常强。

综上所述，所有的指标共同反映出中国艾滋病各政策部门之间形成的是一个关系密集、联系紧密、可达性极好，但内部影响力不高、内部控制力不强的政策协调网络。这个网络虽然内部联系紧密，但其拓展性是比较差的，

[①]　Mayhew, B. H. and Levinger, R., "Size and the Density of Interaction in Human Aggergates," *American Journal of Sociology*, 1976 (1), p. 82.

网络节点之间联系极为紧凑。紧凑的政策协调网络，体现了中国行政权力高度集中的特点。131部政策文件清晰的参与主体只有116个，只需经过3步便可实现100%的网络可达，多主体参与的特征不够显著。

二 个体网分析

以下通过度、可达性、接近性和中介性指标，分析个体网络的中心性，结果如附录2所示。进一步对附录2：艾滋病政策协调网络个体中心网指标值进行排序，筛选指标值为 TOP 15，以及2步内可达100%节点的政策部门，结果如表8-3。

表8-3 个体中心网指标值前列节点

度（按大值排序）	2步可达100%节点	接近中心性（按小值排序）	中介中心度（按大值排序）
07 卫生部	48 县级以上司法部门	104 各级税务局	07 卫生部
38 大众新闻媒体	94 各级人民政府	88 国家食品药品监督管理局药品注册司	10 县级以上卫生厅
10 县级以上卫生厅	15 国务院办公厅	71 国家药典委员会	17 公安部
17 公安部	13 县级以上医疗部门	100 解放军、武警部队人口和计划生育领导小组办公室	04 省、自治区、直辖市卫生行政部门
27 国家铁路交通部门	27 国家铁路交通部门	107 商务部	13 县级以上医疗部门
13 县级以上医疗部门	17 公安部	81 国家税务总局	38 大众新闻媒体
04 省、自治区、直辖市卫生行政部门	10 县级以上卫生厅	114 疾病预防控制机构	09 国家计生委
32 教育部	38 大众新闻媒体	73 监察部	67 财政部
15 国务院办公厅	07 卫生部	74 监所管理局	33 中国疾病预防控制中心
25 中国民用航空局		115 最高人民法院	27 国家铁路交通部门
94 各级人民政府		116 最高人民检察院	47 县级以上公安部门
20 司法部		90 各省级中医药管理局、新疆生产建设兵团中医药管理局	43 血站、供血站
09 国家计生委		109 艾滋病综合防治示范区的公安、司法、财政、广电、宣传、计划生育、民政、教育等部委和共青团、妇联等社会团体	20 司法部
06 海关总署		57 卫生检疫管理局	72 中国药品生物制品检定所
18 民政部		61 国家军队	06 海关总署

（一）核心节点

居间中心度（中介性）反映网络节点（行动者）在网络中对其他主体所起的连接作用，其值越大，表明行动者对信息、资源等的控制能力越强。根据结构洞理论，发挥"桥"作用的节点掌握了信息流与商业机会，并操控着所连接子网络的两群人。度与中介性都高的政策部门，它们是在网络中拥有巨大权力、信息控制能力和资源分配能力的主体。根据表 8-3 和附录 2，这两类网络节点有：卫生部门、大众新闻媒体、公安部门、医疗部门、国家铁路交通部门、国家计生委、司法部门、海关总署和教育部门。

之所以出现这种状况，是因为卫生部门是政策协调网络的主要权力行使者与资源分配者，掌握着最重要的信息和资源。大众新闻媒体的影响力不断提升，媒体的发言代表着公民社会发言权的增长。公安部打击吸食注射毒品、非法采集血浆、卖淫嫖娼等违法犯罪活动，与艾滋病防控及艾滋病高危人群管控存在重要关联。而司法部与公安部工作联系紧密，由此司法部门也在艾滋病防控中处于重要位置。医疗部门负责艾滋病检测与治疗。原国家人口计生委对育龄适婚人群和流动人口的管理和服务，与艾滋病防控息息相关。教育部门承担重要的艾滋病知识宣教任务，尤其是学生群体艾滋病感染正在增多，教育部门也需履行更多的防控职能。国家铁路交通部门、海关总署之所以也占据重要地位，是因为长时间的输入血制品造成艾滋病感染非常严重。

（二）其他网络指标

1. 可达性。从整体网络的可达性分析，艾滋病政策协调网络具有极强的"熟人社会"特征，这是一个联系极为紧密的网络。其中经 2 步可 100% 到达其他节点的有：卫生部门、大众新闻媒体、公安部门、医疗部门、国家铁路交通部门、司法部门、国务院办公厅、各级人民政府。实际上，这些在网络中权力极大的部门都属于节点度列 TOP 15 的政策部门。

2. 节点度。节点度值最低的十个单位是消毒服务机构、税务局、商务部、军队人口和计生办公室、艾滋病综合防治示范区单位、社会团体、企事业组织、国务院防治艾滋病性病协调会议成员单位、监察机构等。这些单位之所以在政策网络起的作用不明显，既有职能不相关也有置身事外的原因。但是，随着艾滋病进一步跨地域扩散，某些政策部门必然要被进一步纳入进来。企事业组织对感染者的雇用，现役军人感染者的管理与服务问题将继续增加；各类社会团体对艾滋病扩散防治的支持参与深度也将不断扩大。

3. 中介性。中介性为零的政策部门共 35 个，中介性为零说明这些部门在协调网络中所起的桥梁作用很差，资源与信息的获取能力、控制能力极弱，大部分单位居于边缘地位，不过也有一些政策部门发挥的作用明显不够。如中国预防性艾滋病基金会、监所管理局、中医药管理局、艾滋病综合防治示范区、军队人口计生办、社会团体、企事业组织等部门，理应在艾滋病预防与控制中发挥更重要的作用。

4. 接近中心性。从接近中心性看，各级税务局、国家食品药品监督管理局药品注册司、国家药典委员会、军队计生办、商务部、国家税务总局疾病预防控制机构、监察部、监所管理局、最高人民法院、最高人民检察院、中医药管理局、艾滋病综合防治示范区各单位、卫生检疫管理局、国家军队的接近中心性最低，意即这些单位在政策协调网络中独立性强，自我控制能力较强。指标显示在政策协调网络中这些单位对艾滋病防控的参与程度还不够高。而事实上疾病预防控制中心是当前艾滋病防控的核心执行机构，卫生检疫管理局是重要的艾滋病检测机构，中医药管理局是落实艾滋病抗病毒治疗的重要机构之一，之所以出现接近中心性小的情况，应该是因为他们都属于卫生部门的下属单位，在政策文件中没有必要详细体现，故而出现这种不合理的结论。

综上，在我国的艾滋病防控联动协调网络中，卫生部门、大众新闻媒体、公安部门、医疗部门、国家铁路交通部门、国家计生委、司法部门和海关总署占据核心地位，具有极强的权力、信息、资源控制能力。在艾滋病疫情的平稳增长期，我国艾滋病防控政策体系网络特征出现的主要变化有：大众新闻媒体影响力得到极大提升，宣传干预成为该阶段的重点防控措施；防艾工作行政权力重心下移，开始注重基层工作的开展；艾滋病防控工作的主要医疗队伍形成；但是文化系统和非政府组织参与防艾工作仍然被边缘化，在政策网络中未能占据重要位置，得不到资源上的有力支持。

第四节　小结

本章收集了 1981～2012 年 131 份国家法律、政策法规、政策规章等艾滋病防控政策文件资料。分析政策文本内容，研究艾滋病防控重心的变化，以及政策部门间的协调联动关系。

研究首先采用二模网络技术，建构艾滋病防控政策网络，按照历时视角，从国外病例传入期（1981~1988年）、播散期（1989~1993年）、高速增长期（1994~2004年），以及经性途径快速扩散期（2005~2012年），分析不同艾滋病扩散阶段的艾滋病防控政策举措，研究我国艾滋病防控政策体系的重心变化。然后采用一模网络技术，建构艾滋病防控部门协调网络，分别从整体网和个体网视角，探讨不同政策部门的协调联动结构。

将艾滋病防控政策分成四阶段，分别是：1981~1985年，世界和中国分别出现首例 AIDS 病例的政策期；1986~2003年，出现首例艾滋病病人之后的政策期；2004~2006年，发现超预期的感染病例后的政策期；2007年至今，正常艾滋病防控阶段。

对艾滋病防控政策网络的分析表明：艾滋病传入期和播散期主要矛盾来自境外病例的输入，工作重心集中在对境外输入血制品的管控上，方向是对的。但早期政府对输入型艾滋病的防控还不够全面。在播散期更是应当重视境内的跨地域艾滋病防控，因为艾滋病病毒正在通过流动人口，通过性关系网络、吸毒网络、供用血网络扩散传播开来。但是我国政府没有出台静脉注射吸毒及毒品管理方面的干预政策，未制定任何有针对性的性接触感染防控措施。

在高速增长期，注射吸毒变成防控重点，2004~2006年中国艾滋病公共政策密集地出台，在这一时期中国的艾滋病防控政策体系走向完善，但政策科学化水平依然不足。在性传播主导期，性感染传播成为防控重点，有关性传播扩散、有关流动人口的艾滋病防控政策文件明显增加。

对艾滋病协调网络的整体网分析表明，中国艾滋病各政策部门之间形成的是一个关系密集、联系紧密、可达性极好，但内部影响力不高、内部控制力不强的政策协调网络。这个网络虽然内部联系紧密，但其拓展性是比较差的，网络节点之间联系极为紧凑。

个体网分析表明，卫生部门、大众新闻媒体、公安部门、医疗部门、国家铁路交通部门、国家计生委、司法部门和海关总署对信息、资源等的控制能力极强。在艾滋病疫情的平稳增长期，我国艾滋病防控政策体系网络特征出现了一些新变化：大众新闻媒体影响力得到极大提升，宣传干预成为该阶段的重点防控措施；防艾工作行政权力重心下移，开始注重基层工作的开展；艾滋病防控工作的主要医疗队伍形成；但是文化系统和非政府组织参与防艾工作仍然被边缘化，在政策网络中未能占据重要位置，得不到资源上的有力支持；企事业组织、军队系统、各类社会团体也需要更深入地参与到艾滋病防控网络中去。

第九章　艾滋病跨区域扩散
统筹治理对策研究

艾滋病的传播与扩散是一个全球性的问题。中国虽然是一个艾滋病低流行国家，但是由于人口基数庞大、艾滋病扩散速度过快，中国政府仍面临着巨大压力。1985 年中国首次出现 AIDS 病例，艾滋病在中国传播了近三十年。在此期间，中国社会的艾滋病跨地域扩散与政府艾滋病防治，都发生了巨大的变化。本章将基于先前各章的研究成果，利用艾滋病控制政策评估结论，以及人口大规模流动背景下的艾滋病扩散模式，思考艾滋病跨区域扩散统筹治理对策。

第一节　对艾滋病防治政策的关注与反思

戴维·伊斯顿在《政治生活的系统分析》一书中写道："政治系统的功能就是将环境中产生的公共需求和对政治系统的支持资源输入到政治系统中，并转换为公共决策和执行行动的输出。"我们制定艾滋病跨区域扩散控制对策，同样应将人口流动环境、艾滋病患者公共需求、服务机构的供给等放在重要位置进行考虑，以保证所采取公共决策的科学性和合理性。

由于感染面积小、对外交往少、信息比较闭塞，中国的普通群众对于艾滋病的恐慌与社会反应发生的比较迟，对应的，中国政府早期敏感性并不高。1985 年中国发现首例艾滋病病例，并未引起足够的重视，在中国艾滋病病毒传播过程中的国外病例传入期（1981～1988 年）和播散期（1989～1993 年）两个阶段，相关的有效艾滋病控制政策十分鲜见，而国外的传入式感染仍有持续。中国艾滋病传播直到进入高速增长期（1994～2004 年），才引起各方面的足够重视。

由于缺乏相关的治理经验，河南省的艾滋病管理与监管出现问题。在艾滋病传播过程中，对于血途径感染的控制不得力，以致失察或隐瞒疫情，河南卖血输血引致 HIV 的大规模感染。1995 年 7 月，卫生部发布第 55 号文件，禁止国内生产、销售和使用未经病毒灭活的血制品，这项行政命令发布在中国首例输入性艾滋病患者被发现 10 年之后，不能不引人深思。实际上，在国际上，此疫病暴发前的 20～30 年英国就曾受过血制品感染之痛，但是我们没有吸取足够教训，把好关卡。因此中国艾滋病感染的结构呈现出不同寻常的特征。

艾滋病经吸毒感染在中国非常突出。特别是云南，特殊的地理位置使之成为中国艾滋病感染最为严重的区域。这与当地毒品犯罪的总趋势密切相关，零星贩毒成为该省吸毒泛滥和艾滋病流行的最直接因素。针对这种情况，2001 年 9 月 14 日国务院办公厅印发《中国遏制与防治艾滋病行动计划（2001～2005 年）》，给静脉吸毒者发放清洁针具。但是，情况并未有太大好转，毒品的暴利性，使不法分子陷入疯狂，地区性的、集团性的毒品犯罪活动和艾滋病感染触目惊心。2004 年 10 月，胡锦涛批示要"采取有效措施，帮助云南真正打一场禁毒防治艾滋病的人民战争，确保取得成效"，2005 年 1 月云南省政府提出"要用三年时间在全省打一场禁毒与防治艾滋病的人民战争，坚决遏制毒品与艾滋病蔓延的势头"。目前情况有所好转，年新吸毒途径感染比例明显递减。

血制品感染与注射吸毒感染由于感染者基数较大，其影响短期内无法消除。截至 2004 年 9 月底，全国累计报告的 89067 例艾滋病病毒感染者中，吸毒人群占 41.3%，既往有偿采供血人群占 31.1%，异性传播人群占 7.9%，男性同性恋人群占 0.2%。这一情况说明区域性特殊状况与地方政府的治理效能对中国艾滋病疫情的影响至深。最为致命的是，既有传播源正通过流动人口、性途径，向一般人群扩散。当中国的艾滋病患者不再以血液途径传播为主流，而凸显出性途径传播的超大比例时，恰恰反映出国际艾滋病扩散控制面临的共同难题——一方面长距迁徙的规模越来越大，另一方面流动人群成了艾滋病感染的高危人群，人口流动加速了艾滋病的传播与扩散。在中国，性途径传播越来越突出，必然使政府将针对流动人口以及性途径的艾滋病阻断政策作为重点输出。

1994 年，在世界艾滋病首脑会议上，中国政府签署了艾滋病控制巴黎宣言，在政治上做出承诺，支持全球艾滋病预防控制工作。后来，国务院在印发的《中国预防与控制艾滋病中长期规划（1998 ~ 2010)》中提出，艾滋病防治工作总目标及近期和远期防治工作目标是：建立政府领导、多部门合作和全社会普及艾滋病、性病防治知识机制，控制艾滋病的流行与传播。《艾滋病防治条例》（〔2006〕国令字第 457 号），开始用行政规章的形式确定艾滋病防治策略，确定将知识与安全行为宣教、健全监测网络、医疗和药物提供、血液及血液制品安全保障、高危行为干预、母婴传播阻断等内容，列为中国艾滋病控制对策。其中关于知识与安全行为宣教、健全监测网络、医疗和药物提供、高危行为干预等措施对于由流动人口引发的艾滋病扩散控制发挥了较好的作用。

2004 年 7 月 22 日国家六部委联合下发的《关于预防艾滋病推广使用安全套（避孕套）的实施意见》，在娱乐场所推广 100% 安全套使用的方案。为了增进对艾滋病患者的服务与主动关怀、布置监测网络、争取社会支持，2003 年国家对艾滋病感染者推行"四免一关怀"政策，即艾滋病自愿免费血液初筛检测；对农民和城镇经济困难人群中的艾滋病患者实行免费抗病毒治疗；对艾滋病患者遗孤实行免费就学；对孕妇实施免费艾滋病咨询、筛查和抗病毒药物治疗；将生活困难的艾滋病患者及其家庭纳入政府救助范围。

新时期，中国政府以减少艾滋病新发感染，降低艾滋病病死率，减少对艾滋病患者的歧视，提高感染者和病人生存质量为目标，以基本遏制重点地区和重点人群艾滋病疫情快速上升势头为重点。根据《中国遏制与防治艾滋病"十二五"行动计划》（国发〔2010〕48 号），与 2010 年相比，2015年中国政府的艾滋病控制目标量化指标情况见表 9 - 1。

表 9 - 1　中国"十二五"期间中国艾滋病防控目标

评价指标	量化目标
艾滋病新发感染数	与 2010 年相比减少 25%
艾滋病病死率	与 2010 年相比下降 30%
存活的感染者和病人数	控制在 120 万人左右
全国一期和二期梅毒年报告发病率增长幅度	5% 以下
先天梅毒年报告发病率	30/10 万活产数以下

续表

评价指标		量化目标
艾滋病综合防治知识知晓率	15~60岁城镇居民	达到85%以上
	农村居民	80%以上
	出入境人群、流动人口和15~49岁妇女	85%以上
	高危行为人群和青少年	90%以上
	监管场所的被监管人员	95%以上
	艾滋病综合防治知识公益广告占公益广告的比例	5%以上
干预措施覆盖率	人口献血率	达到10/千人口
	高危行为人群有效干预措施覆盖率	90%以上
	高危行为人群接受艾滋病检测并知晓检测结果的比例	达到70%
	所有计划生育技术服务机构发放和推广使用安全套，95%的宾馆等公共场所摆放安全套或设置自动售套机	
	高危行为人群安全套使用率	90%以上
治疗服务措施	登记在册阿片类物质（主要指海洛因）成瘾者500人以上的县（市、区）	建立戒毒药物维持治疗门诊及其延伸服药点
	为符合条件的成瘾者提供戒毒药物维持治疗服务覆盖率	70%以上
	参加戒毒药物维持治疗人员艾滋病年新发感染率	1%以下
	静脉注射吸毒人群共用注射器具比例	15%以下
	孕产妇艾滋病病毒抗体检测率	80%以上
	高流行地区孕产妇艾滋病病毒抗体检测率	90%以上
	感染艾滋病病毒的孕产妇及所生婴儿抗艾滋病病毒药物应用比例	90%以上
	接受综合干预服务后的孕产妇艾滋病母婴传播率	5%以下
	孕产妇梅毒检测率	70%以上
	县级及以上医疗卫生机构主动为有艾滋病感染风险的就诊者提供必要的艾滋病和梅毒检测咨询服务覆盖率	100%
	感染者和病人的配偶每年至少接受一次艾滋病检测	70%以上
	监管场所将艾滋病检测列为新进被监管人员常规检查内容	95%
	符合治疗标准的感染者和病人接受规范抗艾滋病病毒治疗比例	80%以上
	治疗持续12个月的比例	85%以上
	感染者和病人每年至少接受一次结核病相关检查	90%以上
	符合治疗条件的双重感染者接受抗结核菌和抗艾滋病病毒治疗比例	80%以上
	符合标准的病人服用预防机会性感染药物的比例	80%以上
	累计接受中医药治疗的人数	比2010年增加70%
	梅毒患者和感染梅毒的孕产妇接受规范诊疗的比例	80%以上

目前离2015年还剩不到一年，主要政策指标仍未完成，很难实现"艾滋病新发感染数与2010年相比减少25%""艾滋病病死率与2010年相

比下降 30%""存活的感染者和病人数控制在 120 万人左右"的目标。随着艾滋病流行趋势的严峻化，国际国内社会主流舆论主张强化艾滋病领域的公共治理，社会对艾滋病患者的权益保护和服务意识也日益提高。中国不仅对国际社会做出过承诺，还随着艾滋病长期防治规划战略的部署，下大力气进行治理，而不是仅仅做做姿态。当前中国直线型的行政管理模式有利于政府更好地统筹政策资源，实施有效控制和干预。但是由于艾滋病防控相关知识在人民群众特别是在农村流动人口中，普及率还比较低，而农村的艾滋病监测网络与健康服务环境较差，哨点、技术服务人才与设备都较为欠缺。

由于流动人口的迁徙特性，安全性行为、自我保护技能较差，性与生殖健康知识缺乏，感知风险能力不足，经由异性，特别是同性性途径感染艾滋病的风险非常高。其中，低收入对象参与注射吸毒感染艾滋病的情况同样必须严加控制。对于流动人口的艾滋病防控，应有针对性地抵御流动人口自身、家庭和聚居社区的脆弱性因素，既要警惕集团性吸毒或性乱造成的负面影响，又要防止艾滋病通过返乡流动向居留在迁出地的性伙伴传播。

第二节　艾滋病跨区域扩散治理中的难题思考

长距离、大规模、跨区域人口迁移的存在，架起了艾滋病跨区域扩散的桥梁，加剧了艾滋病跨区域扩散的风险。第七章仿真机理的展示说明了省际人口流动对艾滋病跨区域扩散的四大影响效应——蔓延效应、会聚效应、中介效应和平衡效应，艾滋病跨区域扩散的统筹治理必然居于系统论的视野，中央政府统一政令，各区域协调配合，切实调动全社会的力量，才能实施有针对性的治理。但是现实情况反映出在当前艾滋病跨区域扩散治理中，难题和症结仍然不少，具体表现为以下几方面。

一是理论层面，微观层面对流动人口行为与艾滋病传播的因果关系研究得比较多，但在宏观层面的研究十分少见，相关研究成果也不多，对于艾滋病跨区域扩散的研究至今仍停留在仿真分析的层次，未见对整体性数据的统计分析，相关的理论研究产出也比较少，据此进行的政策研究，更是无法满足现实中人口流动与艾滋病大面积扩散治理的实践需要。由于资金与能力的限制，本研究只进行了有限的探索，当前艾滋病跨区域扩散的理论基础仍然是十分薄弱的。

二是机制层面，缺乏协调合作机制，特别是区域层级协调机构欠缺、合作机制明显失灵。虽然以本行政区域内所有人口为服务对象，各地政府开展了许多防治艾滋病工作，但是没有针对人口的流动特征采取协调行动，没有实施全程服务，使得流动人口一旦发生地理区域的空间转变，各类服务与监控工作便陷入中断。实质上当前仍是各地政府各扫门前雪，缺乏必要的协调机制和共同行动，尽管有明显的论据支持通过多元合作缓解和治理艾滋病扩散风险，但不断涌现的主观规范与政治因素障碍，严重伤害了合作的内容与效率。

三是成本层面，毫无疑问，预防和治疗艾滋病对于社会来讲是昂贵的，鉴于当前艾滋病防治开支是"无底洞"，中央政府与各区域政府虽然不断增大开支，但经济成本仍然是总量可观、实际不足。成本构成主要为：①获取流动人群足量真实信息的成本，扩大监测哨点网络，增加检测对象规模，增大防治服务范围等；②保障流动人群及其伙伴提高安全行为的成本，如优惠提供各种信息、避孕套以及清洁的注射器具等；③控制伴随人口流动增进艾滋病病毒扩散的成本，如扫黄、限制卖淫、打击生产、吸食、贩卖毒品行为等；④提供个体支持与社会支持成本，为艾滋病患者个人治疗，及其家庭提供经济支持，通过经济上的组织行为抵消各类社会负面影响等。

四是对象层面，人口流动背景下的艾滋病传播控制，首要控制对象是流动人群，其次为与他们发生共同风险行为的伙伴。这些人群的迁移轨迹多变，存在聚居和散居不同情况，既有候鸟式的迁徙，也有永久性的居留，更有伴随经济潮汐的选择性涌动，此中存在探亲式与长期的返流，导致艾滋病病毒由高危人群向一般人群扩散，由此对流动人群及其共同行为伙伴的控制是十分困难的。

五是文化层面，中国艾滋病的社会歧视仍然比较严重，人们谈艾色变的情况比比皆是，国家的艾滋病相关防治政策中虽然包含着一定人权指导原则，但是由于恐慌心理作怪以及对艾滋病的歧视，许多人无法正确对待艾滋病患者与艾滋病感染问题。在正常生活中公开地谈论和发表个人见解的相对较少。社区影响网络，特别是流动人口聚居、杂居环境很不利于艾滋病感染防控。

六是雇用层面，艾滋病病毒的流行，促使雇主们认真思考如果雇员在服务期内病倒或死亡，他们需要支付赔偿金。越来越多的雇主把求职者就业前的筛查，当作降低保健费用的一种方法。国际上出现了许多公司和组织，越来越多地采取临时雇用职员或签订短期合约，由此来逃避因艾滋病产生残疾、死亡或其他情况而支付费用。在社会文化保守而严肃的国度（类似中国），艾滋病的感染风险剥夺了雇员继续得到公司雇用的机会，一旦公司发现就业前或就业中艾滋病病毒检测呈现阳性的雇员，往往找各种借口解除劳动关系。这是以公共形象为产品的单位（如政府部门），以及追求经济利润的单位（如民营企业）在维护利益最大化时采用得最多的方法。

七是保险层面，经济迁移是中国当前人口跨区域流动的主导方式，大量流动人口迁移的目的是为了追求更高收入的就业，但是不幸的是中国的艾滋病社会保险机制严重缺失。我们注意到，虽然在一些国家，大量的公司正与保险业界合作，制订政策和收益分配条款，以满足最终因艾滋病病倒的人们及其家庭获得保险保障，而不使公司破产。但是我们不能不很忧伤地发现，遭受艾滋病严重影响的国家中，只有很少一部分人享受正式的健康保险和救济。而对于中国，就业中的艾滋病感染风险，以及艾滋病患者的就业未能见诸保险条款。另一方面，即使引入了保险保障机制，国际的经验说明，保险公司和雇主会将支付给收益人和雇员费用的上涨部分进行转嫁，因而即使是享受正式健康保险和救济的艾滋病患者，健康和死亡赔偿金也会被相对削减。

第三节　对策与建议

中国人口基数过于庞大，艾滋病传播的破坏性影响不言而喻，正如2005 年 Karen Stanecki 说的："中国 HIV/AIDS 的传播控制，理所当然应被国际社会视为抵制全球 HIV 感染增速的重点工作。[①]"围绕人口流动展开的一系列艾滋病跨区域扩散治理研究实属必要，从跨地域艾滋病扩散防治来看，建议从以下几方面进行风险治理。

---

① Drew Thompson. *China Confronts HIV/AIDS*. Washington，D. C.：Population Reference Bureau，2005.

一 完善防控政策体系

我国的艾滋病防控政策目标与实际情况，仍然存在较大差距。根据第八章的政策评估，可以看到我国艾滋病防控政策体系仍不够完善，需要不断调整和改进。

（一）推进参与主体多元化

苏丹（2010）通过对中国艾滋病政策的评估分析，认为中国的艾滋病政策体系存在集权度高、资源整合能力差的问题[1]。HIV/AIDS 群体的规模太过庞大，在人口迁移的过程中对于个体的风险行为选择，政府在许多情况下是很难直接发挥干预作用的，因此需要包括感染者自身及其家庭在内的各方面力量，共同致力于健康促进。当前全社会共同参与的局面正在形成和发展，必须给予有益的主体活动更多的鼓励和支持。艾滋病的防治工作正在深化，主要的工作实际上是由社区和家庭来承担的，对艾滋病感染者的关爱和HIV 传播预防工作，政府应当发挥更多的支持和引导作用。

（二）应对管理与服务碎片化

跨地区艾滋病传播与扩散，涉及多个地区政府的合作。为了提高合作绩效，必须推进跨地域艾滋病传播风险治理的联动机制建设。而完善省际政府艾滋病防控合作联动网络，必须重点解决管理与服务的碎片化问题。从感染对象看，还有大量未被纳入艾滋病监测与筛查范围的群体，这是艾滋病管理与服务工作网络的大碎片，必须继续拓宽监测筛查网络，将大碎片纳进来。艾滋病在中国的传播与扩散范围之所以不断扩大，很重要的原因之一是应对出现了问题。以往在管理沟通上存在死角，捂事、误事的情况在地方没少发生，来自民间、NGO、企业、文化系统、军队、政府机构，以及政府机构内部的预防与干预力量，存在合作不善、沟通不畅的问题，出现了许多管理上的碎片，必须通过完善合作联动机制将各类纷杂的碎片纳入进来。

（三）关注政策科学化

通过以上分析，可以获知在艾滋病传入期与播散期，中国的艾滋病政策以血制品防控为主；进入高速增长期，艾滋病政策重心向以吸毒防控为主过渡；进入性传播主导期，艾滋病政策向以性感染防控为主过渡。对于不同时

---

[1] 苏丹：《我国艾滋病防控政策体系研究及绩效评价》，西安交通大学硕士学位论文，2010。

期的政策重心转移，公共政策部门本当提前或及时采取应对措施，但是艾滋病防控政策的应对依然不如人意，为此在不同传播阶段交纳了沉痛的学费。今后应当加强政策科学化的步伐。在政策规划前进行更深入的调查与讨论，推进艾滋病防控政策的制定和执行工作。

二　重塑社区影响网络

无论感染者还是普通人群，都嵌于多重层面的社会文化因素之中，人人都处于一定社会关系之中，都是在社会交往与互动过程中感染艾滋病的，因此基层文化情境对于艾滋病风险行为的影响很大。要防止艾滋病扩散，应着重搞好活动区域的社会影响网络建设。事实上无论是否存在引导和干预因素，各个社区必然会形成独具特色的影响网络，作用于人们的艾滋病风险行为。为了提升影响环境的质量，必须引导和重塑社区影响网络，其中，特别要建设好流动人口聚居或杂居社区的影响网络使之有利于防范艾滋病风险行为。

影响网络建设，建议首先完善知识网络，用安全文化和公共卫生知识减少网络成员的各类风险行为，加强网络成员的艾滋病预防知识与技能，减少危害性后果。其次，建议丰富情感支持网络，使人际交往更健康、更吸引人、更能融入关怀，从而增强吸毒、性乱倾向者的自我控制效能。再次，建议建好社区讨论网，通过讨论形成一致意见，帮助网络成员形成健康的意识态度，从而远离艾滋病高危行为；最后，形成健康促进行为网络，一个人自我防护知识的行为贯彻，会自然影响到自己的交往人群，如性同伴之间的安全套使用、性道德遵守，对彼此之间的行为选择存在积极影响。

三　监测、预防与切断性关系网络风险

由于艾滋病性途径传播是导致艾滋病跨区域扩散的根本途径，建议进一步深化性途径传播防控制度。回溯一下第八章的艾滋病防控政策文件，如表9-2，我国的艾滋病性传播防控相关文件主要有预防教育、监测网络拓展、高危人群项目干预、分类性病专项治理等类别。但是我们注意到相关的规范性文件还不够全面，应当推出更加丰富更本土化的性途径传播防控举措。

表 9 - 2　1981～2012 年艾滋病性传播防控文件

政策部门	时间	政策文件
卫生部	1986 年 9 月 15 日	《性病监测工作试行方案》
卫生部	1991 年 8 月 12 日	《性病防治管理办法》
卫生部、中宣部、教委、公安部、司法部、文化部、广播影视部、计生委、新闻出版社	1998 年 1 月 8 日	《关于印发预防艾滋病性病宣传教育原则的通知》
国务院防治艾滋病工作委员会办公室	2005 年 11 月 4 日	《关于做好 2005 年世界艾滋病日宣传工作的通知》（启动全国农民工预防艾滋病宣传教育工程）
国务院防治艾滋病工作委员会办公室、中宣部、劳动保障部、建设部、农业部、卫生部、人口计生委、工商总局、中华全国总工会、共青团中央	2005 年 11 月 21 日	《关于联合实施全国农民工预防艾滋病宣传教育工程的通知》
建设部	2005 年 12 月 14 日	《关于做好建设行业艾滋病防治工作的通知》
卫生部	2010 年 06 月 22 日	《关于印发〈中国预防与控制梅毒规划（2010～2020 年）〉的通知》
卫生部	2011 年 02 月 24 日	《关于印发〈预防艾滋病、梅毒和乙肝母婴传播工作实施方案〉的通知》

　　例如，有必要扩大流动人口性传播艾滋病感染筛检网络，争取早期发现、及时提醒或隔离。根据《中国艾滋病防治需求报告》，1995 年，我国选择设立了 42 个艾滋病监测哨点，在哨点监测中规定了 4 个重点人群，即暗娼、性病病人、吸毒者和长途卡车司机。在人口跨区域流动的大背景下，由于艾滋病跨区域扩散时中介效应的作用，迁出地受到的影响丝毫不亚于迁入地，但是从实践操作看，当前监测哨点的监测面积较小，主要分布在各大城市，未推及农村；主要分布在人口迁入地，而对迁出地关注得比较少。建议进一步拓展迁出地流动人口及其性伴侣艾滋病监测，特别是在流动人口回潮性的整体返迁时期，应当实施更有效的艾滋病监测及艾滋病防治服务。

四　弱势群体保护与支持

　　艾滋病防控必须关注弱势群体保护问题。在跨地域艾滋病扩散中，起桥梁作用的是流动人口，对弱势群体的保护要从实事做起，建议首先认真抓好艾滋病患者的就业、治疗和保障问题，建立或完善相关政策制度。

（一）就业

托达罗的迁移定律认为迁移的根本目的在于追求更大的经济利益，是由就业机会和就业成本所共同决定的。许多感染者之所以跨地域、长距离地迁移，是为了给家庭和个人增加经济收益。但是感染艾滋病之后，就业的机会减少甚至消失，给本人和家庭造成了巨大的痛苦。因此，建议为包括流动人口在内的所有艾滋病患者提供公平可持续的跨地域就业环境。要将艾滋病预防文化的倡导，及在艾滋病防治过程中的人权宣教落实到用人单位。

要严格要求人力资源管理的公平性，开展工作场所干预项目，最大限度保护劳动力。发现雇员感染艾滋病，包括公务员岗位在内，不得围绕相关问题解除劳动力合同。要给早期发现雇员感染艾滋病病毒的雇主以更轻的经济赔偿给付，使之更愿意督促雇员自愿接受筛查。对于某些特定的职业和职业环境，工作人员之间、工作人员与顾客之间存在艾滋病病毒传播危险的，要求雇主将对职员就业前的筛查作为必须承担的责任，相关支出可以考虑由政府财政统一支付。由于人口流动背景下艾滋病扩散的会聚效应，经济发达区域作为人口迁移的吸引力中心，首先受到艾滋病感染的威胁，应当将之列为艾滋病雇工利益保护试点对象。建议率先在长三角、珠三角和环渤海经济圈实施这项工作。

（二）治疗

2005 年以后艾滋病传播特征发生变化，中国的艾滋病政策制度也开始不断走向成熟，推出了多项规范化管理与规范化治疗举措。公共部门需要全程为艾滋病病毒感染者和艾滋病病人提供医疗护理和其他支持性服务。鉴于流动人群的迁徙特征，随着越来越多的流动人口被艾滋病病毒感染、变成艾滋病病人、出现机会性感染，迁入地与迁出地必须形成流畅的合作服务机制，以保证为感染者和病人提供的医疗护理和其他支持性服务延续下去，从而减少人口迁移的影响。

对流动人口的艾滋病防控服务，包括在流入地和流出地提供双重的可衔接、可同时覆盖的护理、咨询、治疗及社会支持措施；下大力气提升艾滋病防治服务质量，让艾滋病健康服务质量高一些，让上门随访服务深入一些；规范服务环境建设，提供整洁卫生的服务环境和设备，对相关医疗服务人员不断强化技术和服务道德教育；要努力提供多样的服务，针对不同类别人群存在的需求差异，要有可供选择的空间和余地。

（三）社会保险

建议引入保险保障机制，由社会协助承担艾滋病感染扶助的经济后果。人口流动背景下艾滋病的跨区域扩散具有蔓延效应，这决定了未来中国的艾滋病感染流行状况依然严峻，更多更大规模的艾滋病感染人群将会出现，因此在政府之外，应当考虑由社会共同来支撑和应对不利的局面。非洲是世界艾滋病感染的重灾区，南非的一些健康保险公司已经对由艾滋病引起的挑战做出了反应，面向企事业单位，设立了专门为艾滋病病毒感染者或其他致命感染的人们提供服务的机构及相应的担保组织，采取社会保障的方式承担艾滋病病毒相关的治疗费用。这种由保险发挥作用的模式很值得借鉴。

中国艾滋病感染者虽然逐年增多，但是保险和救济行业却迟迟未进入该领域，由政府一家实施救助，势单力薄，效果有限。建议引导保险和救济业进行重大调整和变革，一方面要求在正常雇佣关系存续期间单位和个人要缴纳一定的保险金，签订相关保险条款，约定的赔偿金额要足以支付抗反转录病毒治疗的费用；要求赔偿金的支付形式要更加灵活，使得潜在的艾滋病患者能够主动寻求 HIV 筛查检测，在发现患病时不管是否还具有劳动力，都可以得到及时治疗和赔付。

第四节　小结

本章研究人口流动背景下艾滋病跨区域扩散的统筹治理对策。基于政策科学的视野，在回顾和评论中国历史和现有艾滋病控制政策的基础上，根据人口流动环境下的中国艾滋病扩散模式，有针对性地提出政策建议。研究内容包括三部分：一是对以往艾滋病控制相关政策的分析与梳理；二是对艾滋病跨区域扩散治理重点难点问题的分析；三是提出有针对性的艾滋病跨区域扩散治理对策。

研究认为当前艾滋病跨区域扩散的治理，在理论层面、机制层面、成本层面、对象层面、雇用层面、保险层面和文化层面，都有许多的难题和症结存在，建议围绕人口流动展开一系列艾滋病跨区域扩散治理：一是加强知识宣教，提高流动人群及农村迁出地妇女的预防知识与技能；二是扩大流动人口艾滋病感染筛检网络，争取早期发现、及时提醒或隔离；三是全程为艾滋病病毒感染者和艾滋病病人提供医疗护理和其他支持性服务；四是为包括流动人口在内的所有艾滋病患者提供公平的可持续的就业环境；五是引入保险保障机制，由社会协助承担艾滋病感染扶助的经济后果。

第十章　总结与展望

以下对主要研究结论进行归纳，并对研究中存在的问题，以及下一步的工作进行展望。

第一节　研究内容与结论

本研究分析了中国人口大规模、长距离、跨区域流动背景下，艾滋病跨区域传播和扩散的现状、机理及其治理对策。研究共包括四大部分内容。

第一部分：现状研究

对我国省际人口迁移与艾滋病传播的现状进行分析。利用 1985～2005 年中国人口普查和抽样调查数据，分析了中国省际人口迁移的地理分布情况，包括最近一次调查显示的静态分布，以及不同调查展示的动态分布变化。根据《中国卫生统计年鉴》和卫生部报告数据，对我国艾滋病传播的现状进行分析，从规模速度、感染途径、年龄性别、地理分布等不同方面，显示中国艾滋病感染的基本态势。省际迁移的分析结果说明：广东、上海、浙江、江苏、北京、新疆是迁移吸引力中心，东部区域是全国性的人口迁移辐合流场，新疆是西部区域局域性的人口迁移辐合流场。四川、河南、安徽和江西是非常重要的人口迁出中心。

艾滋病感染分析结果说明：中国艾滋病感染由血途径感染为主，向注射吸毒感染为主，再到当前的以性途径传播为主转变。以云南为典型的吸毒感染、以河南为典型的血途径血制品感染、以广东为典型的性途径感染，共同构成了中国艾滋病疫情的突出特点。现阶段 MSM 人群的性途径传播是防控的重点。从分区域的角度分析人口流动变化与艾滋病感染的关系，可以将国内区域分成四类，分别是两者都高、一高一较高、两者都低、一低一较低，以及特殊感染区域。

第二部分：模型研究

在本报告中共开发了六个模型，包括一个复杂网络算法模型、一个多主体仿真模型、两个空间关系分析模型、两个传染病动力学模型。其中前两者是本研究的核心技术创新工作。新算法是完全连接有向加权网络的社团结构探测算法，被用于挖掘人口迁移网络的迁移集团结构，服务于后继的省际人口迁移与艾滋病跨区域扩散的空间组群效应分析。

多主体仿真建模工作，主要模拟了不同区域间的人口流动及由此伴随发生的艾滋病跨区域扩散，通过四个仿真方案，逐一探析了人口流动背景下的艾滋病跨区域扩散机制。空间关系模型则将用于分析省际人口迁移轨迹与艾滋病跨区域扩散空间分布之间的相关关系和组群效应。动力学模型建模与政策仿真建模，主要用于研究城市艾滋病传播与扩散的动力学机理，以及不同政策输入的影响效应。

第三部分：机理研究

研究应用空间关系分析模型，统计分析了省际迁移与艾滋病感染的区域分布的关联性，以及省际迁移与艾滋病跨区域扩散的空间组群效应的存在性。从研究结论看，二者存在相关关系，且在地理分布上表现出一定的组群效应。研究采用多主体仿真方法，分析省际人口迁移推动艾滋病跨区域传播和扩散的影响机制，揭示了人口流动背景下艾滋病跨区域扩散的蔓延机制、会聚机制、中介机制和加速机制。

研究认为蔓延效应是主效应，他反映了跨省人口迁移对艾滋病跨区域传播的直接影响和作用；会聚效应告诉我们，在艾滋病病毒伴随省际人口迁移而扩散的过程中，人口迁移的吸引力中心是如何逐步演变成为艾滋病感染者密集区域的。中介效应反映了艾滋病扩散的多点转移、区域联动，说明了人口迁移的迁出地中心是如何在艾滋病跨区域扩散中变成重度感染区的。加速效应反映了当人口迁移规模和频率处于一定水平时，区域间的艾滋病扩散会处于平衡状态，只有当它们突破平衡点或阈值之后，才会加速波及所有区域。

研究开发了城市艾滋病传播动力学模型，以深圳市为例，分析城市艾滋病传播与扩散的机理；然后进一步将动力学模型拓展为政策仿真模型，研究不同政策输入对于城市艾滋病控制的政策意义。研究展示了开放城市艾滋病传播与扩散的机理，说明城市与外部区域存在艾滋病双向感染的影响效应，直接控制艾滋病接触率的各项政策（如扩大 HIV 的检出与诊断比例、加大高危行为干预，以及实施母婴阻断）具有长期效用，控制新流入人口的感染水平，对城市艾滋病控制的作用比较稳定；而改变流动人口滞留率等方法的政策产出贡献呈递减效应。

研究筛选了来自网络情缘吧的网络性约会个案、北京市有偿性服务小姐个案、杰弗逊高中的浪漫关系网络、美国年轻黑人的同性性关系网络，分析性感染与性关系网络的存在，及其对艾滋病经性途径跨地域扩散的影响作用。研究认为性关系网络具有小世界网络与无标度特征，在交往中少数人拥有较大的关系数量；性关系网络具有熟人特征，不同的性乱对象很容易在无意识中被纳入一个大的子网络。阻断高风险性关系网络向普通性关系网络的 HIV/AIDS 感染风险转移，是防止艾滋病病毒由高危人群向普通人群传播的关键。

第四部分：政策研究

基于政策科学的视野，在回顾和评论中国历史和现有艾滋病控制政策的基础上，联系人口流动下中国艾滋病扩散的模式，有针对性地提出政策建议。长距离、大规模、跨区域人口迁移的存在，架起了艾滋病跨区域扩散的桥梁，加剧了艾滋病跨区域扩散的风险。研究建议艾滋病跨区域扩散的统筹治理要基于系统论的视野，中央政府统一政令，各区域协调配合，切实发挥全社会的力量。现实情况反映在当前艾滋病跨区域扩散治理中，理论层面、机制层面、成本层面、对象层面、雇用层面、保险层面和文化层面的难题和症结仍然不少。

围绕上述研究成果，从中国的人口迁移、性途径传播特征与机理出发，建议从以下几方面实施艾滋病跨区域扩散控制：一是加强知识宣教，提高流动人群特别是大龄未婚男性及农村迁出地妇女的预防知识与技能；二是扩大对流动人口艾滋病感染筛检网络，争取早期发现及时提醒或隔离；三是全程为艾滋病病毒感染者和艾滋病病人提供医疗护理和其他支持性服务；四是为包括流动人口在内的所有艾滋病患者提供公平的、可持续的就业环境；五是引入保险保障机制，由社会协助承担艾滋病感染扶助的经济后果。

第二节　研究存在的问题

本研究主要存在以下三点不足。

1. 研究数据方面。无论是省际人口迁移数据还是艾滋病感染报告数据，都不十分完整。存在数据拼接的问题，个别探讨无法采用最新数据进行分析和研究。极个别省份艾滋病数据公开情况极差，通过公共渠道很难获取，只好采用较早年份的，这种情况不利于相关研究的开展。

2. 研究方法方面。本研究对于艾滋病跨区域扩散机理的研究，采用了多主体仿真和动力学建模仿真方法，较好地展示人口流动和艾滋病传播的非线性关系。但是仿真研究同样具有较大的局限性，多主体仿真无法精确地描述各影响因素与艾滋病扩散之间的关系。动力学仿真越是希望趋近社会实际，仿真参数便越多，仿真模型便会越复杂。

3. 研究对象方面。研究在一开始就提出中国的艾滋病跨区域扩散是人口大规模、长距离、跨区域流动背景下，影响网络、性关系网络和人口迁移网络复合作用的结果。影响网络、风险网络与迁移网络都应当被列为研究重点，但本研究对一般研究中较为常见的影响网络较少涉及，对性关系网络的研究采取的是案例分析法，可是所选用案例主要是西方的案例，典型性还不够强。当前中国较大规模的性关系网络实例还很少见，因此相关结论还缺乏印证。

第三节　研究展望

本研究在中国人口大规模流动背景下，对艾滋病跨区域流动的现状、影响机制和促进策略进行了系统而深入的研究，并取得了一些有价值的研究成果。在下一步工作中我们希望从以下两方面继续推进相关研究：

一是希望在下一步研究中弥补数据分析的缺陷，特别是利用 2010 年第六次人口普查提供的省际人口迁移数据，以及 2013 年各区域累计报告的艾滋病感染数据，作更为深入分析和研究。

二是深化艾滋病跨区域扩散机理的研究。改进仿真模型和仿真方案，在不同地理区域水平下，在考虑其他客观环境约束的条件下，深入分析人口流动对艾滋病传播的影响机制和影响效应。重点依然放在性途径传播上，但是应当更多地关注 MSM 人群的双性性行为、迁移模式变化对性关系网络的影响问题。

三是进一步考虑人口性别结构失衡和老龄化的因素。中国长期、大范围的出生性别比严重偏高，已经导致中国未来相当长时期内性别结构的失衡。贫困地区的大量大龄未婚男性将面临成婚困难，而且该群体将作为流动人口的主体从农村地区流入城镇，这将为性病/艾滋病传播风险的加大埋下伏笔。中国已经进入老龄化社会，老龄人口感染艾滋病的案例不断增多，人口流动和家庭支持对此有无影响，还有待研究。

四是艾滋病跨区域扩散控制中各地政府的联动协作研究。艾滋病的大面积传播属于跨域风险治理的范畴，需要各地政府携手合作，这是一个很大的研究议题，有必要在今后的研究中进行深入探讨。

参考文献

[1] Aaron, C. , Newman, M. E. J. , Moore, C. , "Finding Community Structure in Very Large Networks," *Phys. Rev. E*, 2004, 74 (3), pp. 36104.

[2] A. B. Gumel, S. M. Moghadas, R. E. Mickens. , "Effect of Preventive Vaccine on the Dynamics of HIV Transmission," *Communications in Nonlinear Science and Numerical Simulation*, 2004, 9, pp. 649 – 659.

[3] Akwara, P. , Madise, N. , Hinde, A. , "Perception of Risk of HIV/AIDS and Sexual Behavior in Kenya," *Journal of Biosocial Science*, 2003, 35, pp. 385 – 441.

[4] Allen, S. , et. al. , "Human Immunodeficiency Virus Infection in Urban Rwanda. Demographic and Behavioral Correlates in a Representative Sample of Child – bearing Women," *Journal of the American Medical Association*, 1991, 266, pp. 1657 – 1663.

[5] Alves, N. A. , Unveiling Community Structures in Weighted Networks. 2007, arXiv: physics/ 0703087 v1, [physics. Soc – ph].

[6] Amy, D. Sullivan, Janis Wigginton, and Denise Kirschner, "The Coreceptor Mutation CCR5 $\triangle$ 32 Influences the Dynamics of HIV Epidemics and is Selected for by HIV," *Proceedings of the National Academy of Sciences of the United States of America*, 2001, 98 (18), pp. 10214 – 10219.

[7] Armitage, C. J. , Conner, M. , "Efficacy of the Theory of Planned Behavior: A Meta – analytic Review," *British Journal of Social Psychology*, 2001, 40, pp. 471 – 499.

[8] Bearman, P. S. , Moody, J. , Stovel, K. , " Chains of Affection: The Structure of Adolescent Romantic and Sexual Networks," *The American Journal of Sociology*, 2004, 100 (1), pp. 44 – 91.

[9] Borgatti, S. P. , Everett, M. G. , Freeman, L. C. , *Ucinet 6 for Window: Software for Social Network Analysis (User's Guide)* . Havard: Analytic Technologies, 2002.

[10] Borgatti, S. P. , Everett, M. G. , Freeman, L. C. , *Ucinet 6 Reference Guide, Ucinet for Windows: Software for Social Network Analysis.* Harvard, MA: Analytic Technologies, 2002, pp. 99 – 102.

[11] Braithwaite, K. , Thomas, V. G. , "HIV/AIDS Knowledge, Attitudes, and Risk-behaviors among African – American and Caribbean College Women," *International Journal for the Advancement of Counselling*, 2001, 23, pp. 115 – 129.

[12] Brauer, F. , Van Den Driessche, "Models for Transmission of Disease with Immigration of Infectives," *Math Biosci*, 2001, 171 (2) , pp. 143 – 154.

[13] Carey, M. P. , Carey, K. B. , Kalichman, S. C. , "Risk for Human Immunodeficiency Virus (HIV) Infection among Persons with Severe Mental Illnesses," *Clin Psychol Rev.* , 1997. 17, pp. 271 – 291.

[14] Carmines, E. G. and S. P. McIver, "Analyzing Models with Unobserved Variables: Analysis of Covariance Structures," in G. W. Bohrnstedt & E. F. Borgatta (eds.), *Social Measurement: Current Issues*, Beverly Hills, CA: Sage, 1981, pp. 65 – 115.

[15] Centers for Disease Control, "Update: Trends in AIDS Incidence—United States," *MMWR*, 1997 (46), pp. 861 – 867.

[16] Desmond, N. , Allen, C. F. , Clift, S. , et al. , "A Typology of Groups at Risk of HIV/STI in a Gold Mining Town in North – western Tanzania," *Social Science and Medicine*, 2005 (60), pp. 1739 – 1749.

[17] Drew Thompson, *China Confronts HIV/AIDS*. Washington, DC: Population Reference Bureau, 2005.

[18] Du, H. F. , Feldman, M. W. , Li, S. Z. , Jin, X. Y. , "An Algorithm for Detecting Community Structure of Social Networks Based on Prior

Knowledge and Modularity," *Complexity*, 2007, 12 (3), pp. 53 – 60.

[19] Dutra, R., Miller, K. S., Forehand, R., "The Process and Content of Sexual Communication with Adolescents in Two – parent Families," *AIDS and Behavior*, 1999 (3), pp. 59 – 66.

[20] Epstein, J. M., Axtell, R., Growing Artificial Societies: Social Science from Bottom up. Brookings Institution Press, Washington D. C. ; The MIT Press Cambridge, Massachusetts & London, England: 1996, pp. 2 – 6, 42.

[21] E. Teweldemedhin, T. Marwala, C. Mueller, "Agent – based Modelling – A Case Study in HIV Epidemic," *Proceedings of the 4 th International Conference on Hybrid Intelligent Systems* (HIS'04), 2004, pp. 154 – 159.

[22] Fan, Y., Li, M., Zhang, P., et al., Accuracy and Precision of Methods for Community Identification in Weighted Networks, 2006, arXiv: physics/ 0607271 v1.

[23] Fisher, J. D., Fisher, W. A., Misovich, S. J. et al., "Changing AIDS Risk Behavior: Effects of an Intervention on Emphasizing AIDS Risk Reduction Information, Motivation, and Behavioral Skills in a College Student Population," *Health Psychology*, 1996 (15), pp. 114 – 123.

[24] Friedman, S. A., Neaigus, A., Jose, B., et al., "Networks and HIV Risk: An Introduction to Social Network Analysis for Harm Reductionists," *International Journal of Drug Policy*, 1998 (9), pp. 461 – 469.

[25] Friedman, S. A., Neaigus, A., Jose, B., et al., "Networks and HIV Risk: An Introduction to Social Network Analysis for Harm Reductionists," *International Journal of Drug Policy*, 1998 (9), pp. 461 – 469.

[26] Girault, P., Saidel, T., Song, N., "HIV, STIs, and Sexual Behaviors among Men Who Have Sex with Men in Phnom Penh, Cambodia," *AIDS Educ Prev*, 2004, 16 (1), pp. 31 – 44.

[27] Girvan, M., Newman, M. E. J., "Community Structure in Social and Biological Networks," *Proc. Natl. Acad. Sci.*, 2001 (99), pp. 7821 –

7826.

[28] Granovetter, M. , "The Strength of Weak Ties," *American Journal of Sociology*, 1973, 78 (6), pp. 1360 - 1380.

[29] Gregson, S. , Zhuwau, T. , Anderson, R. Y. , et al. , "Is There Evidence for Hehavior Change in Response to AIDS in rural Zimbabwe?" *Social Science and Medicine*, 1998, 46 (3), pp. 321 - 330.

[30] Grossman, M. , Rand, E. H. , "Comsumer Incentives for Health Service in Chronic Illness," in Mushkin (ed.) *Consumer Incentives for Health Care*, Prodist, New York, 1974, pp. 114 - 151.

[31] Havanon, N. A. , Bennet, T. , "Sexual networking in provincial Thailand," *Studies in Family Planning*, 1993, 24, pp. 1 - 7.

[32] Huijun Liu, Shuzhuo Li, M. W. Feldman, "Forced Bachelors, Migration and HIV Transmission Risk under China's Gender Imbalance: A Meta - analysis," *AIDs Care*, 2012, 24 (12), pp. 1487 - 1495

[33] Hulin Wu, Wai - Yuan Tan, "Modelling the HIV epidemic: A State - space Approach," *Mathematical and Computer Modeling*, 2000 (32), pp. 197 - 215.

[34] Hyman, J. M. , Jia Li, Stanley, E. A. , "The Differential Infectivity and Staged Progression Model for the Transmission of HIV," *Mathematical biosciences*, 1999 (155), pp. 77 - 109.

[35] Isham, V. , "Stochastic Models for Epidemics with Special Reference to AIDS," *The Annals of Applied Probability*, 1993 (1), pp. 1 - 27.

[36] Hurt, FC. B. , Beagle S. , Leone P. A. , et al. , "Investigating a Sexual Network of Black Men Who Have Sex with Men: Implications for Transmission and prevention of HIV Infection in the United States," *J. Acquir Immune Defic Syndr*, 2012, 61 (4), pp. 515 - 521.

[37] James M. Hyman, Jia Li, E. , "Ann Stanley. Modeling the Impact of Random Screening and Contact Tracing in Reducing the Spread of HIV," *Mathematical Biosciences* 2003 (181), pp. 17 - 54.

[38] Jones, H. J. , Handcock, M. S. , "An Assessment of Preferential Attachment as a Mechanism for Human Sexual Network Formation,"

Proceedings: *Biological Sciences*, 2003, 270, (1520), pp. 1123 – 1128.

[39] Kalichman, S. C. , Simbayi, L. C. , Jooste, S. , "Poverty – related Stressors and HIV/AIDS Transmission Risks in two South African Communities," *Journal of Urban Health*: *Bulletin of the New York Academy of Medicine*, 2005, 82 (2), pp. 237 – 249.

[40] Latin, C. A. , Donnell, D. , Metzger, D. , "The Efficacy of a Network Intervention to Reduce HIV Risk Behaviors among Drug Users and Risk Partners in Chiang Mai, Thailand and Philadelphia, USA," *Social Science and Medicine*, 2009 (1), pp. 1 – 9.

[41] Latkin, C. A. , Forman, V. , Knowlton, A. , et al. , "Norms, Social Networks, and HIV – related Risk Behaviors among Urban Disadvantaged Drug Users," *Social Science and Medicine*, 2003 (56), pp. 465 – 476.

[42] Laumann et al. , *The Social Organization of Sexuality*, Chiago: The University of Chicago Press, 1994.

[43] Lewin, B. , (ed.) *Sex i Sverige. Om Sexuallivet i Sverige 1996* (*Sex in Sweden. On the Sexual Life in Sweden 1996*), National Institute of Public Health, Stockholm, 1998.

[44] Lewis, W. A. , "Economic Development with Unlimited Supplies of Labour," *Manchester School of Economic and Social Studies*, 1954, pp. 139.

[45] Liao, S. , Schensul, J. , Wolffers, I. , "Sex-related Health Risks and Implications for Interventions with Hospitality Women in Hainan, China," *AIDS Education and Prevention*, 2003, 15 (2), pp. 109 – 121.

[46] Liljeros, F. , Edling, C. R. , Amaral, L. A. N. , et al. , "The Web of Human Sexual Contacts," *Nature*, 2001, 411, pp. 907 – 908.

[47] Luster, T. , Smalll, S. A. , "Factors Associated with Sexual Risk – Taking Behaviors among Adolescents," *Journal of Marriage and the Family*, 1994, 556, pp. 622 – 632.

[48] Marsden, P. V. , Lin, N. , *Social Structure and Network Analysis*, Sage publications, 1982.

[49] Mayhew, B. H. and Levinger, R. , "Size and the Density of Interaction in Human Aggregates," *American Journal of Sociology*, 1976 (1), p. 82.

[50] May, R. M. , Anderson, R. M. , "Transmission Dynamics of HIV Infection," *Nature*, 1987 (326), pp. 137 – 142.

[51] Merli, M. Giovanna, Sara Hertog, Bo Wang and Jing Li, "Modeling the Spread of HIV/AIDS in China: The Role of Sexual Transmission," *Population Studies*, 2006, 60 (1), pp. 1 – 22.

[52] Miller, K. S. , Forehand, R. , Kotchick, B. A. , "Adolescent Sexual Behavior in Two Ethnic Minority groups: A Multisystem Perspective," *Adolescent*, 2000, 35 pp. 313 – 333.

[53] Miller, M. , Paone, D. , "Social Network Characteristics as Mediators in the Relationship Between Sexual Abuse and HIV Risk," *Social Science & Medicine*, 1998, 47 (6), pp. 765 – 777.

[54] Muurinen, J. M. , "Demand for Health: A generalized Grossman Model," *Journal of Health Economics*, 1982 (1), pp. 5 – 28.

[55] Neaigus, A. , Friedman, S. R & Kottiri, B. J. , et al. , "HIV Risk Networks and HIV Transmission among Injecting Drug Users," *Evaluation and Program Plannig*, 2001 (24), pp. 221 – 226.

[56] Newman, M. E. J. , "Analysis of weighted networks," *Phys. Rev. E*, 2004, 70: 056131.

[57] Newman, M. E. J. , "Fast Algorithm for Detecting Community Structure in Networks," *Phys. Rev. E*, 2004 (69): 066133.

[58] Newman, M. E. J. , "Modularity and Community Structure in Networks," *PNAS*, 2006 (103), pp. 8577 – 8582.

[59] Pan, S. , *Sex Industry and HIV in China*. Presentation at the Center for Strategic and International Studies, Washington, D. C. , November 17, 2004.

[60] Parker, M. , Ward, H. , Day, S. , "Sexual Networks and the Transmission of HIV in London," *J. Biosoc. Sci.* , 1998, 30, pp. 63 – 83.

[61] Peter Lipson, "Will Finding Sex Partners Online Make You Sick?" *Forbes*, blogs. forbes. com, Sep. 7, 2010.

[62] Reitman, D. , St Lawrence, J. S. , Jefferson, K. W. , et al. , "Predictors of African American Adolescents' Condom Use and HIV Risk Behavior,"

AIDS Education and Prevention, 1996, 8, pp. 499 – 515.

[63] Richard Thomas, "Reconstructing the Space – time Structure of the HIV/ AIDS Epidemic for the Countries of Western Europe," *Transactions of the Institute of British Geographers*, *New Series*, 2000, 25 (4), pp. 445 – 463.

[64] Rogers, E. M., *Diffusion of Innovation*. New York: The Free Press, 1995.

[65] Service, S. K., Blower, S. M., "HIV Transmission in Sexual Networks: An Empirical Analysis," *Proceedings: Biological Sciences*, 1995, 1359 (260), pp. 237 – 244.

[66] Soskolne, V., Shtarkshall, R. A., "Migration and HIV Prevention Programmes: Linking Structural Factors, Culture, and Individual Behaviour-An Lsraeli Experience," *Social Science and Medicine*, 2002, 55, pp. 1297 – 1307.

[67] St. Lawrence, J. S., Jefferson, K. W., Banks, P. G., et al., "Cognitive – Behavioral Group Inervention to Assist Substance – Dependent Adolescents in Lowering HIV Infection Risk," *AIDS Prevention and Education*, 1994, 6, pp. 424 – 435.

[68] Thomas C. Quinn, "Population Migration and the Spread of Types 1 and 2 Human Immunodeficiency Viruses," *Proceedings of the National Academy of Sciences of the united states of America*, 1994, 91 (7), pp. 2407 – 2414.

[69] Tubman, J. G., Windle, M., Windle, R. C., "Cumulative Sexual Intercourse Patterns among Middle Adolescents: Problem Behavior Precursors and Concurrent Health Risk Behavior," *Journal of Adolescent Health*, 1996 (18), pp. 182 – 191.

[70] UNAIDS. Report on the Global AIDS Epidemic, 2012. 转引自《2012 年全球艾滋病流行状况及防治进展》,《艾滋病科研动态》2012 年第 12 期。

[71] UN Chronicle, "Women and children: Increasingly Targeted by HIV," *UN Chronicle*, 1994, 31, pp. 56 – 57.

[72] Valerie Isham, "Stochastic Models for Epidemics with Special Reference to AIDS," *The Annals of Applied Probability*, 1993, 3 (1), pp. 1 – 27.

[73] Van del Poel, "Delineating Personal Support Network," *Social Forces*, 1993 (15), pp. 49 - 70.

[74] Van Druten, J. A. M., De Boo, T. H., Reintjes, A. G., et al., "Reconstruction and Prediction of Spread of HIV Infection Populations of Homosexual Men," *Proc. EC Workshop on Statistical Analysis and Mathematical Modelling of AIDS*. Bilthoven, 1987, Oxford University Press.

[75] Wasserman, S. & Faust, K., *Social Network Analysis*, Cambridge University Press, Cambridge, 1994.

[76] Wilensky, U., *NetLogo AIDS Model*. Center for Connected Learning and Computer - Based Modeling, Northwestern University, Evanston, IL., 1997.

[77] Wilensky, U., *NetLogo 4.03 User Manual*, Center for Connected Learning and Computer - Based Modeling, Northwestern University, Evanston, IL. 2008, p. 3.

[78] Wingood, G. W., Diclemente, R. J., "Application of the Theory of Gender and Power to Examine HIV - Related Exposures, Risk Factors, and Effective Interventions for Women," *Health Education and Behavior*, 2000, 27, pp. 539 - 565.

[79] Wortley, P. M., Fleming, P. L., "AIDS in women in the United States," *JAMA*, 1997 (278), pp. 911 - 916.

[80] Wu, F., Huberman B. A., "Finding Communities in Linear Time: A Physics Approach," *Eur. Phys. J. B.* 2004 (38), pp. 331 - 338.

[81] Wu, H., Tan, W., "Modelling the HIV Epidemic: A State - space Approach," *Mathematical and Computer Modeling*, 2000 (32), pp. 197 - 215.

[82] Wylie, J. L., Jolly, A., "Patterns of Chlamydia and Gonorrhea Infection in Sexual Networks in Manitoba," *Canada. Sex. Transm. Dis.*, 2001 (28), pp. 14 - 24.

[83] Xinguang Chen, Bonita Stanton, Xiaoming Li et al., "A Comparison of Health - Risk Behaviors of Rural Migrants With Rural Residents and Urban

Residents in China," *Am J Health Behav.* 2009, 33（1）, pp. 15 - 25.

［84］ Xu, C., Wu, Z., Zhang, Y., "A Study on HIV Prevalence among Rural to Urban Migrants," *Symposium on AIDS Prevention and Control in China*, Beijing, 1998, pp. 23 - 24.

［85］ Yang, H., Li, X., Stanton, B., et al., "Heterosexual Transmission of HIV in China: A Systematic Review of Behavioral Studies in the Past Two Decades," *Sexually Transmitted Diseases*, 2005, 32（5）, pp. 270 - 260.

［86］ Yoon, J., Blumer, A., Lee, K., "An Algorithm for Modularity Analysis of Directed and Weighted Biological Networks Based on Edge - betweenness Centrality," *Bioinformatiecs*, 2006, 22（24）, pp. 3106 - 3108.

［87］ 艾滋病百科名片，http://baike. baidu. com/view/9070. htm，2011 年 10 年 21 日。

［88］ 白玥、王世勇等：《中央艾滋病防治经费投入的公平性分析》，《中国艾滋病性病》2006 年第 2 期，第 113 ~ 116 页。

［89］ 蔡建明、王国霞、杨振山：《我国人口迁移趋势及空间演变》，《人口研究》2007 年第 5 期，第 9 ~ 19 页。

［90］ 曹淦、管文辉、吴小刚等：《某同性恋浴室男男性接触者 HIV/ 梅毒感染状况的研究》，《南京医科大学学报》（自然科学版）2007 年第 6 期，第 637 ~ 640 页。

［91］ 常春：《健康教育中的行为理论》，《中国健康教育》2005 年第 10 期，第 739 ~ 741 页。

［92］ 陈军、贾洪峰、张文明：《对供血浆者进行艾滋病健康教育的效果评价》，《实用医药杂志》2006 年第 5 期，第 637 ~ 638 页。

［93］ 陈军杰、潘国卫：《一个具有暂时免疫且总人数可变的传染病动力学模型》，《生物数学学报》2003 年第 4 期，第 401 ~ 405 页。

［94］ 陈明侠：《防治艾滋病立法问题探讨》，《法学研究》1998 年第 3 期，第 71 ~ 79 页。

［95］ 陈自强、方盛举：《公共政策视野下的艾滋病防治对策》，《学习与实践》2006 年第 2 期，第 61 ~ 65 页。

［96］ 崔巍、袁海燕：《男男性行为人群现状与艾滋病行为干预研究》，《医

学动物防制》2013 年第 6 期，第 1~4 页。

[97] 崔巍、袁海燕《男男性行为人群现状与艾滋病行为干预研究》，《医学动物防制》2013 年第 6 期，第 1~4 页。

[98] 丁金宏、刘振宇、程丹明等：《中国人口迁移的区域差异与流场特征》，《地理学报》2005 年第 1 期，第 106~114 页。

[99] 丁金宏：《中国人口省际迁移的原因别流场特征探析》，《人口研究》1994 年第 1 期。

[100] 段成荣：《省际人口迁移迁入地选择的影响因素分析》，《人口研究》2001 年第 1 期，第 56~61 页。

[101] 樊爱军、王开发：《一类具有非线性接触率的种群力学流行病模型分析》，《四川师范大学学报》（自然科学版）2002 年第 3 期，第 261~263 页。

[102] 樊志良：《传染系数为 β（N）且具指数出生的 SIR 传染病模型》，《中北大学学报》2004 年第 6 期，第 432~435 页。

[103] 冯霖：《第六次全国人口普查将核算久居深圳港人》，《羊城晚报》2010 年 10 月 30 日。

[104] 冯琪、周庆芝、王倩等：《企业员工艾滋病预防知识健康教育效果分析》，《兰州大学学报》（医学版）2006 年第 6 期，第 40~42 页。

[105] 高省、王丽艳、丁正伟等：《中国部分城市男男性行为人群性行为特征及 HIV 感染状况的研究》，《中国艾滋病性病》2008 年第 6 期，第 548~551 页。

[106] 哥德斯坦、梅耶尔：《迁移对城市和郊区的社会经济结构的影响》，《社会学与社会研究》1965 年第 50 期，第 5~23 页。

[107] 顾全忠、王建跃、严剑波等：《出国劳务渔民艾滋病监测及干预效果分析》，《中国公共卫生》2008 年第 1 期，第 6~7 页。

[108] 国务院防治艾滋病工作委员会办公室、联合国艾滋病中国专题组：《中国艾滋病防治联合评估报告（2007）》，http：//www. moh. gov. cn/publicfiles//business/htmlfiles/wsb/index. htm，2009 年 4 月 26 日。

[109] 国务院防治艾滋病工作委员会办公室、联合国中国专题组：《中国艾滋病防治联合评估报告》，2004。

[110] 国务院全国 1% 人口抽样调查领导小组办公室、国家统计局人口和就

业统计司：《2005 年全国 1% 抽样调查资料》，中国统计出版社，2007。

[111] 国务院人口普查办公室、国家统计局人口和社会科技统计司：《中国 2000 年人口普查资料》，中国统计出版社，2002。

[112] 国务院人口普查办公室、国家统计局人口和社会科技统计司：《中国 1990 年人口普查资料》，中国统计出版社，1993。

[113] 韩丽涛、马知恩、李伟华：《一类疾病额外死亡率存在的传染病模型》，《西安交通大学学报》2000 年第 9 期，第 54 ~ 57 页。

[114] 何志胜、刘令初、何涛：《吸毒人群双重传播艾滋病的防控策略探讨》，《现代预防医学》2006 年第 2 期，第 194 ~ 197 页。

[115] 洪路、张亚芬、房家安：《行为干预对提高艾滋病病危人群安全套使用率的效果观察》，《上海预防医学杂志》2007 年第 7 期，第 341 ~ 342 页。

[116] 黄平：《中国人口迁移的地理轨迹》，《地理教育》2006 年第 2 期，第 20 ~ 21 页。

[117] 蒋松云、迟文铁：《进一步加强艾滋病防治工作的政策建议》，《卫生软科学》2006 年第 8 期，第 417 ~ 418 页。

[118] 赖永珲、洪福昌《深圳市 HIV/艾滋病流行趋势灰色预测》，《现代预防医学》2003 年第 3 期，第 446 ~ 447 页。

[119] 李惠：《利用选择指数研究我国省际人口迁移偏好》，《人口研究》1994 年第 5 期，第 27 ~ 33 页。

[120] 李竞能：《现代西方人口理论》，复旦大学出版社，2004。

[121] 李立宏：《中国人口迁移的影响因素浅析》，《西北人口》2000 年第 2 期，第 37 ~ 40 页。

[122] 李玲：《人口迁移对 90 年代珠江三角洲人口发展的影响》，《经济地理》2002 年第 5 期，第 544 ~ 549 页。

[123] 李倩、梁先敏：《艾滋病预防控制中的健康教育模式》，《中国健康教育》2006 年第 11 期，第 868 ~ 869 页。

[124] 李树苗、杨雪燕、刘慧君：《中国农村生育健康领域的社会性别意识量表设计与验证》，《中国生育健康杂志》2006 年第 6 期，第 331 ~ 338 页。

[125] 李文杰、林鹏、范子凡等：《在吸毒人群中开展健康教育干预预防艾滋

病试点的研究》，《实用预防医学》2005 年第 6 期，第 471 ~ 473 页。

[126] 梁升禄、陆春、龙少康等：《艾滋病预防青年同伴教育及其效果》，
《现代预防医学》2007 年第 3 期，第 920 ~ 924 页。

[127] 林丹华、方晓仪、李晓铭等：《中国流动人口艾滋病问题及预防干
预》，《中国艾滋病性病》2005 年第 2 期，第 158 ~ 160 页。

[128] 林顿·C. 弗里曼：《社会网络分析发展史——一项社会学的研究》，
张文宏、刘军、王卫东译，中国人民大学出版社，2008。

[129] 林秀丽：《我国省域合作的六大经济圈构想——基于美日模式比较》，
《华东经济管理》2008 年第 8 期，第 33 ~ 36 页。

[130] 刘芳：《格里·斯托克治理理论视角下的社区治理问题研究》，辽宁
大学硕士学位论文，2012。

[131] 刘刚、扬鸽：《关于我国流动人口及其生育率：理论研究的综述》，
转引自王振营《人口迁移的规律——不同条件下人口迁移模型》，中
国人民大学博士学位论文，1993。

[132] 刘茂省、阮玉华、韩丽涛等：《HIV 传播动力学模型的研究》，《中国
艾滋病性病》2003 年第 6 期，第 335 ~ 337 页。

[133] 刘述森：《生殖道感染的流行状况、影响因素及防治对策》，《中国性
病艾滋病防治》2002 年第 2 期，第 120 ~ 124 页。

[134] 刘兆炜、马晓、熊婉梅等：《农村流动人口与 HIV/AIDS 传播的关
系》，《预防医学情报杂志》2002 年第 3 期，第 216 ~ 218 页。

[135] 陆林、贾曼红、陆继云：《云南省 2004 年艾滋病流行分析》，《中国
艾滋病性病》2005 年第 3 期，第 172 – 174 页。

[136] 陆子修：《对经济社会事业和文明的重要贡献——中国"民工潮"现
象透视》，《中华工商时报》2003 年 4 月 29 日。

[137] 吕华：《35% 的农民工有临时性伴侣，成艾滋病预防重点人群》，《西
安晚报》2008 年 11 月 29 日。

[138] 〔美〕K. 斯温德尔等：《地方，移民和组织》，《地理学年刊》1975
年第 B 期，第 69 ~ 76 页。

[139] 〔美〕费景汉、古斯塔夫·拉尼斯：《劳力剩余经济的发展》，华夏
出版社，1989。

[140] 〔美〕赫伯尔：《乡村——城市迁移的原因》，《美国社会科学杂志》

1938 年第 43 期，第 932 ~ 950 页。

[141] 〔美〕乔根森：《二元经济的发展》，《经济学杂志》1961 年第 6 期，第 309 ~ 334 页。

[142] 〔美〕托达罗：《经济发展》（第六版），中国经济出版社，1999。

[143] 潘绥铭、黄盈盈、李楯：《中国艾滋病 "问题" 解析》，《中国社会科学》2006 年第 1 期，第 85 ~ 95 页。

[144] 彭朝琼：《深圳市 1992 ~ 2003 年艾滋病流行现状分析》，《华南预防医学》2004 年第 5 期，第 20 ~ 21 页。

[145] 〔苏联〕瓦·维·波克希舍夫斯基：《人口地理学》，南致善等译，北京大学出版社，1987。

[146] 全国人口抽样调查办公室：《1995 年全国 1% 人口抽样调查资料》，中国统计出版社，1997。

[147] 深圳市统计局：《深圳市 2010 年第六次全国人口普查主要数据公报》，http://www.sztj.gov.cn/xxgk/tjsj/pcgb/201105/t20110512_2061597.htm，2011 年 5 月 12 日。

[148] 舒彬、司徒潮满、刘莹等：《深圳男男性行为者艾滋病哨点监测情况分析》，《实用预防医学》2013 年第 6 期，第 694 ~ 695 页。

[149] 苏丹：《我国艾滋病防控政策体系研究及绩效评价》，西安交通大学硕士学位论文，2010。

[150] 谭京广：《男男性行为人群危险行为干预效果分析》，《中国热带医学》2011 年第 12 期，第 1469 ~ 1471 页。

[151] 田鹰：《中国妇女艾滋病防治调研报告》，《中国妇女报》2001 年 11 月 19 日。

[152] 王翠华、杨艳华、卢国际等：《男男性接触者艾滋病高危行为干预及效果评价》，《中国卫生检验杂志》2007 年第 12 期，第 2291 ~ 2292 页。

[153] 王格玮：《地区间收入差距对农村劳动力迁移的影响——基于第五次全国人口普查数据的研究》，《经济学》2004 年第 3 期，第 77 ~ 98 页。

[154] 王桂新、刘建波：《长三角与珠三角地区省际人口迁移比较研究》，《中国人口科学》2007 年第 2 期，第 87 ~ 94 页。

[155] 王桂新、毛新雅、张伊娜:《中国东部地区三大都市圈人口迁移与经济增长极化研究》,《华东师范大学学报》(哲学社会科学版) 2006 年第 5 期, 第 1 ~ 9 页。

[156] 王桂新:《中国人口迁移与区域经济发展关系之分析》,《人口与经济》1996 年第 11 期, 第 9 ~ 16 页。

[157] 王桂新:《中国省际人口迁移地域结构探析》,《中国人口科学》1996 年第 1 期, 第 22 ~ 29 页。

[158] 王建、邹健:《地理》(第一册), 山东教育出版社, 2004。

[159] 王军、王辉:《具有种群动力学和非线性接触率的 SIRS 流行病模型》,《兰州大学学报》(自然科学版) 2002 年第 1 期, 第 22 ~ 29 页。

[160] 王拉娣:《具有非线性传染率的两类传染病模型的全局分析》,《工程数学学报》2005 年第 4 期, 第 640 ~ 644 页。

[161] 王名、刘求实:《艾滋病防治领域 NGO 的发展及相关政策建议》,《江苏社会科学》2006 年第 4 期, 第 130 ~ 134 页。

[162] 王萍:《中国艾滋病防治政策评估》,《井冈山医专学报》2005 年第 1 期, 第 85 ~ 87 期。

[163] 王勤忠、钱跃升、傅继华:《艾滋病高危行为干预的相关法律法规和政策》2007 年第 13 期, 第 285 ~ 287 页。

[164] 卫生部、联合国艾滋病规划署、世界卫生组织:《2005 年中国艾滋病疫情与防治工作进展》, http://www. moh. gov. cn/newshtml/ 11327. htm, 2006 年 1 月 24 日。

[165] 翁乃群:《艾滋病传播的社会文化动力》,《社会学研究》2003 年第 5 期, 第 84 ~ 94 页。

[166] 吴传钧:《中国经济地理》, 科学出版社, 1998。

[167] 吴义龙:《中国艾滋病防治政策的经济学分析》,《河南科技大学学报》(社会科学版) 2008 年第 12 期, 第 74 ~ 77 页。

[168] 吴尊友:《艾滋病危险行为与行为干预》,《中国流行病学杂志》2001 年第 5 期, 第 321 ~ 322 页。

[169] 肖群鹰、刘慧君:《基于 QAP 算法的省际劳动力迁移动因理论再检验》,《中国人口科学》2007 年第 4 期, 第 26 – 33 页。

[170] 肖群鹰、朱正威:《公共危机管理与社会风险评价》, 社会科学文献

出版社，2013。

[171] 谢妮：《深圳市 HIV/AIDS 疫情分布特征与预测模型比较》，中南大学博士学位论文，2011。

[172] 徐臣、吴奠友、张云同等：《农村地区流动人口 HIV 感染情况调查》，中国艾滋病干预措施研究会议，北京，1998，第23~24页。

[173] 徐刚、王明：《社区干预：农村地区艾滋病知识宣传、反歧视教育的有效途径》，《市场与人口分析》2006年增刊，第277~280页。

[174] 徐选国、王荣、陈璐等：《大学生艾滋病宣传自主教育活动初探》，《中国社会医学杂志》2009年第4期，第227~229页。

[175] 严善平：《中国九十年代地区间人口迁移的实态及其机制》，《社会学研究》1998年第2期，第67~74页。

[176] 严焱、陈琳、赵锦等：《深圳市本地人员与口岸出入境人群艾滋病流行情况的比较分析》，《国际流行病学传染病学杂志》2013年第2期，第109~112页。

[177] 颜江瑛、陈秋兰、马彦民等：《中国艾滋病综合防治政策发展及影响因素分析》，《中华流行病学杂志》2005年第11期，第855~860页。

[178] 杨帆、祝晓莲、王维：《艾滋病防治的政策研究》，《国际技术经济研究》2004年第3期，第11~161页。

[179] 杨红梅：《社会网络与 HIV 传播》，《中国艾滋病性病》2003年第1期，第47~50页。

[180] 杨昆、李江荣、崔庆雄等：《艾滋病传播的智能体与 GIS 的集成模型研究》，《云南师范大学学报》（哲学社会科学版）2008年第4期，第14~20页。

[181] 杨颂平、祝平燕：《社会性别视角下的妇女与艾滋病研究综述》，《中华女子学院学报》2006年第3期，第28~32页。

[182] 杨延忠：《艾滋病危险行为的扩散研究》，《中华流行病学杂志》2006年第3期，第264~269页。

[183] 杨泽民、黄文军、肖云等：《大学新生艾滋病宣传教育效果分析》，《实用预防医学》2004年第8期，第687~688页。

[184] 俞路：《20世纪90年代中国迁移人口分布格局及其空间极化效应》，华东师范大学博士学位论文，2006。

［185］ 约翰·H.霍兰：《隐秩序——适应性造就复杂性》，周晓牧、韩晖译，上海科技教育出版社，2000。

［186］ 曾惠芳、秦彦珉、叶宝英等：《深圳男同性恋性病和艾滋病感染状况调查》，《中国热带医学》2006 年第 9 期，第 1686～1688 页。

［187］ 张保法：《经济预测与经济决策》，经济科学出版社，2004。

［188］ 张北川、李秀芳、史同新等：《对中国男同/双性爱者人口数量与艾滋病病毒感染率的初步估测》，《中国艾滋病性病》2002 年第 4 期，第 197～119 页。

［189］ 张灿灿：《艾滋病感染者女性达 28.1%》，http：//www. chain. net. cn，2005 年 9 月 2 日。

［190］ 张春瑜、成刚、孟庆跃：《我国艾滋病政策评述》，《中国卫生事业管理》2006 年第 1 期，第 40～42 页。

［191］ 张红波、肖云、卫星等：《吸毒、卖淫者艾滋病宣传教育效果分析》，《中国公共卫生》2002 年第 18 期，第 1391～1392 页。

［192］ 张巧红：《人口流动与艾滋病传播》，《预防医学论坛》2006 年第 2 期，第 216～218 页。

［193］ 张善余：《中国人口地理》，科学出版社，2003。

［194］ 张善余：《中国人口地理学概论》（第二版），华东师范大学出版社，2004。

［195］ 张尚立、方华强：《一类传染病模型的扩散性质》，《生物数学学报》1999 年第 3 期，第 264～268 页。

［196］ 张永庆、赵海、张文波：《城市人口迁移的网络特征》，《东北大学学报》（自然科学版）2006 年第 2 期，第 169～172 页。

［197］ 张有春、余冬保、方慧等：《中国艾滋病相关政策决策过程的分析》，《中国艾滋病性病》2005 年第 4 期，第 131～133 页。

［198］ 中国国家统计局：《2005 年全国 1% 人口抽样调查主要数据公报》，http：//www. gov. cn/gzdt/2006 – 03/16/content_ 228740. htm，2006 年 3 月 16 日。

［199］ 中国疾病预防控制中心、性病艾滋病预防控制中心：《艾滋病防治工作参考资料》，2005。

［200］ 中国卫生部、联合国艾滋病规划署、世界卫生组织：《2011 年中国艾

滋病疫情估计》，2011。

[201] 中华人民共和国国务院防治艾滋病工作委员会办公室、联合国艾滋病中国专题组：《中国艾滋病防治联合评估报告（2007)》，2008。

[202] 中华人民共和国卫生部、联合国艾滋病规划署、世界卫生组织：《2009 年中国艾滋病疫情估计工作报告》，2010。

[203] 朱宝树：《城市外来流动人口的滞留与更替——以上海市为例》，《人口研究》1997 年第 5 期，第 1～5 页。

[204] 朱琳、吕本富：《解释结构模型的简便方法》，《系统工程与电子技术》2004 年第 12 期，第 1816～1891 页。

[205] 朱农：《论收入差距对中国乡城迁移决策的影响》，《人口与经济》2002 年第 5 期，第 10～17 页。

附录1 艾滋病跨区域扩散仿真程序

```
globals [
    infection-chance     ;; 感染者在交互中传播病毒的概率
    symptoms-show        ;; 症状凸显的隐藏期，易感期
    slider-check-1       ;;
    slider-check-2       ;;
    slider-check-3       ;;
    slider-check-4       ;;
]
```

;; 设置海龟变量
```
turtles-own [
    infected?            ;; 是否属于感染者（含已知与潜伏两类）
    known?               ;; 感染者已检出知道，此时 infected? 也必然
为真
    infection-length     ;; 个人已被感染的时间长度
    coupled?             ;; 是否为共用针头吸毒或为性伴侣
    couple-length        ;; 保持共用针头吸毒或性伴侣关系的时间长度用
滑条控制
    commitment           ;; 个人保持性交往关系的时间长度
    coupling-tendency    ;; 成为同伙或性伴的可能性
    safe-use             ;; 采取保护措施的概率
    test-frequency       ;; 个人每年接受检测的次数
```

```
    partner                ;; 当前吸毒同伙或性伴
]


;; 设置瓦片变量
patches-own [
  pinfected?
]


to setup
  ca
  setup-globals
  setup-people
  setup-plot
  update-plot
end


to setup-globals
  reset-ticks
  set infection-chance 50        ;; 设置感染者进行无保护共用针头吸毒或
性交时的感染概率
  set symptoms-show 200.0        ;; 设受感染后 200 周显示症状
  set slider-check-1 average-commitment
  set slider-check-2 average-coupling-tendency
  set slider-check-3 average-safe-use
  set slider-check-4 average-test-frequency
  ask patches [ if not any? turtles-here [ set pinfected? false ] ];; 荒无人烟
区域设为非感染区域
  end


  to setup-people
```

```
crt initial-people
    [setxy random-xcor random-ycor
    set known? false;; 未知
    set coupled? false;; 未结伴
    set partner nobody;; 无伴
    ifelse random 2 = 0
        [set shape "person righty"]
        [set shape "person lefty"]
    ;; 1/5000 的人开始时是受感染的，但他们不知道
    set infected? (who < initial-people * 0.005)
    if infected?
        [set infection-length random-float symptoms-show];; 随机设潜
伏期长度
    assign-commitment
    assign-coupling-tendency
    assign-safe-use
    assign-test-frequency
    assign-color];; 设性交往时长、频率、安全措施、检验频率、标
识色等属性

    end


to assign-color    ;; 给不同感染状态人群标不同标识色（绿 - 正常，
蓝 - 感染却未知，红 - 感染已知）
    ifelse not infected?
        [set color green]
        [ifelse known?
            [set color red]
            [set color blue]]
    end
```

```
to assign-commitment
    set commitment random-near average-commitment  ;; 以 average-
commitment 为中心正态分布
end


to assign-coupling-tendency
    set coupling-tendency random-near average-coupling-tendency
end


to assign-safe-use
    set safe-use random-near average-safe-use
end


to assign-test-frequency
    set test-frequency random-near average-test-frequency
end


to-report random-near [ center ]
    let result 0
    repeat 40
        [ set result ( result + random-float center ) ]
    report result/20
end


;;;
;;; GO PROCEDURES
;;;


to go
    if all? turtles [ known? ]
        [ stop ]
```

```
ask turtles
    [ if infected?
        [ set infection-length infection-length + 1 ]


      if coupled?
        [ set couple-length couple-length + 1 ] ]
ask turtles
    [ if not coupled?
        [ move ] ]
```

;; 如果适合配对就让其配对并设置对后的属性, 右向关系设为初始配对同伴.

```
ask turtles
    [ if not coupled? and shape = "person righty" and ( random-float 10.0
< coupling-tendency )
        [ couple ] ]
ask turtles [ uncouple ]
ask turtles [ infect ]
ask turtles [ test ]
ask turtles [ assign-color ]


ask turtles [ ifelse [ infected? ] of one-of turtles-here [ set [ pinfected? ]
of patch-here true ]    [ set [ pinfected? ] of patch-here false ]    ]    ;; 给有
```
感染者的区域做标识
```
tick
update-plot
end

to move
    rt random-float 360
    fd random 100
```

end

;; 结成同伴关系，变灰

to couple　　;; 仅右向海龟可结伴！
　　let potential-partner one-of（turtles-at -1 0）
　　　　　　　　　　　　　　　with［not coupled? and shape ＝ "person
lefty"］
　　　if potential-partner ! ＝ nobody
　　　　［if random-float 10. 0 ＜［coupling-tendency］of potential-partner
　　　　　［set partner potential-partner
　　　　　　set coupled? true
　　　　　　ask partner［set coupled? true］
　　　　　　ask partner［set partner myself］
　　　　　　move-to patch-here;; 同伴移动到区域中心位置
　　　　　　set pcolor gray-3
　　　　　　ask（patch-at-10）［set pcolor gray-3］］］
　　end

;; 因结伴关系是可变的，如果结伴对象超过约定时长，则恢复其单独
个体身份.

　　to uncouple
　　　if coupled? and（shape ＝ "person righty"）
　　　　［if（couple-length ＞ commitment）or
　　　　　　（［couple-length］of partner）＞（［commitment］of partner）
　　　　　　［set coupled? false
　　　　　　set couple-length 0
　　　　　　ask partner［set couple-length 0］
　　　　　　set pcolor black
　　　　　　ask（patch-at-10）［set pcolor black］

```
                    ask partner [ set partner nobody ]
                    ask partner [ set coupled? false ]
                    set partner nobody ] ]
        end
```

;; 感染虽已发生但可能自身了解也可能未了解，假设已知感染状态并保持关系时会自觉采取安全措施，已受感染未知且未用安全措施的则可能感染其性伴侣，用安全套则不会发生感染。

```
    to infect
        if coupled? and infected? and not known?
            [ if random-float 11 > safe-use or
                random-float 11 > ( [ safe-use ] of partner)
                    [ if random-float 100 < infection-chance
                            [ ask partner [ set infected? true ] ] ] ]

        end


    to test
        if random-float 52 < test-frequency
            [ if infected?
                    [ set known? true ] ]
        if infection-length > symptoms-show
            [ if random-float 100 < 5
                    [ set known? true ] ]
        end



    ;;; 绘图
    ;;;
```

```
to setup-plot

    set-current-plot "Populations"
    set-plot-y-range 0 (initial-people + 50)

    set-current-plot "infection"

end


to update-plot
    set-current-plot "Populations"
    set-current-plot-pen "HIV-"
    plot count turtles with [not infected?]
    set-current-plot-pen "HIV?"
    plot count turtles with [infected?] -
        count turtles with [known?]
    set-current-plot-pen "HIV + "
    plot count turtles with [known?]


    set-current-plot "infection"
    set-current-plot-pen "HZone"

            ask turtles [if not any? turtles [set [pinfected?] of patch-here
false]]
            ask turtles [if any? turtles and [infected?] of one-of turtles-here
[set [pinfected?] of patch-here true] ]

    plot count patches with [pinfected?] /count patches * 100
```

```
    set-current-plot-pen "HPeople"
    plot count turtles with [infected?] /count turtles * 100
end
```

;;; 报告各区域的感染分布与比例

```
to-report% infected
    ifelse any? turtles
        [report (count turtles with [infected?] / count turtles) * 100]
        [report 0]
end
```

```
to-report % pinfected
    ifelse any? patches
        [report (count patches with [pinfected?] /count patches) * 100]
        [report 0]
End
```

附录2 艾滋病政策协调网络 个体中心网指标

政策部门	度 Degree	2 步 可达百分比	接近中心性 Closeness	中介中心度 Betweenness
01 全国人民代表大会常务委员会	30.631	0.96	57.813	0.751
02 国务院卫生行政部门	26.126	0.84	52.607	0.977
03 药品生产经营企业	9.009	0.95	50.917	0.463
04 省、自治区、直辖市卫生行政部门	45.946	0.96	63.429	4.957
05 工商行政管理部门	36.036	0.99	60.656	0.747
06 海关总署	37.838	0.99	61.326	1.836
07 卫生部	79.279	1	82.836	21.263
08 对外贸易与经济合作部	14.414	0.95	52.358	0.063
09 国家计生委	40.541	0.98	62.011	3.211
10 县级以上卫生厅	53.153	1	68.098	6.21
11 各级海关	25.225	0.96	56.345	0.427
12 经贸局	9.91	0.88	49.554	0.091
13 县级以上医疗部门	47.748	1	65.68	3.889
14 全国人民代表大会	11.712	0.9	50.455	0.129
15 国务院办公厅	44.144	1	64.162	1.591
16 国境卫生检疫站	22.523	0.96	55.224	0.35
17 公安部	52.252	1	67.683	5.599
18 民政部	37.838	0.98	60.989	0.764
19 全国妇联	36.937	0.97	60.326	0.601
20 司法部	41.441	0.98	62.36	2.167
21 预防艾滋病工作小组	27.928	0.97	57.216	0.302
22 外交部	9.91	0.94	50.917	0
23 国家教育委员会	18.919	0.96	54.146	0.149
24 国家旅游局	25.225	0.96	56.061	0.193

政策部门	度 Degree	2 步 可达百分比	接近中心性 Closeness	中介中心度 Betweenness
25 中国民用航空局	43.243	0.98	63.068	1.579
26 国家外国专家局	9.91	0.94	50.917	0
27 国家铁路交通部门	50.45	1	66.867	2.562
28 外事部门	9.91	0.94	50.917	0
29 各级药品检验所	9.009	0.89	49.554	0.027
30 各级生物制品研究所	28.829	0.94	56.345	1.65
31 血液制品生产部门	15.315	0.92	51.869	0.394
32 教育部	45.045	0.99	64.162	1.348
33 中国疾病预防控制中心	36.937	0.99	60.989	2.829
34 中国人民解放军卫生主管部门	22.523	0.91	53.623	0.452
35 城市社区	18.018	0.81	49.776	0.066
36 居民委员会	18.018	0.81	49.776	0.066
37 村民委员会	18.018	0.81	49.776	0.066
38 大众新闻媒体	54.054	1	68.519	3.38
39 农业部门	24.324	0.92	54.412	0.391
40 林业部门	13.514	0.8	48.472	0
41 动物防疫机构	13.514	0.8	48.472	0
42 饮用水供应单位	22.523	0.91	53.623	0.452
43 血站、供血站	34.234	0.95	58.73	2.373
44 医疗预防保健机构	16.216	0.95	53.11	0.322
45 省级性病防治机构	13.514	0.98	53.11	0.045
46 县级以上医学院校	13.514	0.95	52.358	0.098
47 县级以上公安部门	34.234	0.98	59.677	2.382
48 县级以上司法部门	22.523	1	56.345	0.17
49 从事致病性微生物实验的相关单位	9.91	0.89	49.776	0.036
50 七个艾滋病监测实验室	9.009	0.86	48.899	0.174
51 39 家血液制品定点生产单位	9.91	0.93	50.685	0.257
52 卫生部药政管理局	7.207	0.94	50.226	0.021
53 强制戒毒部门	21.622	0.97	55.224	0.912
54 全国禁毒工作领导小组	6.306	0.8	50.455	0.001
55 配额许可证事务局	4.505	0.82	46.835	0
56 卫生防疫防治机构	17.117	0.95	53.365	0.245
57 卫生检疫管理局	7.207	0.74	45.679	0
58 卫生检疫局	12.613	0.93	51.389	0.199
59 中国预防医学科学院	26.126	0.97	56.633	1.807

续表

政策部门	度 Degree	2步 可达百分比	接近中心性 Closeness	中介中心度 Betweenness
60 红十字会	36.937	0.99	60.989	1.01
61 国家军队	9.009	0.74	46.058	0.001
62 文化部	34.234	0.97	59.358	0.424
63 广播影视部	17.117	0.89	51.628	0.059
64 新闻出版社	10.811	0.87	49.554	0
65 中宣部	30.631	0.95	57.513	0.294
66 科技部	18.018	0.98	54.412	0.206
67 财政部	30.631	0.98	58.421	2.928
68 劳动和社会保障部门	29.73	0.97	57.813	0.223
69 国家药品监督管理局	16.216	0.92	52.113	1.058
70 省级药品监督管理局	20.721	0.95	54.146	1.621
71 国家药典委员会	2.703	0.38	38.144	0
72 中国药品生物制品检定所	29.73	0.97	57.813	1.949
73 监察部	3.604	0.53	41.418	0
74 监所管理局	3.604	0.53	41.418	0
75 省级妇幼保健机构	11.712	0.91	50.685	0.126
76 军事医学科学院	9.009	0.89	49.554	0
77 中国医科大学	9.009	0.89	49.554	0
78 新疆疾病预防控制中心	14.414	0.92	51.628	0.162
79 云南省卫生防疫站	9.009	0.89	49.554	0
80 上海疾病预防控制中心	9.009	0.89	49.554	0
81 国家税务总局	2.703	0.46	39.785	0.002
82 中国药物依赖性研究所	6.306	0.86	48.052	0
83 各省级教育厅、新疆生产建设兵团教委	27.027	0.98	57.216	0.21
84 消毒服务机构	1.802	0.86	47.234	0
85 各省级财政厅、新疆生产建设兵团财务局	13.514	0.89	50.685	0.761
86 共青团	32.432	0.96	58.421	0.34
87 工会	29.73	0.95	57.216	0.181
88 国家食品药品监督管理局药品注册司	2.703	0.32	37.248	0.012
89 国家中医药管理局	5.405	0.84	47.436	0.069
90 各省级中医药管理局、新疆生产建设兵团 中医药管理局	2.703	0.64	42.857	0
91 城建部门	21.622	0.95	54.412	0.035
92 国家质量监督检验检疫总局	5.405	0.81	46.835	0.098
93 医疗器械司	4.505	0.85	47.436	0

政策部门	度 Degree	2步 可达百分比	接近中心性 Closeness	中介中心度 Betweenness
94 各级人民政府	41.441	1	63.068	1.4
95 卫生部医政司	4.505	0.81	46.639	0
96 全国工商联	18.919	0.9	52.358	0.051
97 中国预防性艾滋病基金会	14.414	0.69	46.25	0
98 可口可乐中国有限公司	14.414	0.69	46.25	0
99 计划生育技术服务机构	31.532	0.99	59.043	0.507
100 解放军、武警部队人口和计划生育领导小组办公室	0.901	0.41	38.408	0
101 总后勤部卫生部	8.108	0.9	49.554	0.015
102 武警总部后勤部	7.207	0.9	49.333	0
103 规划财务部门	4.505	0.81	46.639	0
104 各级税务局	1.802	0.31	37.124	0
105 全国卫生标准委员会各专业委员会	3.604	0.82	46.639	0
106 中国关心下一代工作委员会	8.108	0.89	49.333	0
107 商务部	1.802	0.31	39.502	0
108 邮政企业	12.613	0.93	51.389	0
109 艾滋病综合防治示范区的公安、司法、财政、广电、宣传、计划生育、民政、教育等部委和共青团、妇联等社会团体	0.901	0.79	45.492	0
114 疾病预防控制机构	2.703	0.5	40.959	0.005
115 最高人民法院	5.405	0.59	42.692	0.022
116 最高人民检察院	5.405	0.59	42.692	0.022
110 社会团体		0.96		
111 企事业组织		0.84		
112 国务院防治艾滋病性病协调会议成员单位		0.95		
113 监察机构		0.96		

图书在版编目（CIP）数据

艾滋病的跨区域扩散与统筹治理/刘慧君，肖群鹰著. —北京：社会科学文献出版社，2014.9

（西安交通大学人口与发展研究所·学术文库）

ISBN 978 - 7 - 5097 - 6069 - 7

Ⅰ.①艾…　Ⅱ.①刘…　②肖…　Ⅲ.①获得性免疫缺陷综合征 - 防治

Ⅳ.①R512.91

中国版本图书馆 CIP 数据核字（2014）第 106386 号

西安交通大学人口与发展研究所·学术文库

艾滋病的跨区域扩散与统筹治理

著　　者／刘慧君　肖群鹰

出 版 人／谢寿光
项目统筹／周　丽　高　雁
责任编辑／高　雁　盛爱珍

出　　版／社会科学文献出版社·经济与管理出版中心（010）59367226
　　　　　地址：北京市北三环中路甲 29 号院华龙大厦　邮编：100029
　　　　　网址：www.ssap.com.cn
发　　行／市场营销中心（010）59367081　59367090
　　　　　读者服务中心（010）59367028
印　　装／三河市尚艺印装有限公司

规　　格／开　本：787mm × 1092mm　1/16
　　　　　印　张：15.5　字　数：260 千字
版　　次／2014 年 9 月第 1 版　2014 年 9 月第 1 次印刷
书　　号／ISBN 978 - 7 - 5097 - 6069 - 7
定　　价／65.00 元